Heidelberger Taschenbücher Band 48

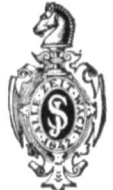

Rudolf Gross

Medizinische Diagnostik –
Grundlagen und Praxis

Mit 12 Abbildungen und 14 Tabellen

Springer-Verlag Berlin Heidelberg New York 1969

Professor Dr. Rudolf Gross, Direktor d. Med. Univ.-Klinik,
5000 Köln-Lindenthal

ISBN-13:978-3-540-04544-1 e-ISBN-13:978-3-642-95112-1
DOI: 10.1007/978-3-642-95112-1

Alle Rechte vorbehalten. Kein Teil dieses Buches darf ohne schriftliche Genehmigung des Springer-Verlages übersetzt oder in irgendeiner Form vervielfältigt werden.

© by Springer-Verlag Berlin · Heidelberg 1969. Library of Congress Catalog Card Number 68-58990.

Die Wiedergabe von Gebrauchsnamen, Handelsnamen, Warenbezeichnungen usw. in diesem Werk berechtigt auch ohne besondere Kennzeichnung nicht zu der Annahme, daß solche Namen im Sinne der Warenzeichen- und Markenschutz-Gesetzgebung als frei zu betrachten wären und daher von jedermann benutzt werden dürften.

Titel-Nr. 7578

Meinem langjährigen Lehrer in der Inneren Medizin
Hans-Erhard Bock
in Verehrung und Dankbarkeit

Vorwort

„Sie (die Diagnose) ist das Kreuz des Arztes und zugleich der feinste geistige Genuß, welchen die medizinische Wissenschaft zu bieten hat. In jeder Diagnose, welche richtig gestellt wird, versammelt sich wie in einem Brennspiegel das Licht vieler Jahrhunderte der Forschung, um, hic et nunc, das Schicksal eines Menschen ... zu durchleuchten und sein Leiden den Wohltaten zu überliefern, welche die Wissenschaft zu vollbringen vermag."
(Peter Bamm [6])

Seit meiner ersten Kölner Vorlesung über Methoden und Probleme der internistischen Diagnostik hat mich dieses Thema immer wieder angezogen. Weitere Anregungen gaben Gespräche mit Freunden, Mitarbeitern, Fachkollegen, ferner die Jahrestagungen der Dtsch. Ges. für Med. Dokumentation und Statistik sowie vor allem die Klausur-Tagung über „Probleme der modernen Diagnostik" in Titisee (1966).

Diese Monographie soll keine spezielle Symptomatologie oder Differentialdiagnose innerer Erkrankungen darstellen; wo Krankheiten oder Symptome aufgeführt werden, sind sie als Beispiele gedacht. Noch weniger hatte ich einen Exkurs über die medizinische Dokumentation oder Statistik im Auge, für die ich mich als nicht zuständig erachte. Meine Absicht war vielmehr eine kritische Auseinandersetzung mit der Methodenlehre der medizinischen Diagnostik zu einem Zeitpunkt, wo sich ein Wandel abzeichnet — wo neue Verfahren entwickelt und mit reichlichen Vorschußlorbeeren bedacht, wo alte Traditionen nicht ohne Sentimentalität verteidigt werden.

In den letzten Jahren ist eine Fülle von Büchern, wissenschaftlichen und halbwissenschaftlichen Darstellungen über Computer in der Medizin erschienen. Fast alle behandeln die Diagnostik als auch ein Anwendungsgebiet dieser vielversprechenden Maschinen. Diese Studie geht von der Diagnostik aus, in deren Rahmen auch Computer eingesetzt werden können. Sie ist von einem Kliniker geschrieben. Nachdem sich aber längst erwiesen hat, daß viele Fehler und Fehlentwicklungen aus mangelnder wechselseitiger Kenntnis der Grundlagen und der Bezüge (etwa zwischen Medizin einerseits, Logik oder Mathematik andererseits) entstehen, darf sich vielleicht ein Mediziner in diesen Grenzbereich wagen. Hier sei auch betont, daß diese Schrift der Diagnostik am einzelnen Kranken — in Klinik und Praxis — gewidmet ist. Für Gruppenuntersuchungen gelten ganz andere Voraussetzungen und Methoden, die allenfalls in Gegenüberstellung aufgeführt sind.

Der historische Zugang zur Diagnostik — wie so oft der ergiebigste — läßt in meiner Sicht klar 3 Richtungen unterscheiden:

1. Die „klassische" Diagnostik der unmittelbaren Krankenuntersuchung ohne große Hilfsmittel, mit ihrem Beginn in der zweiten Hälfte des 18. Jahrhunderts.

2. Den Einbruch von naturwissenschaftlichen (apparativen) Methoden mit ihrem Beginn etwa in den achtziger Jahren des 19. Jahrhunderts.

3. Die in den letzten zwei bis drei Jahrzehnten aufgekommene diagnostische Anwendung der Wahrscheinlichkeitstheorie und der Datenverarbeitung.

Diese Gliederung läßt zugleich erkennen, daß alle 3 Perioden bis heute fortdauern, ja, daß die moderne Diagnostik nichts anderes ist als die sinnvolle Verbindung und weitere Entwicklung dieser Grundformen. Damit ergab sich von selbst auch die Einteilung des Buches.

Es enthält naturgemäß mehr subjektive Urteile als eine ausschließlich an den Tatsachen orientierte Darstellung etwa einzelner Krankheiten, hier und dort auch Schärfen. Subjektiv mußte schließlich die Auswahl sein. Ein schlechter Kritiker wäre, wer hier nicht noch Auslassungen feststellen müßte. Der Arzt wird vielleicht zuviel Theorie, der Biometriker zuviel klinische Praxis entdecken. Manchem mag manches selbstverständlich erscheinen, obwohl es am Krankenbett nicht so selbstverständlich geübt wird. Es kam mir mehr darauf an, die Grundlagen der Diagnostik zu entwickeln als weit in die technischen Einzelheiten vorzustoßen, wo Apparate und Systeme einander in rascher Folge ablösen. Für einige Probleme sind noch keine befriedigenden Lösungen in Sicht: Ich habe mich in solchen Fällen bemüht, auch scheinbar widersprüchliche Ansichten gleichmäßig zu berücksichtigen, ja geradezu Antithesen herauszuarbeiten.

Bei der Fülle der sich anbietenden diagnostischen Methoden muß jeder Arzt nach seinen äußeren und inneren Voraussetzungen auswählen, was ihm für seine Kranken und im Rahmen seiner Verantwortung als angemessen erscheint. Dazu bedarf es eines festen Standortes und eines von der Flut der Publikationen nicht verdunkelten Überblicks, zu dem ich mit diesem Buch beitragen möchte. Aus der Erkenntnis des Optimums läßt sich — in einer Art „diagnostischer Ökonomie" (75) — auch eine praxisgerechte Diagnostik ableiten.

Die innere Medizin — immer noch das Fach mit den schwierigsten und interessantesten Differentialdiagnosen, immer noch das Fach, in das nach neuesten Statistiken 70% der Beratungsursachen in der Allgemeinpraxis fallen — mag hier stellvertretend stehen für die gesamte Medizin.

Mein Dank gilt abschließend vielen Kollegen für Sach- und Literaturhinweise. Das Manuskript lasen Prof. Dr. G. GRIESSER, Direktor des Instituts für Medizinische Dokumentation und Statistik an der Universität Kiel, sowie Dr. R. PIRTKIEN, Leitender Arzt der Med.-Biol. Forschungsstelle am Robert-Bosch-Krankenhaus Stuttgart, denen ich für ihre Mühe besonders verbunden bin. Oberarzt Priv.-Dozent Dr. OETTE, Leiter der klin.-chem. Laboratorien der Med. Univ.-Klinik Köln, half mir bei den Korrekturen und mit Ratschlägen. Nicht zuletzt darf ich Herrn Dr. GOETZE und dem Springer-Verlag danken: Sie haben mich zu dieser Darstellung ermutigt und darin ständig gefördert.

Köln, im September 1968   R. GROSS

Inhaltsverzeichnis

1. Elemente der Diagnostik 1

1.1 Diagnostik und Therapie 1
1.2 Definition der Diagnose 6
1.3 Diagnostische Technik 10
1.4 Diagnostische Begriffe 12
1.5 Parameter der Diagnostik 20

2. Klassische Methoden 25

2.1 Die Entwicklung der neuzeitlichen Diagnostik 25
2.2 Anamnese 27
2.2.1 Bedeutung 27
2.2.2 Methodik 29
2.3 Unmittelbare Untersuchung 35
2.4 Normale und krankhafte Befunde 41
2.5 Konsultationen 44
2.6 Verläufe 48
2.7 Empirie und Intuition 50
2.8 Grenzen und Fehlerquellen der klassischen Methoden 54

3. Naturwissenschaftliche Methoden 56

3.1 Der Einbruch von Chemie und Physik 56
3.2 Morphologische Untersuchungen 58
3.3 Physikalische Untersuchungen 61
3.4 Chemische Untersuchungen 65
3.5 Immunologische Untersuchungen 73
3.6 Bakteriologische und virologische Untersuchungen 75
3.7 Fragen des Normalbereiches 76
3.7.1 Allgemeines 76
3.7.2 Probenfehler 77
3.7.3 Mittelwerte 79

3.7.4 Streuungen 80
3.7.5 Verteilungen 83
3.7.6 Prüfung einzelner Meßwerte 85
3.8 Grenzen und Fehlerquellen der Laboratoriumsdiagnostik 88
3.9 Probleme der Spezialisierung 91

4. Mathematisch-maschinelle Methoden 97

4.1 Logische Grundlagen der Diagnostik 97
4.2 Wahrscheinlichkeitstheoretische Grundlagen der Diagnostik 104
4.2.1 Entwicklung und Begriffe 104
4.2.2 Diagnostische Wahrscheinlichkeit (I) 107
4.2.3 Gewichtung von Symptomen 109
4.2.4 Symptom-Krankheits-Matrices 109
4.2.5 Diagnostische Wahrscheinlichkeit (II) 113
4.2.6 Interkorrelation von Symptomen 115
4.2.7 Zusammenfassung 116
4.3 Einige diagnostische Rechenverfahren 117
4.3.1 Übersicht 117
4.3.2 Gewichtete Symptome 117
4.3.3 Wahrscheinlichkeitsquotienten 120
4.3.4 Bayes'sches Theorem 121
4.3.5 Diskriminanzanalysen, Faktorenanalysen und ähnliche Verfahren 124
4.3.6 Kombinierte Anwendungen 125
4.4 Daten und Datenverarbeitung 125
4.4.1 Lochkarten und verwandte Systeme 125
4.4.2 Computer, allgemeines 126
4.4.3 Digital-Computer 127
4.4.4 Analog-Computer 127
4.4.5 Hybride Computer 128
4.4.6 Computer-Sprache 128
4.4.7 Diagnosenschlüssel 131
4.4.8 Computer als allgemeine Hilfsmittel der Diagnostik 132
4.5 Computer in begrenzten diagnostischen Aufgaben 133
4.5.1 Übersicht 133
4.5.2 Klinisch-chemisches Laboratorium 133
4.5.3 Hämatologie 135
4.5.4 Kardiologie 135
4.5.5 Weitere Anwendungen 137
4.6 Computer und menschliches Gehirn 138
4.7 Grenzen und Fehlerquellen der mathematisch-maschinellen Methoden 143

5. Ergebnisse 148

5.1 Diagnostische Aussagen 148
5.1.1 Relativität der Diagnose 148

5.1.2 Ärztliche Aufzeichnungen und Briefe 149
5.1.3 Mitteilungen an Kranke und Angehörige 152

5.2 Fehldiagnosen 155
5.2.1 Allgemeines 155
5.2.2 Ärztliche Ursachen von Fehldiagnosen 159
5.2.3 Vom Kranken oder der Krankheit her bestimmte Fehldiagnosen . 163
5.2.4 Cavete-Diagnosen 168

5.3 Grenzen und Abstufungen der Diagnostik 169
5.3.1 Möglichkeiten und Verantwortung 169
5.3.2 Diagnostik in der Allgemeinpraxis 171

6. Schlußwort 179

Literatur 180

Sachverzeichnis 206

1. Elemente der Diagnostik

1.1. Diagnostik und Therapie

„Therapie und Diagnose stehen in einem eigentümlich komplementären Verhältnis zueinander. In der Therapie muß der Arzt oft rasche Entscheidungen fassen und sie mit fester Hand durchführen ... Die Diagnose hingegen ist fast nie abgeschlossen. Sie braucht immer wieder Beobachtung, Phantasie, Selbstkritik und unermüdliche Geduld, denn der menschliche Organismus ist unübersehbar kompliziert."
(C. F. VON WEIZSÄCKER [137])

Diagnose, Prognose und Therapie: Unter diesen eng verbundenen ärztlichen Leistungen ist die Diagnose der wichtigste und häufig der schwierigste Teil. Ist das Wesen einer Erkrankung erkannt, so kann man wegen der Heilungsaussichten oder für die Behandlung die Literatur heranziehen. Nicht so, wenn einem die Natur der Störung unklar bleibt. Für die Therapie liefern die Lehrbücher vorab den erprobten Rahmen. Dem Arzt bleibt es, zu individualisieren, d. h. den therapeutischen Standard den subjektiven und objektiven Besonderheiten seines jeweilig Kranken anzupassen. In der Diagnostik begegnet ihm umgekehrt zunächst die individuelle Situation, aus der er die allgemeinen Zeichen herausarbeiten muß, um sie in eine anerkannte Krankheitslehre zu übertragen, um mit diesen Begriffen gegenüber dem Kranken, seinen Angehörigen, den Kollegen, der Literatur operieren zu können.

Selbstverständlich gibt es auch erfolgreiche *Behandlungen ohne Diagnose*. Dazu gehört das Heer jener Störungen, die auch von selbst verschwänden oder deren natürlicher Ablauf durch die Behandlung allenfalls beschleunigt wird („Natura sanat, medicus adiuvat"). In manchen Fällen kann auch erst der Erfolg einer Behandlung die noch offene Diagnose (meist eine Wahrscheinlichkeitsdiagnose) erhellen *(„Diagnosis ex juvantibus")*. In Parenthese dazu gibt auch eine *„Diagnosis e nocentibus"*:

a) *Vom Kranken her* gehören dazu alle Angaben über eine Unverträglichkeit, z. B. von Fett, von Alkohol u. ä., über Schlaflosigkeit oder Kopfschmerzen bei bestimmten Umweltbedingungen, Berichte einer Überempfindlichkeit gegen Arzneimittel, Nahrungsbestandteile, technische Produkte usw.

b) *Vom Arzt her* muß die Unverträglichkeit von Arzneimitteln oder Kostregimen oft *unfreiwillig* festgestellt werden. So war schon EDENS bekannt, daß eine erhöhte oder extreme Glykosidempfindlichkeit ein Gradmesser für den Herzmuskelschaden ist.

c) *Vom Arzt her* können bewußte Prüfungen (Belastungstests) durchgeführt werden. Sie spielen in der modernen Diagnostik eine große Rolle, wobei Standardisierung und sorgfältige Beobachtung des Kranken die diagnostische Verwertbarkeit und zugleich den Schutz gegenüber schädlichen Nachwirkungen sicherstellen sollen.

Beispiel: Bei einer Insulinbelastung muß man Glucose und Adrenalin oder Glucagon aufgezogen bereithalten.

In anderen Fällen sind vor dem Hintergrund eines noch unklaren Grundleidens so bedrohliche Erscheinungen aufgetreten, daß sie eine *vordringliche* (mehr oder minder symptomatische) *Behandlung* erfordern, ja manchmal eine gezielte Diagnostik erst nach Besserung des Allgemeinzustandes zulassen.

Beispiel: Bei einer „oberen Magen-Darm-Blutung" mit Hämatemesis und evtl. Melaena wird man zunächst die Blutstillung anstreben und den Volumenmangelkollaps bekämpfen oder verhindern, bevor man an die zunächst nicht mögliche, ja gefährliche (Röntgen-Untersuchung!) Differenzierung der drei wichtigsten (Oesophagusvaricen, Ulcus, Carcinom) und der 20—30 weiteren Ursachen denken kann.

In den Rahmen der Therapie ohne Diagnose gehören auch die Situationen, in denen die entscheidende Frage nicht die Diagnose als solche, sondern die *Operationsindikation* ist. Dazu gehören ferner die in letzter Zeit besonders von BRAUN [193, 195] herausgearbeiteten „*abwendbar akut bedrohlichen Situationen in der Allgemeinpraxis*". Die Diagnose braucht dabei nur soweit getrieben bzw. eingeengt werden, wie es das therapeutische Handeln erfordert.

BRAUN nennt als *Beispiel* die Viruspneumonien, bei denen die aufwendige Typendiagnose der Erreger wenig zur Prognose und Therapie beiträgt.

So gibt es auch für den Erfahrenen, selbst unter den erleichterten Bedingungen einer großen Klinik zahlreiche Fälle, in denen auf eine Diagnostik zunächst teilweise oder sogar ganz verzichtet werden muß. In einer Periode intensiver klinischer — auch diagnostischer — Forschung sei noch der folgende Hinweis erlaubt: Viele Untersuchungen sind mit Unbequemlichkeiten, manche sogar mit Risiken belastet. Eine Zustimmung ist vom Kranken nur zu erwarten, wenn er erkennt, daß therapeutisch für ihn „etwas geschieht", und daß die diagnostischen Maßnahmen dafür die Voraussetzungen schaffen. Gerade in den *Kliniken* wird aus methodischen Gründen bei nicht bedrohlichen Situationen oft zunächst nur Diagnostik betrieben, bis auf der Grundlage einer (vermutlich) sicheren Diagnose schließlich die Behandlung eingeleitet wird. Diese zeitliche Trennung ist aus psychologischen und aus finanziellen Gründen falsch: Nach einer ersten Untersuchung sollte man sich ein Urteil bilden, was um der weiteren Diagnostik willen zunächst unterbleiben muß — wenn es der Zustand des Kranken erlaubt — und was schon an kausalen und symptomatischen Behandlungen gegeben werden kann, ohne die weitere Klärung zu beeinträchtigen. Diagnostik und Therapie müssen „verzahnt" werden, aber sinnvoll. Gegen dieses Prinzip wird leider häufig verstoßen. Der Fehler kostet den Kranken im günstigsten Fall Zeit und Geld.

So darf keine Kontrastdarstellung der Nieren oder Gallenwege erfolgen, wenn auch nur ein geringer Verdacht einer Schilddrüsenfunktionsstörung und der Notwendigkeit eines Jodstoffwechselstudiums bestehen. Von lebensbedrohlichen Situationen abgesehen, wird kein vernünftiger Arzt Herzglykoside geben, bevor das Elektrokardiogramm abgenommen ist. Umgekehrt besteht nach Einsendung einer Urinprobe zur Resistenzbestimmung oder einer genügenden Zahl von Sputen zur Tbc-Kultur keinerlei Grund, nicht schon mit der Behandlung zu beginnen, wobei zunächst die Mittel eingesetzt werden, die gegen die häufigsten Erreger die größten Chancen bieten.

In dieser diagnostisch-therapeutischen Planung liegt ein Prüfstein des ärztlichen Weitblickes. Auch in der Medizin geht die Strategie über die Taktik!

Während in den Kliniken mit der Diagnostik im Vergleich zur Therapie oft ein unangemessener Aufwand getrieben wird, die erstere sogar zum Selbstzweck, zum „l'art pour l'art" [605] ausarten läßt — ist es in manchen *Praxen* gerade umgekehrt. Hier werden — schlicht gesagt — Symptome behandelt: Die Beschwerden des Kranken oder vordergründige Erscheinungen [508]. Die Ursachen sind offensichtlich:
1. Mangel an Zeit seitens des vielbeschäftigten Arztes;
2. Mangel an technisch-apparativen Möglichkeiten und Weiterentwicklung des Wissens, der die Kluft zwischen manchen Praktikern und den Klinikern immer größer werden läßt („Hiatus scientificus" nach BOCK [185]);
3. „Breit deckende" Wirkung moderner Arzneimittel und Kombinationspräparate wie Antibiotica, Corticosteroide, Psychopharmaka u. a. m.

Auf unseren Fortbildungsveranstaltungen haben sich die Nebenwirkungen moderner Arzneimittel zum Thema Nr. 1 entwickelt. Die unter (3) genannte Situation wird selten erwähnt, ist aber zweifellos die wichtigste.

Der Kliniker sollte mit Urteilen über seine Kollegen in der Praxis zurückhalten, auch selbst wenigstens einmal unter vergleichbaren Schwierigkeiten gearbeitet haben. Immerhin muß er darauf hinweisen, daß solche Symptombehandlungen ohne einen ernsthaften Versuch der Diagnostik biologisch denkende Ärzte nicht befriedigen können und für die Kranken gefährlich sind. Wie viele unwiederbringliche Wochen und Monate einer (noch!) möglichen Wiedererlangung der Gesundheit können durch solche oberflächlichen Symptombehandlungen vertan werden!

Die Feststellungen von HEGEMANN u. HOFRICHTER [304] zur Frühdiagnose des Carcinoms sind zwar in der Tagespresse verzerrt und zu einem Angriff auf den Ärztestand als ganzes umgemünzt worden, haben damit aber nicht ihren sachlichen Kern verloren. So wurden von 250 Magencarcinomen der Erlanger Klinik fast die Hälfte bis zu 2 Jahren symptomatisch unter den Diagnosen „Gastritis", „Nervöser Magen", „Ulcus" und verschiedenen anderen Fehldiagnosen behandelt!

Zwischen Diagnostik und Therapie besteht eine weitere grundsätzliche Beziehung: Manchmal wird zwischen mehreren Differentialdiagnosen — gewöhnlich kausalen — nicht sicher entschieden werden können. Die Konsequenzen werden dann nicht allein von der höchsten Wahrscheinlichkeit der Diagnose, sondern vom *Gewicht der Therapie bzw. ihrer Unterlassung* abhängig gemacht. KOLLER [349] sagt mit Recht: „Die Feststellung der Diagnosenwahrscheinlichkeiten ... darf daher nicht der letzte Schritt im diagnostischen Prozeß sein, sondern es muß grundsätzlich noch eine Analyse etwaiger Irrtumsfolgen vorgenommen werden" (siehe dazu auch Tab. 1 sowie Kap. 5.3).

Praktische *Beispiele* dafür gibt es in der klinischen Medizin in großer Zahl: Am bekanntesten ist etwa die Appendicitis, bei der bereits der Verdacht eine Indikation zur Operation bedeutet [490]. Ähnliches gilt für die oft vom Röntgenologen nicht zu treffende Entscheidung zwischen einem Magengeschwür und einem Carcinom im höheren Lebensalter. Im Bereich der inneren Medizin wird man bei einer „aseptischen" Meningitis oder exsudativen Pleuritis zwar die Virusgenese neben die tuberkulöse Entstehung stellen, aber behandeln wie bei einer Tuberkulose: Die virostatische Behandlung ist z. Z. noch nicht so gesichert, daß sie durchgeführt werden müßte — eine Tuberkulose darf unter keinen Umständen unbehandelt bleiben. Ein noch eindringlicheres — weil auch juristisch relevantes — Beispiel stellt die heute selten gewordene Diphtherie dar: schon das Aussprechen eines Verdachtes (z. B. auf den Begleitformularen für den Rachenabstrich!) verpflichtet zur Antitoxingabe.

Andererseits müssen auch Risiko und Ausmaß der Therapie mit dem Risiko eines unterlassenen Eingriffs in Beziehung gebracht werden.

Isolierte Polypen des Dickdarms beinhalten nach verschiedenen Statistiken ein Malignitätsrisiko zwischen 3 und 33%. Bei einem Viertel der Coloncarcinome kommen auch Polypen vor. Wenn sich Polypen mit dem Recto- oder Sigmoidoskop entfernen lassen, ist die Indikation dazu gegeben. Obwohl das Entartungsrisiko in den höheren Abschnitten des Darmes ebenso groß ist, wird die Entscheidung zwischen Laparatomie und abwartendem Beobachten sehr viel schwieriger sein und von Parametern zweiter Ordnung wie Alter, Größe der Polypen usw. abhängig gemacht werden.

Die Unterscheidung zwischen diagnostischer Wahrscheinlichkeit und therapeutischem Risiko kann auch mathematisch behandelt werden *(Optimierungsverfahren),* wie Tab. 1 nach KOLLER [349] zeigt. Zu den Optimierungsverfahren kann man auch die Ansätze hochtechnisierter Kliniken rechnen, unter Verwischung von Diagnose und Therapie (z. B. „Clinical Decision Support System") mit Computerhilfe gleich zu den für den Kranken optimalen Maßnahmen zu kommen. Diese Versuche stehen im Beginn und müssen erst ihre Klinikreife beweisen. Keinesfalls

Tabelle 1. *Mathematisches Modell einer differentialdiagnostischen Entscheidung unter Berücksichtigung des erwarteten Therapieerfolges.* (Nach KOLLER [349]). *Die linke Spalte der oberen Hälfte gibt die (sonst errechneten, hier angenommenen) Wahrscheinlichkeiten von 3 Krankheiten A, B, C, die 3 rechten Spalten die Mißerfolgsquoten der jeweiligen Behandlung. Dabei sei z. B. Krankheit A als relativ häufig, aber sowohl bei richtiger, als auch bei falscher Behandlung verhältnismäßig harmlos verlaufend unterstellt, Krankheit C als verhältnismäßig selten, aber für den Fall einer ungenügenden Behandlung schwerwiegend. Die untere Hälfte der Tabelle ergibt die errechneten Mißerfolge für den Fall der jeweils gewählten Behandlung als Summe der Produkte aus Krankheitswahrscheinlichkeit und Mißerfolgsquote. Beispiel: Eine Behandlung wie bei A muß im Gesamtmaterial zu* $80\%\times1\%+15\%\times20\%+5\%\times50\%=6,3\%$ *Mißerfolgen führen. Eine Behandlung wie bei Krankheit C ist (bei unbekannter Erkrankung) mit 6,6% Mißerfolgen nur wenig riskanter, obwohl die Wahrscheinlichkeit der Erkrankung C 16× geringer ist als die von A. Eine Behandlung nach B macht die Wahrscheinlichkeit eines Mißerfolges um rd.* $^1/_4$ *geringer als eine Behandlung nach A, obwohl diese Krankheit als solche 5× wahrscheinlicher ist als B. Mit freundlicher Genehmigung des Autors*

		Wahrscheinlichkeit für Richtigkeit der Diagnose	Mißerfolgsquote, wenn behandelt als Krankheit		
			A	B	C
Wahre Krankheit	A	80%	1%	2%	2%
	B	15%	20%	5%	30%
	C	5%	50%	50%	10%

		Erwartete Mißerfolge bei Behandlung als		
Wahre Krankheit	A	0,8%	1,6 %	1,6%
	B	3,0%	0,75%	4,5%
	C	2,5%	2,5 %	0,6%
Zusammen		6,3%	4,85%	6,6%

dürfen sie m. E. zum gegenwärtigen Zeitpunkt dazu führen, die Diagnostik als überholt anzusehen oder im Bedürfnis nach analytischer Klarheit nachzulassen. Immer noch gilt — bei allen vertretbaren und z. T. hier aufgeführten Einschränkungen — der alte und drastische Satz: „Ärzte ohne Diagnose sind wie Maulwürfe. Sie tappen im Dunkeln und ihre Ergebnisse sind Erdhügel".

Zu den diagnostisch-therapeutischen Beziehungen gehört letztlich auch die *Dimension Zeit:* Wann und wie lange darf man konservativ behandeln und den Erfolg abwarten?

Als *Beispiel* sei die Differentialdiagnose ursächlich unklarer Rundherde der Lunge genannt. Sie sind heute eine Indikation zur Probethorakotomie, wenn die Diagnose mit anderen Methoden nicht sichergestellt werden kann. HEGEMANN u. HOFRICHTER [303] fanden unter 55 solcher Probethorakotomien bei rd. ²/₃ ein Carcinom, beim Rest andere Erkrankungen, von denen ein Teil bei klarer Diagnose keine Operationsanzeige ergeben hätte. Umgekehrt waren 27% der histol. Diagnosen Bronchialcarcinom nur durch Probethorakotomie möglich [303].

Ich pflege von meinen Examenskandidaten beim sogenannten kleinen Fall, also unter Sprechstundenbedingungen, eine Stellungnahme zu den drei Möglichkeiten zu verlangen, die auch in der Praxis gegeben sind:
 1. Erscheint die Diagnose klar und kann eine Behandlung daraus abgeleitet werden?
 2. Rechtfertigt eine Vermutungsdiagnose den zeitlich begrenzten Versuch einer Behandlung?
 3. Ist eine stationäre Klärung bei nicht sicher einzuordnenden Beschwerden oder (genügend frühzeitig!) bei ausbleibendem Behandlungserfolg erforderlich?

Im Falle einer Überweisung oder Einweisung sollte auch der praktische Arzt tunlichst alles unterlassen, was die diagnostischen Möglichkeiten langfristig einschränkt.

Beispiele: Es hat keinen Sinn, erst Eisen, Folsäure und Vitamin B_{12} zu geben, dann den Kranken mit der Bitte um ursächliche Klärung einer Anämie in die Klinik einzuweisen — oder in gleichem Sinne nach einer wochenlangen Penicillinbehandlung die Frage nach einer Endocarditis lenta zu stellen — oder erst Chloramphenicol zu geben und dann nach einem Typhus oder Paratyphus zu fragen.

1.2. Definition der Diagnose

„Die menschlichen Persönlichkeiten sind in einem erstaunlichen Maße einander gleich und in einem ebenso erstaunlichen Maße voneinander verschieden. Das erste ist die Grundlage einer wissenschaftlichen Nosologie, und das zweite die Erklärung der großen Variabilität der Fälle innerhalb eines Krankheitsbildes." (K. ROTSCHUH [109])

Unter der Diagnose (von $\delta\iota\alpha\gamma\iota\gamma\nu\omega\sigma\varkappa\varepsilon\iota\nu$ = durchschauen, gründlich erkennen) versteht man gemeinhin die Erkennung einer Krankheit. Es hat sich zwar eine Gebrauchsvorstellung von Diagnostik und von Diagnose entwickelt. Diese Begriffe sind aber in ihrem Wesensgehalt viel komplexer, als sie die tägliche Anwendung erscheinen läßt. Zunächst ist die *Diagnose nichts Feststehendes (Statisches), sondern etwas Veränderliches (Dynamisches)* — eine Funktion der Zeit. Zeit ist hier in doppeltem Sinn gemeint: zunächst als *Krankheitsablauf,* dann auch als der *aktuelle Stand der Medizin* — von den Grenzen des Wissens bis zu den zeitgemäßen Modediagnosen. „Jede Zeit hat ihre Diagnosen" [75]. Die Zeit spielt noch in einem dritten Sinn in die Diagnose hinein: mit dem *Zeitpunkt der Feststellung.* Es bedarf keiner Begründung, daß die Diagnose um so wertvoller ist, je früher sie gestellt wird — und umgekehrt. Je mehr sie sich als „Frühdiagnose" dem Grenzbereich von gesund und krank nähert, um so schwieriger wird sie zugleich, um so häufiger sind die (positiven und negativen) Fehlurteile. Wir hatten schon gesehen und werden es noch mehrfach wiederholen müssen, daß man eine Diagnose sehr verschieden weit treiben kann. Es gibt die *vorläufige Diagnose* nach der ersten Untersuchung. Sie ist oft eine Gruppendiagnose, d. h. eine Auswahl von verschiedenen Möglichkeiten (Differentialdiagnosen, s. u.). Die *Einweisungsdiagnose* sollte den Ehrgeiz des praktischen Arztes, die *Entlassungsdiagnose* den des Klinikers ausmachen. Mit anderen Worten: es gibt von den ersten Mutmaßungen des Kranken selbst über seinen Zustand bis zu den abschließenden objektiven Feststellungen nach Kenntnis des Verlaufes oder durch den Pathologen (der auch seinerseits manchmal noch Änderungen nach Überprüfung der histologischen Schnitte unter anderen Gesichtspunkten vornehmen muß!) alle Abstufungen der Einengung und Sicherheit. „Die Diagnose" muß täglich mit dem Zustand des Kranken, neueren Befunden, nachgelieferten Protokollen, Therapieergebnissen usw. konfrontiert, ergänzt und ggf. vorurteilsfrei berichtigt werden. Das autistische Beharren auf einer vorgefaßten Meinung ist, wie im Kapitel 5.2 näher ausgeführt wird, eine der wichtigsten Ursachen von Fehldiagnosen. Schon deshalb dienen die sog. „Blick-Diagnosen" mehr der eigenen Eitelkeit als dem Kranken. Das hat nichts damit zu tun, daß „erste Eindrücke" in der Sprechstunde — hier im neurologisch-psychiatrischen Bereich — eine 95%ige Übereinstimmung mit der endgültigen Diagnose erbracht haben sollen [384]: In jedem Fall bedarf eine solche „synthetische Schau", wie im Kapitel über die Intuition (2.7) noch ausgeführt wird, der Bestätigung durch analytische Tatsachen.

Ein weiteres Kennzeichen der Diagnose ist ihre *begriffliche Unbestimmtheit*. Wie schon R. KOCH [75] erkannte, kann sie sich auf 3 Kategorien erstrecken:
 1. krankhafte Ursachen (z. B. Tuberkulose);
 2. krankhafte Vorgänge (z. B. Mitralinsuffizienz);
 3. krankhafte Erscheinungen (z. B. Urticaria).

In einer neueren Definition [84] gehen Diagnosebezeichnungen aus von: Autorennamen — aus der Volkssprache übernommenen Bezeichnungen — ursächlichen Vorstellungen — Leitsymptomen — anatomischen Lokalisationen — pathologisch-anatomischen Hauptbefunden. Diese der Klarheit und späteren statistischen Auswertung abträgliche Vielfalt der diagnostischen Begriffe ist historisch bedingt und in absehbarer Zeit wohl kaum abzustellen. In unserer praktischen Diagnostik verwenden wir Begriffe, die zu einer dieser Kategorien oder Kombinationen daraus gehören. Neben diesen die Krankheit kennzeichnenden Diagnosen können aber auch anthropologische Merkmale des Kranken (z. B. seine Konstitution, seine Psychosomatik, seine Erlebnisse) in die Diagnose eingehen (z. B. als Unruhe, Spannung, Verstimmung, Neurose usw.). Kranksein ist kein bloßes biologisches Geschehen, sondern ein biographisches Ereignis [119]. R. KOCH [75] trennte in diesem Sinn eine theoretische von einer praktischen Diagnose, GROTE [290] eine Zustandsdiagnose („das, was ist und wie es wurde") von einer Bedeutungsdiagnose („das, was ein Kranker aus seiner Störung macht"). „Die Bedeutungsdiagnose ist der Weg von der Abstraktion der systematischen Krankheitsbezeichnung zur Wirklichkeit des Leidenden" [23, 290]. Subjektives Erleben und objektive Störung sind freilich häufig, ja überwiegend, gemischt (s. dazu auch die Ausführungen über Kranke und Krankheiten am Anfang des Kap. 2.1). So gibt es stufenlose Übergänge etwa der folgenden Art: Vegetative Dystonie — sympathicoton-betonte Regulationsstörungen — sog. B-Typen nach v. BERGMANN — leichte Hyperthyreosen — M. Basedow. Die prognostischen und therapeutischen Konsequenzen werden immer vom Ausmaß der entdeckten Störungen abhängen. Die *Abstufung* ist damit ein wesentliches Merkmal der Diagnose. Soweit es dafür anerkannte Einteilungen gibt (z. B. für den M. Boeck [582], die Staublungenerkrankungen [595], für die Lymphogranulomatose [444, 591, 593], als sog. TNM-Klassifikation der Tumoren [496, 544]), sollte man diese (mit) benutzen, schon aus Gründen der Verständigung und der statistischen Verwertbarkeit. Die *Beurteilung des Krankheitswertes* wird mit den sich ausdehnenden Vorsorgeuntersuchungen, mit der Möglichkeit der Früherkennung von Krankheiten [z. B. 116] durch gezielte Belastungen, immer wichtiger. Eine derartige diagnostische Gliederung wird etwa umfassen:

1. Keine manifesten oder latenten Störungen, aber Gefährdung durch erbliche Belastung, frühere Erkrankungen, berufliche Überarbeitung, besondere Exposition, Mißbrauch von Genußmitteln, Medikamenten u. a. m.;
2. latente, bei gezielter Belastung feststellbare Störungen ohne manifeste klinische Erscheinungen;
3. manifeste Erkrankung im reversiblen oder kompensierten Stadium;
4. weit fortgeschrittene Erkrankungen oder Komplikationen, irreversibel.

Diese Abstufungen lassen sich fast schulmäßig am *Diabetes mellitus* demonstrieren [345, 346, 430, 433 u. a.]:

1. bei etwa 20% unserer Bevölkerung ist mit der erblichen Bereitschaft zu einer diabetischen Stoffwechselstörung zu rechnen. Zahl und Grad der kranken Verwandten erlauben sogar eine vorsichtige Schätzung der individuellen Erkrankungswahrscheinlichkeit. Ob kompliziertere Funktionsprüfungen diesen „potentiellen Diabetes" oder „Prädiabetes" mit solcher Sicherheit erkennen lassen, daß daraus eugenische oder individual-prophylaktische Konsequenzen gezogen werden können, ist z. Z. noch offen.
2. Fehlende klinische Erscheinungen, zuckerfreier Urin, normaler Nüchternblutzucker, aber diabetische Reaktion bei Belastungstests bedeuten einen „latenten Diabetes".

3. Hyperglykämie und Glykosurie zeigen einen „manifesten Diabetes" an.
4. Die gleichen klinischen Erscheinungen in Verbindung mit mehr oder minder fortgeschrittenen Organveränderungen, akuter Entgleisung oder langfristig schwieriger Einstellung bedeuten einen „komplizierten Diabetes".

Die Berücksichtigung aller aufgeführten Kriterien würde zu einer unübersehbar großen Zahl von Diagnosen führen. So hätte jedes kranke Individuum letztlich seine eigene Diagnose. CURTIUS [30] hat in diesem Sinn die „*Individualdiagnose* als Ergänzung der Schuldiagnose" (*Krankheitsdiagnose*) gefordert, in gleichem Sinn prozeß- und individualitätsbedingte Symptome differenziert („Symptomata morbi" und „Symptomata reactionis"). Nach BÜRGER [23, 203] wird dem erfahrenen Arzt bei jedem neuen Kranken das „Einmalige, das Nie-Dagewesene und Nie-Wiederkehrende" der Situation seines Kranken klar. Auch ist der Patient in allen seinen körperlichen, seelisch-geistigen, sozialen, philosophischen und kosmischen Bezügen krank [267].

Dem *Individualisieren mit der Diagnose* sind aber praktische Grenzen gesetzt: um mit der Diagnose arbeiten zu können, muß sie verständlich sein, muß sie Krankheitsbildern oder -typen („Nosographischen Einheiten" [109]) zugeordnet werden. Wie immer, bedeutet Typisieren zugleich Vereinfachen: das Besondere fällt ganz oder teilweise heraus. „Die Erkenntnis sucht immer das Unbekannte in Bekanntes aufzulösen. Um hierzu aber imstande zu sein, muß sie einen Zustand als wiederholt erkennen" [75]. Das erfordert Abstraktion und Typisierung. *Unsere Diagnosen sind somit Kompromisse aus den Erfordernissen: Typisierung und Individualisierung.* Diagnostik ist dementsprechend eine schöpferische Leistung [6], zusammengesetzt aus ganz verschiedenartigen Elementen.

Die angewandte Medizin und die Diagnostik als ihr anspruchsvollster Teil bedienen sich der naturwissenschaftlichen Erkenntnisse und Methoden, sind aber als solche *keine Wissenschaft im engeren Sinn*, auch wenn z. B. die elegante Kompromißformel einer „Science à faire" [32] geprägt wurde. Daran muß man gerade heute trotz kühner Sätze wie etwa des Naunynschen festhalten: „Die Medizin wird Naturwissenschaft sein oder sie wird nicht sein" (zit. n. [306]). Der jeder Wissenschaft immanente Drang nach Erkenntnis um ihrer selbst willen, ebenso die Grenzenlosigkeit der Fragestellungen sind keine Merkmale der Diagnostik. Wird sie um ihrer selbst willen betrieben, so liegt sie schief. Auch sind die Medizin und damit die Diagnostik ganz auf den Kranken, also auf eine Person ausgerichtet, während es sich in der reinen Wissenschaft „immer um Sachen und niemals um Personen" handelt (M. CURIE, zit. n. [9]). „Die Naturwissenschaft, wie sie heute und seit etwa einem Jahrhundert betrieben wird, schließt die Idee des Zweckes von ihren Arbeitskategorien aus" [89]. Wenn so allenfalls eine dozierte Medizin, nicht aber die angewandte Heilkunde als Wissenschaften im engen und strengen Sinn verstanden werden können, so ändert das nichts an dem Postulat, daß der Mediziner sich weithin naturwissenschaftlicher Methoden bedienen und naturwissenschaftlich denken muß. Das schützt ihn auch gegenüber einer steten Versuchung in der Medizin, dem schon von F. v. MÜLLER [414] beklagten Abgleiten in Mystik und Spekulation. „Klinische Medizin ist eine unteilbare Mischung von Kunst und Wissenschaft... ohne Intuition, Vorstellungskraft und Ästhetik ist der ‚Wissenschaftler' ein Dummkopf, ohne Vernunft, Disziplin und Logik der ‚Künstler' ein Träumer" [37].

1.3. Diagnostische Technik

„Alles ärztliche diagnostische Können hat somit eine doppelte Wurzel: Die eine Wurzel ist die Abstraktion des aus tausendfältigen Beobachtungen für den Kranken Wesentlichen, die andere Wurzel aber ist die Tiefenschau in die menschliche Seele, die ich als Einfühlung bezeichnen möchte." (M. BÜRGER [203])

Für den Weg zur Diagnose, die Diagnostik, lassen sich folgende Schritte unterscheiden:

1. Sammeln von Symptomen wie Beschwerden, Befunden, Labordaten *(Akkumulation);*
2. Bewertung der Symptome *(Analyse);*
3. (Bewußter oder unbewußter) Vergleich mit Erfahrungswissen und Literaturkenntnissen *(Analogie);*
4. Auswahl zwischen den sich anbietenden Diagnosen *(Induktion).*

Im Sinne der 4. Stufe ist jede Diagnose zugleich eine Differentialdiagnose, wie auch HEGGLIN [58] betont. Gewöhnlich wird man von einem oder einigen „*Leitsymptomen*" ausgehen, u. U. aber durch weitere (positive oder negative) Befunde die Richtung ändern müssen. Für diese Situation ist es gut, zunächst verworfene Hypothesen im Auge zu behalten. Bis dahin wird man der Spur mit der größten Wahrscheinlichkeit zuerst folgen. Dazu sei das viel zitierte „Gesetz von Sutter" [58, 445] angeführt: Als dieser Einbrecher gefragt wurde, weshalb er immer Banken aufsuche, antwortete er erstaunt: „Weil dort das Geld liegt." Im gleichen Sinn ist Napoleons Mahnung an seine Generale zu verstehen: „Marchez au canons!"

Eine differenzierte Systematik des diagnostischen Vorgehens nach BIÖRK [176] zeigt Tab. 2. Schließlich sei noch das Schema von HARVEY und BORDLEY [54] angeführt, weil es besonders gut das logische und wahrscheinlichkeitstheoretische Gerüst im Sinne der Kapitel 4.1 und 4.2 erkennen läßt, die — mehr oder minder unbewußt — auch in die „konventionelle Diagnostik" eingehen (der Ausdruck „Analyse" wird dabei in einem anderen Sinn gebraucht als in diesem Buch):

I. Sammeln von Fakten
 1. Erhebe die Vorgeschichte;
 2. Untersuche den Kranken;

Tabelle 2. *Schema des diagnostischen Vorgehens.* (Nach BIÖRCK [176])
1. Stelle den Kontakt zum Kranken her.
2. Erhebe die verbalen Symptome (Anamnese).
3. Erhebe die physikalischen Symptome (unmittelbare Untersuchung).
4. Ordne und systematisiere die Ergebnisse.
5. Konzentriere das Material.
6. Demonstriere dieses Material bei Visiten usw.
7. Interpretiere das Material (wegen neu eintreffender Befunde oft stufenweise) in sinnvollen Ausdrücken.
8. Überschlage die Möglichkeit der Differentialdiagnosen.
9. Ziehe daraus Schlüsse *(Vorläufige Diagnose).*
10. Arbeite einen Plan für das weitere Vorgehen aus.
11. Unterrichte den Kranken und hole die erforderlichen Bestimmungen ein.
12. Mache oder veranlasse ergänzende Untersuchungen.
13. Sammle und beurteile die Ergebnisse dieser ergänzenden Untersuchungen.
14. Vermerke und beurteile den weiteren Ablauf.
15. Stelle die *endgültige Diagnose.*
16. Fasse die Ergebnisse (von Diagnostik und Therapie) für die abschließende Beurteilung und für Kontrollen zusammen *(Epikrise).*
17. Lege die Krankengeschichte ab.

---

3. Veranlasse und sammle die ergänzenden Untersuchungen;
4. Beobachte den Krankheitsverlauf.

II. Analyse der Fakten

1. Beurteile die gesammelten Daten kritisch;
2. Tabelliere die zuverlässigen Befunde in der Reihenfolge ihrer offensichtlichen Bedeutung;
3. Wähle ein oder vorzugsweise 2—3 beherrschende Merkmale aus;
4. Tabelliere die Krankheiten, bei denen diese Hauptmerkmale vorkommen;
5. Gelange zur endgültigen Diagnose durch Auswahl aus den tabellierten Krankheiten, entweder derjenigen einzelnen, die am besten alle Befunde erklärt, oder — wenn dies nicht möglich ist — der verschiedenen, von denen jede einige Befunde am besten erklärt;
6. Überprüfe alle Argumente — positive und negative — im Hinblick auf die Enddiagnose.

Wie man sieht, liegt die Stärke dieses Schemas in seinem logischen Aufbau, seine Schwäche in der Notwendigkeit, die Symptome „nach ihrer offensichtlichen Bedeutung" zu ordnen, eine Aufgabe, die gerade in dieser frühen Phase der Diagnostik besondere Erfahrung voraussetzt.

Man wird in diesen Schritten zur Diagnose leicht die *Voraussetzungen* einer guten Anamnesen- und Untersuchungstechnik, die Fähigkeiten der Beobachtung und Hinwendung auf den Kranken, des Wissens, der Fähigkeit logischer Verknüpfungen erkennen. „Nicht der ist der beste Diagnostiker, der am meisten weiß, noch weniger der, welcher Labordaten zu ordnen und zu bewerten versteht, sondern derjenige, welcher

Dinge sieht, gegenüber denen andere blind sind, und Zusammenhänge erkennt, wo andere keine Verbindung feststellen" [217].

Die Diagnose soll enthalten das:
Was? (Art der Erkrankung);
Wo? (Lokalisation der Erkrankung);
Seit wann? (Dauer der Erkrankung);
Warum? (Ätiologie und Pathogenese der Erkrankung);
Bei wem? (Kennzeichnung des Erkrankten).

Selbstverständlich braucht dies alles nicht in die Stichwortdiagnose(n) — etwa unserer normierten Krankenblätter — einzugehen, sollte aber aus den Aufzeichnungen als Ganzem oder aus den Berichten ersichtlich sein. R. Koch [75] hat bereits 1917 formuliert, daß jede Erkenntnis auch ein *Maß für die Richtigkeit* dieser Erkenntnis geben soll. Hier liegt eine Art von Vorausschau der modernen, auf Wahrscheinlichkeitskalkulationen aufgebauten Diagnostik vor. Selbstverständlich versucht jeder Arzt — oder er sollte es wenigstens versuchen — seine Diagnose „objektiv" zu machen, d. h. allein vom Objekt, vom Kranken her zu bestimmen. Objektivieren heißt „Reduzieren auf empirisch entscheidbare Alternativen" [564]. In der praktischen Diagnostik spielt die Objektivität eine wichtige Rolle, nicht zuletzt in der Begutachtung („Der Mythos vom objektiven Befund" [293]) und bei den ärztlichen Ursachen von Fehldiagnosen (s. Kap. 5.2).

Die Diagnose ist somit nicht nur ein dynamisches Geschehen, eine Funktion der Zeit, sondern auch ein komplexes Urteil über Erscheinungen, Art, Ursachen der Krankheit sowie die Reaktion des Kranken. Bürger [23] nennt diese Summe „Erkenntnisdiagnose" — eine in meiner Sicht wenig glückliche, da weitgehend synonyme Wortverbindung.

1.4. Diagnostische Begriffe

„Die theoretische Seite der Medizin gehört in den Bereich der Wissenschaft, die praktische gehört in das Gebiet der Kunst!"
[Mosche ben Maimon (Maimonides), 1135—1204].

Grundlage der Diagnostik sind die subjektiven und objektiven Erscheinungen, die *Symptome* ($\sigma \acute{\upsilon} \mu \pi \tau \omega \mu \alpha$ = der Zustand, in den man geraten ist, der Zufall). Auch dieses gängige Wort ist weder scharf definiert noch einheitlich im Gebrauch. Während bei uns sowohl die subjektiven Beschwerden des Kranken als auch die objektiven Befunde der Untersuchung als Symptome geführt werden, unterscheiden die Angelsachsen zwischen „Symptoms" (= Klagen) und „Signs" (= Befunden). Eines der bedeutendsten amerikanischen Lehrbücher der Differentialdiagnostik [8] geht je etwa zur Hälfte von diesen Gruppen aus. Zusammen mit den Laborergebnissen bilden die „Symptoms" und „Signs" im neueren amerikanischen Schrifttum die Trias der „Items", der diagnostischen Daten. Versuche, bei uns sinngemäß zwischen „Symptomata anamnestica" und „Symptomata nosologica" zu unterscheiden, haben sich nicht durchgesetzt. Die Verwirrung wird dadurch gesteigert, daß die älteren deutschen Kliniker — im Gegensatz zum derzeitigen amerikanischen Sprachgebrauch — zwischen „Symptomata (= ohne weiteres erkennbaren Erscheinungen) und „Signa" (= nur vom Erfahrenen deutbare Hinweise auf tiefere Zusammenhänge und Ursachen) unterschieden [109]. Dem lateinischen signum = Zeichen entspricht das griechische $σῆμα = σημεῖον$. Es spielt noch eine Rolle in der Gesamtheit der Krankheitserscheinungen *(Semiologie = Symptomatologie)*. *Semiotik* wird teils gleichsinnig, teils für das Erheben von Krankheitszeichen gebraucht. Auch die Symptome müssen in der *Dimension Zeit* bzw. Krankheitsablauf gesehen werden: Wie lange bestehen sie? In welcher Reihenfolge sind sie aufgetreten?

Beispiele: Ein Husten, der seit mehr als $1/2$ Jahr besteht, kann nicht mehr Ausdruck einer Erkältung sein — eine lange Magenanamnese spricht zunächst gegen Carcinom, schließt es aber nicht aus u.a.m.

DUCUING [32] unterscheidet prämonitorische Symptome — initiale Symptome — gegenwärtige Symptome — Spätsymptome — Restsymptome (Folgeerscheinungen).

Praktisch wichtiger ist die Trennung in spezifische und unspezifische Symptome. *Spezifisch* (species = die Art), d. h. kennzeichnend, ist wiederum eine Frage der Definition: Was ist spezifisch? [1]

In der allgemeinen Diagnostik bedeutet *unspezifisch* soviel wie vieldeutig (z. B. Frösteln, Fieber, Schweißausbrüche, Kopfschmerzen, Appetitlosigkeit, Gewichtsverlust, Müdigkeit, schnelle Erschöpfbarkeit u. a.). *Spezifisch* ist umgekehrt eine Erscheinung, die für die ursächliche Erkrankung typisch ist, also hohe Unterscheidungskraft besitzt.

Die genannten unspezifischen Störungen führen — wie im Abschnitt 4.22 noch näher ausgeführt wird — differentialdiagnostisch nicht weiter. Wenn sie im Vordergrund der Beschwerden stehen oder das „Leitsymptom" darstellen, führen sie zu den „großen Differentialdiagnosen" (mit gewöhnlich 5—10 häufigen und 50 oder mehr möglichen Ursachen), wie sie jeder Internist kennt.

---

[1] „Spezifität" hat in der medizinischen Diagnostik einen anderen Sinn als in der medizinischen Statistik: Dort versteht man unter *Spezifität* die richtignegativ erfaßten Probanden (Zahl der testnegativen Nichtkranken, dividiert durch die wahre Zahl der Nichtkranken im Material), im Gegensatz zur *Sensibilität* (Zahl der richtig positiven Tests unter den tatsächlich Kranken). — Im diagnostischen Sprachgebrauch bedeutet Spezifität einerseits das Gewicht, das einem bestimmten Symptom für oder gegen eine Erkrankung zukommt (z. B. tumorspezifische Zellen, spezifische Reaktion auf Lues, leberspezifische Enzyme usw.), andererseits besondere Arten entzündlicher Erkrankungen (spezifisches Infiltrat der Lunge, spezifische Genese einer Uveitis usw.).

Zu diesen großen Differentialdiagnosen gehören neben der des Fiebers, der Gewichtsabnahme, der schnellen Erschöpfung, der Kopfschmerzen auch die einiger unspezifischer Labortests wie die Differentialdiagnose der beschleunigten Blutsenkung, der Anämie, der Hämaturie usw. Die letzteren engen wenigstens schon auf eine organische Erkrankung ein, während bei den mehr subjektiven Leitsymptomen auch noch die psychogenen Störungen, Versagens- und Konfliktsituationen, Mißverhältnisse zwischen Anspruch und Leistungsfähigkeit, Altersveränderungen mit erwogen werden müssen.

Viele Krankheiten beginnen mit *unspezifischen oder allgemeinen Erscheinungen*, bis mit dem weiteren Fortgang mehr kennzeichnende Symptome die Diagnose erst ermöglichen. So sind die Prodromi (Vorläufer, von δρόμοσ = Lauf), das Initialstadium fast aller Infektionskrankheiten, durch unspezifische Symptome gekennzeichnet.

Diagnostik bedeutet, wie wir gesehen haben, den Weg von den Symptomen zur Krankheit (morbus, νόσοσ). Es ist einleuchtend, daß die Diagnose allenfalls so gut sein kann wie die *Definition der gesuchten Krankheit*. Hier stoßen wir aber wiederum auf eine unverkennbare Relativität. Für COHEN [603] sind z. B. Krankheiten nur „konventionelle Symbole für die klinischen Zustände, die häufig isomorph sind". ENGLE und DAVIS [241] geben 4 Gründe an:

1. Uneinheitliche Definition der Krankheiten;
2. Unscharfe Begrenzung der Krankheiten und uneinheitlicher Grad von Sicherung der Diagnose;
3. Wechsel in der Definition der Krankheiten;
4. Wechselnde Manifestation der gleichen Krankheit.

Sie unterscheiden deshalb im Sinne des Abschnittes 1.2 5 Grade von *Sicherheit der Diagnose*.

1. Grad: Die Krankheit ist wohl definiert und tritt überall unter den gleichen Erscheinungen auf. Dazu gehören vor allem grobe anatomische Defekte, Traumen, auch angeborene Mißbildungen usw.

2. Grad: Die Ursache ist wohl definiert, doch wechseln die Erscheinungen von Kranken zu Kranken und von Umwelt zu Umwelt stärker. Dazu gehören z. B. die meisten Infektionskrankheiten.

3. Grad: Die Definitionen haben überwiegend deskriptiven Charakter, da über die Ursache zu wenig bekannt ist. Dazu gehören z. B. die Lebercirrhose, das Magengeschwür, die essentielle Hypertonie u. a.

4. Grad: Hier werden vorzugsweise Reaktionen beschrieben; die Ursache ist unbekannt, die Erscheinungen wechseln stärker. ENGLE und DAVIS nennen als Beispiel maligne und benigne Tumoren mit unsicherer histologischer Klassifikation, ferner die zahlreichen degenerativen Erkrankungen.

5. Grad: Hier handelt es sich um reines Aufzählen von Symptomen oder Symptomkombinationen, ohne Kenntnis der Ursache — vielleicht mit einigen Vorstellungen über die Reaktionsweise des Organismus. Dazu gehören z. B. viele Dermatosen und einige Erscheinungen unter dem Oberbegriff der Kollagenosen.

Der Ausdruck *Nosologie* wird mit Recht noch benutzt für eine klinische Krankheitslehre im Unterschied zu einer mehr anatomisch orientierten (Pathologische Anatomie). Nosologie ist für die Medizin, was die Taxonomie (s. Abschnitt 4.24) für die Biologie bedeutet. Heute hat sich unter dem Eindruck des Standardwerkes von LEIBER und OLBRICH [84] sowie ähnlicher ausländischer Publikationen [33, 277] sozusagen zwischen Symptom und Krankheit das *Syndrom* (σύνδρομοσ = zusammenlaufend, übereinstimmend) geschoben. Der Ausdruck Syndrom wurde bereits von Hippokrates sowie von Galen als Begriff für eine Gruppe von Krankheitszeichen benutzt. Werden Syndrome — wie das gelegentlich geschieht — als reine Symptom-Kombinationen verstanden, haben sie allenfalls Bedeutung im Sinne einer Vereinfachung. Symptomenkomplexe (oder „Syndrome" in diesem allgemeinen Sinn) dürfen nicht mit Diagnosen verwechselt werden.

Eine Anämie oder ein Pleuraerguß sind z. B. solche Symptomenkomplexe, die allenfalls symptomatische Maßnahmen erlauben. Erst die Diagnosen: „Perniciöse Anämie" bzw. „Tuberkulöse Pleuritis" erlauben eine kausale Behandlung.

In einigen neueren amerikanischen Arbeiten (z. B. [37]) wird Syndrom weitgehend identifiziert mit den Clusters (Gruppen, Haufen) oder Sets einer medizinischen Taxonomie (s. dazu auch Abschnitt 4.24). Ohne weiteres Eingehen auf die komplizierte Abgrenzung [84, 368] sei hier zusammengefaßt, daß die meisten Kliniker heute unter einer Krankheit eine Gruppe von Symptomen mit einheitlicher Entstehung (Pathogenese) und einheitlicher tieferer Ursache (Ätiologie, s. u.), unter einem Syndrom eine ähnliche Gruppe von Symptomen mit unbekannter oder verschiedener Ursache verstehen. LEIBER [84] definiert in gleichem Sinn: „Ein symptomatologisch einheitliches Krankheitsbild, dessen Auslösungs- und Gestaltungsfaktoren unbekannt, vieldeutig oder plurikausal (... polyätiologisch ... polypathogenetisch ...) sind." Auch in der treffenden Formulierung wird man ihm folgen müssen, daß der Syndrombegriff ein erstes, großes, weit gefaßtes nosologisches Sammelbecken ist, gewissermaßen für die „Krankheiten im Wartestand". Dagegen halte ich die Einbeziehung der individuellen physischen und psychischen Reaktionen in den Syndrombegriff für verfehlt. Hier wird die Polarität zwischen Krankheiten (in deren Vorfeld LEIBER mit Recht auch das Syndrom verlegt) und Kranken, zwischen nosologischer Typisierung und Berücksichtigung der individuellen Reaktion (s. Kap. 1.2) verwässert — gewiß zum Schaden der begrifflichen Klarheit. Auch sonst hat es nicht an *Kritik des Syndrombegriffes* gefehlt. So muß verlangt werden, daß die Kombination von Symptomen eine mehr als zufällige ist [361] — eine theoretisch einleuchtende, aber bei den oft seltenen Syndromen schwer zu erfüllende Forderung. Verständlicherweise ist die Tendenz zur Aufteilung von Krankheitseinheiten relativ groß, besonders wenn die Verknüpfung mit einem Eigennamen der persönlichen oder nationalen Eitelkeit entgegenkommt. Da viele Syndrome aber statt langatmiger Aufzählung der Merkmale mit einem Namen (oft: welchem von vielen?) ausreichend gekennzeichnet sind, werden wir wohl auch in Zukunft mit ihnen zu tun haben.

LEIBER [368] gab neuerdings folgende *Zahlen:* Sein Buch enthält 1600 Syndrome, seine Kartei 3500 (auf deren Aufführung er zum Teil wegen ihrer Unbestimmtheit verzichtet hat). Er rechnet mit derzeit etwa 30 000 Krankheiten und Syndromen sowie mit mindestens einer Verdoppelung innerhalb der nächsten 10—12 Jahre. Vergleichsweise enthält der derzeit beste klinische Diagnosenschlüssel in deutscher Sprache von IMMICH [67] rd. 8000 nosologische und 750 topographische Begriffe, die parallel benutzt werden sollen. Eine amerikanische Schätzung kommt auf etwa 10 000 bekannte Krankheiten und 100 000 erfaßbare Befunde [409]. Alle diese Zahlen sind allerdings noch um einen gewissen Prozentsatz von Synonyma zu vermindern, die teilweise erst eine künftige taxonomische Klassifizierung aufdecken wird (s. auch Abschnitt 4.24).

Die Diagnose als *Verknüpfung von Symptomen und Krankheiten* hat von der Tatsache auszugehen, daß die meisten Symptome bei mehreren Erkrankungen vorkommen und umgekehrt — ja, daß die bereits genannten unspezifischen Symptome bei einer Vielzahl von Krankheiten beobachtet werden. Ausgehend von einem Leitsymptom, wie z. B. Schwindel, wird man also eine Anzahl von Krankheiten unterscheiden müssen. Dieses Ziel nennt man *Differentialdiagnose,* den Weg dorthin *Differentialdiagnostik.*

Streng genommen gibt es zwei Arten von Differentialdiagnostik: Eine allgemeine *(semiologische),* die von bestimmten Krankheitserscheinungen ausgehend die möglichen Ursachen katalogisiert, und eine spezielle *(nosologische),* die für die einzelnen Krankheiten aufzählt, von welchen ähnlichen sie mit welchen Mitteln abgegrenzt werden müssen. Tatsächlich sind die meisten Lehrbücher der Differentialdiagnostik Kombinationen aus beiden Ansprüchen. Es wird auch wenig beachtet, daß „Differentialdiagnose" ein schlechter Ausdruck, ein typisch lateinisch-griechischer ἓν διὰ δυοῖν („Sag eines mit zwei Worten") ist: Differentiare heißt unterscheiden, διάγνωσισ oder διαγνώμη ist die Unterscheidung, zusammen also: Die Unterscheidung des Unterschiedes oder des Unterscheidbaren. Auch der Gebrauch von „Differentialdiagnose" ist verschieden: Man gelangt zur Differentialdiagnose, d. h. zur Feststellung der tatsächlich vorliegenden Krankheit. Bei der systematischen Darstellung von Krankheiten werden andererseits deren Differentialdiagnosen, d. h. gerade die in diesem Fall nicht zutreffenden, abzugrenzenden Erkrankungen aufgezählt.

Abgesehen von der in Abschnitt 4.24 angesprochenen taxonomischen Klassifikation der Krankheiten und ihrer diagnostischen Bezüge, zielt die Differentialdiagnostik mindestens derzeit überwiegend noch auf die Ätiologie — schon aus therapeutischen Gründen: Unter den meist zahlreichen Ursachen einer Krankheit (genauer: eines Syndroms) soll die bestimmende ermittelt und zur Grundlage der Behandlung gemacht werden. In heutiger mehr mathematischer Sicht ist Differentialdiagnose die Aufzählung der in Betracht kommenden Krankheiten in der Reihenfolge ihrer Wahrscheinlichkeit [471].

Die moderne Differentialdiagnostik hat viel mit der modernen Kriminalistik gemeinsam: Vielortige und vieldeutige Bausteine müssen — in oft mühsamer Kleinarbeit — zu einem Mosaik zusammengesetzt werden. Bei allgemeinen Krankheitserscheinungen, z. B. Hinweisen auf ein Tumorleiden oder eine Entzündung, muß ein Organ nach dem anderen in absteigender Wahrscheinlichkeit abgesucht werden, bis zum „Alibi" oder bis zum Nachweis. Auf der anderen Seite beinhalten die Differentialdiagnosen „per exclusionem", wie sie in der Praxis oft geübt werden, die Gefahr folgenschwerer Irrtümer. Man sollte immer auch den positiven Nachweis einer Erkrankung oder Störung anstreben (s. dazu Kap. 5.2).

Dies gilt ganz besonders für das Heer der sogenannten vegetativen Dystonien und psychosomatischen Erkrankungen, für die der (mehr oder minder sichere) Ausschluß einer „organischen Erkrankung" nicht als ausreichender Nachweis erachtet werden kann. Für den positiven Beweis gibt es durchaus praxisgerechte Methoden (z. B. bei [28]).

Innerhalb der organischen Erkrankungen neigen auch erfahrene Kliniker z. B. zur Modediagnose Kollagenose, wenn ein unklares, rezidivierendes Fieber und eine entsprechende Dysproteinämie sonst nicht zu erklären sind. Aber erst der positive (histologische oder serologische) Nachweis kann als ausreichend angesehen werden. Wenn er — etwa nach einer längeren Vorgabe von Corticosteroiden — nicht gelingt, behält die Diagnose ihre Fragwürdigkeit.

In den vorausgehenden Abschnitten war immer wieder das Ziel einer ursächlichen Klärung, einer *kausalen Diagnose,* hervorgehoben worden. Sie allein liefert die Grundlage für die wirksamste Form der Therapie. Die kausale Diagnose wird freilich oft zunächst nicht gelingen. Dafür können verantwortlich sein:

1. Über die Natur der in Frage kommenden Krankheiten oder Syndrome gibt es keine einheitliche Meinung oder gar Beweise.

Beispiel: Für den M. Boeck werden recht verschiedenartige Ursachen diskutiert, wie: mitigierte Form einer Tuberkulose bei hoher Resistenz — atypische Mykobakterien — unbekanntes Virus — Autoimmunerkrankung — Inhalation von Bestandteilen gewisser Nadelbäume u. a. m.

2. Bei vielen Krankheiten und Syndromen unterscheiden wir bei gleicher oder ähnlicher Symptomatik zwischen *primären* (genuinen, essentiellen, kryptogenetischen) und *sekundären* (symptomatischen) Formen. Mit den ersteren Bezeichnungen meinen wir, daß keine definierbare Ursache, etwa eine andere Erkrankung, die Ursache der vorliegenden Störung ist. Zum Teil verbirgt sich hinter dieser Bezeichnung unsere allgemeine wissenschaftliche Unkenntnis über die Ätiologie, zum Teil eine hereditäre oder konstitutionell bedingte Entstehung. Demgegenüber sind sekundäre oder symptomatische Störungen die Folge eines

anderen Grundleidens. Dabei können die primären oder die sekundären Formen schwerwiegender sein, d. h. die ungünstigere Prognose haben. Für die Therapie — bei den sekundären Formen gewöhnlich Behandlung des Grundleidens — ist diese Unterscheidung aber wesentlich.

Beispiel: Die echte (kryptogenetische) perniziöse Anämie wird getrennt von symptomatischen Megaloblastosen bei Gravidität, Magencarcinom, Malabsorption, Befall mit Hundebandwurm u. a. Wie leicht ersichtlich, haben von den symptomatischen Formen das Carcinom und bis zu einem gewissen Grad das Malabsorptionssyndrom eine ungünstigere Prognose als die echte „Perniciosa", die Megaloblastose in der Gravidität oder durch Taenien eine viel günstigere.

3. Das Syndrom ist per definitionem polyätiologisch und im besonderen Fall so vielschichtig, daß auch nach längeren Bemühungen eine Zuordnung der Ursache nicht gelingt.

Beispiel: Nach einer bekannten Definition von HENNING ist das Magengeschwür die „einförmige Antwort des Magens auf eine Vielzahl von Schäden" [609].

4. Die Kenntnisse oder der Zeitaufwand des untersuchenden Arztes und seine technisch-diagnostischen Möglichkeiten sind zu begrenzt, um zur wirklichen Ursache vorzustoßen.

Beispiel: Hinter einem Asthma das auslösende Allergen zu erkennen, erfordert viel Geduld, Erfahrung, eingehende Befragung und ganze Batterien von Hauttests („den Spürsinn eines Sherlock Holmes, die Erfindungsgabe eines Edison, die Geduld eines Diogenes und den Optimismus eines Idioten" [590]). Statt dessen werden die meisten Fälle symptomatisch mit reflexdämpfenden Medikamenten behandelt. Umgekehrt kann auch dem besten Infektionskliniker die Natur einer Pneumonie oder einer Encephalitis unklar bleiben, wenn nicht eingespielte bakteriologische und virologische Laboratorien hinter ihm stehen.

Die fehlenden Voraussetzungen vom Objekt (Kranker und Krankheit) und vom Subjekt (Untersucher) her ändern selbstverständlich am Ziel der ursächlichen Diagnose nichts.

Die Ursache (Causa) beinhaltet alle krankmachenden Einflüsse. Mit den griechischen Ärzteschulen wird zwischen Ätiologie ($\alpha\iota\tau\iota\alpha$ = Ursache) und Pathogenese ($\pi\alpha\vartheta\eta$ = Leiden, Geschick, $\gamma\acute{\varepsilon}\nu\varepsilon\sigma\iota\sigma$ = Entstehung) unterschieden. Überschneidungen sind zwar häufig, doch betrifft die *Ätiologie* mehr die tiefere, anhaltende Ursache, die *Pathogenese* den Anlaß, der die Krankheitserscheinungen auslöst. Sinngemäß sind fast alle krankhaften Anlagen ätiologisch, äußere Ursachen überwiegend pathogenetisch wirksam. In diesem Sinn ist aber „angeboren" (ein zunächst rein zeitlicher Zusatz!) keineswegs identisch mit ursächlich oder mit genetisch bedingt: Eine angeborene Störung kann vererbt (genetisch), durch Schädigung während der Schwangerschaft (teratogen) oder während bzw. unmittelbar nach der Geburt (partal) erworben worden sein.

Am klarsten läßt sich der Unterschied an pharmakogenetisch bedingten Störungen differenzieren: Daß jemand an Favismus, d. h. an einem genetisch bedingten Mangel von Glucose-6-P-Dehydrogenase seiner roten Blutzellen leidet, ist Ätiologie. Wenn er z. B. das Malariamittel Primaquin oder bestimmte Bohnen (Vicia fava) zu sich nimmt, so sinkt sein verminderter Enzymgehalt in den Erythrocyten unter einen kritischen Schwellenwert, das Energiepotential reicht nicht mehr zur Erhaltung der Gleichgewichte an der Membran; eine hämolytische Krise wird ausgelöst. Das Malariamittel oder der Bohnengenuß sind damit pathogenetisch wirksam [87].

Verständlicherweise neigen alle Laien (und viele Ärzte) dazu, nur die äußeren pathogenetischen Faktoren zu sehen *(„Exogenes Bedürfnis")*. Diese Tatsache schränkt den Wert einer ursächlichen Deutung durch den Kranken selbst („Was ist Ihrer Meinung nach die Ursache der Erkrankung?") wesentlich ein.

CURTIUS [30] unterscheidet folgende *pathogenetische Faktoren* („Auslösungsfaktoren"):

1. Physiologische Phasen des Organismus, vor allem sämtliche weiblichen Generationsvorgänge, Wachstumsvorgänge (z. B. Durchbruch von Weisheitszähnen), Altern.

2. Bioklimatische Einwirkungen.

3. Physikalische Einwirkungen sonstiger Art, wie mechanische Traumen, Abkühlungen, Verbrennungen, Röntgen- u. Höhensonnenbestrahlung, Operationen.

4. Ernährungsschäden und orale Intoxikationen (z. B. Alkoholexzesse).

5. Krankheiten (vor allem Infektionen, Stoffwechselkrisen) und *vegetative Funktionsstörungen.*

6. Humorale Umstellung durch die Therapie (Immunstörungen, Therapie mit Proteinen, Bluttransfusionen, Corticosteroiden usw.).

7. Seelische Erschütterungen.

Über diese speziellen Hinweise hinaus ist der *Begriff der Krankheitsursache als Ganzes* nicht leicht zu bestimmen. IMMICH [67] definierte: „Genügende und notwendige Bedingung" für das Auftreten einer Krankheit oder Störung. Diese Formulierung trifft verständlicherweise nur für das Gros der Krankheitsursachen zu.

So gibt es bei den Infektionskrankheiten Erreger mit hoher Kontagiosität und solche mit geringer. Ähnliches gilt auch von der Penetranz krankhafter Gene. Hier ist der Begriff „genügend" problematisch. Auf der anderen Seite lassen sich auch gegen die Voraussetzung „notwendig" Beispiele anführen. So kann ein Asthma zunächst von einem bestimmten Allergen ausgelöst werden („notwendige Bedingung"), später genügen aber zur Auslösung eines Anfalls auch ganz andere Stoffe (pathergische Ausbreitung des Ursachenspektrums), u. U. schon die Furcht vor einem Anfall. Salmonellen sind eine notwendige, aber keine genügende Bedingung für das Auftreten eines Typhus, wie die nie erkrankten Dauerausscheider zeigen.

Es bedarf keiner besonderen Betonung, daß die meisten Krankheiten auf einem Zusammentreffen von mehreren Faktoren beruhen, und daß diese Faktoren für das Individuum von ganz unterschiedlich krankmachender Bedeutung sind.

Wichtige diagnostische Begriffe sind schließlich *Syntropie* (positive Syntropie) und *Dystropie* (negative Syntropie). Man versteht darunter das überzufällig häufige Zusammentreffen (Koinzidenz) zweier Erkrankungen. Syntropie darf nach den Gesetzen der Logik zunächst nur in einer Richtung verwendet werden: So kommt die Tuberkulose bei Lymphogranulomatose gehäuft vor, nicht aber die Lymphogranulomatose bei Tuberkulose. Die Syntropie ist geradezu ein Exerzierplatz der medizinischen Korrelationsforschung geworden, wobei positive Korrelationen noch nicht als ursächliche Verknüpfung gedeutet werden dürfen. Syntropie oder Dystropie von Krankheiten zu beweisen, ist bei der häufigen Heterogenität der Verläufe, der unfreiwilligen Selektion des Materials und anderer Faktoren schwieriger, als es zunächst erscheinen mag [360]. Andererseits eröffnen Syntropieforschungen unter Umständen pathogenetische oder differentialdiagnostische Zusammenhänge, die der durchschnittlichen Aufmerksamkeit entgehen würden. Auch für eine künftige taxonomische Einteilung von Krankheiten spielt die Syntropieforschung eine wesentliche Rolle.

1.5. Parameter der Diagnostik

„Um nicht aufzugeben, was wir durch die Aufgabe aller Systematik gewonnen haben, müssen wir uns auf daß Äußerste beschränken. Wir müssen versuchen, mit dem Mindestmaß von Verallgemeinerung auszukommen, und wir müssen das Recht jedes allgemeinen Satzes durch die Fülle der ungewissen besonderen Sätze dauernd bedrohen."

(R. Koch [77])

Wie wir sahen, werden Krankheitsentstehung, Krankheitserscheinungen und Krankheitsverlauf einerseits beeinflußt von der Eigengesetzlichkeit der Erkrankung, andererseits von der besonderen Reaktion des betroffenen Kranken. Die dafür maßgeblichen Faktoren — zum Teil bestimmbar, zum Teil ein unergründlicher „persönlicher Rest" — lassen sich als *Parameter* oder *konditionierende Faktoren* zusammenfassen. Manche beeinflussen selbstverständlich nicht nur den objektiven Krankheitsverlauf, sondern auch die Diagnostik. Ist schon Gesundheit (Definition s. Kap. 2.4) ein dynamisches Gleichgewicht, eine Homoiostase (Cannon [27]), ein System von Regelvorgängen mit Rückkopplung — so bedeutet umgekehrt jede Krankheit eine neue Form von Gleichgewicht zwischen Anpassungs- und Abwehrvorgängen einerseits, zwischen krankmachender Noxe andererseits. Man hat deshalb recht treffend die mit der Abwehr ganz allgemein befaßten Zellen des menschlichen Organismus als sein „zweites Parenchym" bezeichnet. Soll die Diagnose prognostische oder therapeutische Konsequenzen haben, so muß man sich auch über die Reaktionen dieses zweiten Parenchyms, praktisch des *Reticulo-Histiocytären Systems* (RHS) [in älterer und nicht ganz zutreffender Bezeichnung auch als retikulo-endotheliales System (RES) bezeichnet] Einsicht verschaffen. Das Ausmaß seiner Beteiligung, seine überschießenden oder versagenden Reaktionen geben darüber hinaus entscheidende differentialdiagnostische Hinweise. Die Abgrenzung der krankmachenden Rolle eines schädlichen Agens (Penetranz, Infektiosität, Induktion u. ä.) von der Abwehrreaktion des Organismus (Immunreaktion) ist eines der erregendsten Kapitel der modernen Krankheitslehre.

So gibt es bei den *Berufskrebsen* alle Abstufungen von hoher Tumorfrequenz bei den exponierten Personen bis zu geringer; fast immer aber bleiben einige Individuen trotz hoher Belastung gesund (persönliche Resistenz).

Bekannt ist auch, wie die außerordentlich verschiedenen Verläufe der *Tuberkulose* schon immer bestimmt waren von der besonderen Pathogenität der Erreger einerseits, von der individuellen Resistenz andererseits. Diese ist ganz überwiegend genetisch bestimmt, wobei immer wieder — vergebliche — Anläufe gemacht wurden, Empfindlichkeit und Prognose bestimmten Konstitutionstypen zuzuordnen. Sie läßt sich aber auch faßbaren äußeren Einflüssen zuordnen wie Mangelernährung, ungünstigen Umweltsbedingungen, interkurrenten Infektionskrankheiten, Diabetes, Alkoholismus, Magenresektion, Anwendung von Corticosteroiden u. a.

Ein besonders instruktives Beispiel bieten die Wechselbeziehungen zwischen gewissen *Streptokokkenarten und Immunreaktionen:* von der akuten Sepsis gibt es alle Spielarten bis zu chronisch rheumatischen Erkrankungen, ja sogar im gleichen Organismus. Erinnert sei nur an die subakute bakterielle Endokarditis, bei der die Niere ebenso umschriebene (septische) Entzündungen im Sinne der Löhleinschen Herdnephritis wie eine hyperergische Reaktion im Sinne der diffusen Glomerulonephritis aufweisen kann.

Man wird im Rahmen der Diagnostik immer versuchen, sich über diese für die Prognose so entscheidenden Parameter Klarheit zu verschaffen. Hinweise geben die Blutkörperchensenkung, das weiße Blutbild und die Elektrophorese — für anspruchsvollere Fragestellungen zusätzlich die Differenzierung des Knochenmarks und der Immunglobuline.

Für *akute Entzündung* und (noch) fehlende Immunreaktion sprechen: Vermehrung der α-Globuline, Neutrophilie; für *subakute Entzündung* oder Zwischenstadien: Vermehrung der $\alpha + \gamma$-Globuline, Monocytose; für *chronische Prozesse* mit starker Immunreaktion: Vermehrung der γ-Globuline, Lymphocytose (und evtl. Eosinophilie). Hier sind sozusagen die 3 Schillingschen Phasen der Entzündung (Neutrophile „Kampfphase" — monocytäre „Überwindungsphase" — lymphocytäre „Heilphase") auf einer bestimmten Stufe stehen geblieben.

Weitere diagnostisch-prognostische Parameter sind: *Rasse, Konstitution, Alter, Geschlecht, Beruf, soziales Milieu, Ernährung, andere*

Tabelle 3. *Sterbefälle in der deutschen Bundesrepublik 1964, geordnet nach Geschlecht, Alter, wichtigsten Ursachen. Die oberste Reihe gibt die absoluten Zahlen der Sterbefälle (×1000), die nächsten Reihen die Sterbefälle auf jeweils 100 000 Lebende der betreffenden Alters- und Geschlechtsgruppe wieder. In der obersten Reihe sind somit die „Sterbefälle absolut" die Summe aus beiden Alters- gruppen aufgeteilten Geschlechter, in der nächsten Reihe („Sterbefälle auf 100 000 Lebende") der Durchschnitt aus beiden Geschlech- tern und den Altersgruppen — unter Berücksichtigung der relativen Häufigkeit dieser Gruppen. Die Zahlen sind gegenüber den Originalangaben abgerundet. (Nach Mitteilung des Statistischen Bundesamtes: Bevölkerung und Kultur, Reihe 2. Stuttgart: Kohl- hammer 1967.)*

	insge-samt	♂ zus.	0—15	15—45	45—65	>65	zus.	♀ 0—15	15—45	45—65	>65 Jahre
Sterbefälle absolut (in Tausend)	664	334	20	24	92	198	310	15	14	59	222
Sterbefälle auf 100 000 Lebende	1103	1207	301	199	1490	7445	1009	230	113	750	5329, davon
Infektionen (mit Tbc)	16	24	5	7	47	98	10	5	4	11	33
Tumorleiden	212	220	3	17	351	1398	204	3	30	268	904
Herz- und Kreislauf-	461	481	2	26	563	3581	444	1	14	231	2788
Lungenentzündungen	27	29	16	2	20	211	26	14	1	10	148
Altersschwäche	41	32	—	—	0,1	333	49	—	—	0,2	359
Unfälle (mit Vergiftungen)	60	82	37	76	84	215	41	19	12	20	200
Selbstmord	20	27	0,7	25	49	52	14	0,1	11	24	25
Alle anderen Ursachen	264	311	238	47	376	1558	222	188	42	185	871

Lebensgewohnheiten, geographische Situation, epidemiologische Besonderheiten, jahreszeitliche, ja tageszeitliche periodische Schwankungen (z. B. Elektrokardiogramm, Blutbild!). Mit solchen differentialdiagnostisch wichtigen Zusammenhängen befassen sich ganze Wissenschaftszweige, wie etwa die „Geographische Pathologie" (siehe u. a. bei [59]). Tab. 3 gibt (aus den Mitteilungen des Statistischen Bundesamtes „Bevölkerung und Kultur") die häufigsten Todesursachen in der Deutschen Bundesrepublik nach Alter und Geschlechtern wieder. Die richtige Zuordnung solcher Parameter und die Bewertung der Literatur setzen freilich die (nicht sehr verbreitete) genaue Kenntnis und korrekte Anwendung der Begriffe: *Mortalität, Morbidität* und *Letalität* voraus.

Morbidität besagt, wie viele Angehörige einer Gesamtbevölkerung erkranken. *Mortalität* besagt, wie viele Angehörige der Bevölkerung an einer bestimmten Erkrankung oder einem bestimmten Eingriff sterben. *Letalität* besagt, wie viele von den Kranken oder Operierten sterben. Mortalität ist somit Morbidität durch Letalität. Im angelsächsischen Schrifttum wird der Begriff Mortalität oft für Letalität (richtig: „Death rate") gebraucht, was auch bei uns zu einer zunehmenden Begriffsverwirrung geführt hat.

Morbidität und Mortalität unterliegen ebenso wie die anderen Parameter dauernden weltweiten oder regionalen *Veränderungen* („Panoramawechsel", Krankheitswechsel), die vom Arzt erkannt, dem Computer einprogrammiert werden müssen. Alle genannten Faktoren müssen — bewußt oder unbewußt — in den differentialdiagnostischen Kalkül einbezogen werden. Gerade darin liegt der Vorteil des erfahrenen, etwa lange ortsansässigen, Arztes. Er sei sich dabei aber zweier Einschränkungen bewußt:

1. Auch der Erfahrungsschatz kann Veränderungen unterworfen sein. Diese Veränderungen können spontan eingetreten oder durch prophylaktische und therapeutische Maßnahmen induziert worden sein. „Aggressive Behandlungen" führen einerseits zu positiver Beeinflussung von Krankheiten, andererseits zum Neuauftreten bisher unbekannter oder zur Zunahme bisher seltener Störungen.

Beispiele sind etwa die Abnahme der Scharlachkomplikationen einerseits, die Zunahme der Penicillinallergien andererseits. Besonders deutlich sind solche *Veränderungen bei den Infektionskrankheiten*. In einer Statistik von GSELL [292] nahmen in St. Gallen von 1936—1940 auf 1960—1963 ab: Tuberkulose, Scharlach, Diphtherie, Poliomyelitis, M. Bang. Unverändert blieben: Grippe, Pertussis, Masern, bakt. Dysenterie, Parotitis epid., Varicellen. Eine Zunahme wurde bei epid. Hepatitis, Leptospirosen, Mononucleose, Q-Fieber, Salmonellosen, seröser Meningitis verzeichnet.

Auch sind die für Mitteleuropa bekannten *jahreszeitlichen Häufungen der verschiedenen Infektionskrankheiten* durch hygienische Maßnahmen, Schutzimpfungen, Antibiotica, Flugverkehr in den beiden letzten Jahrzehnten immer mehr nivelliert worden. Sie sind einem einheitlichen Gipfel in den Herbstmonaten gewichen, wenn die Urlauber aus den Mittelmeerländern und aus den Tropen zurückkehren.

Oder: Anthropozoonosen wie etwa die Bangsche Erkrankung sind keineswegs mehr auf tierverarbeitende Berufe beschränkt, sondern (z. B. als Ergebnis der sog. Frischzellentherapie) auch bei anderen Menschen zu erwarten. „Von den Anthropozoonosen und von den Virusreservoiren werden wir noch manche Überraschung zu erwarten haben" [186].

2. Diese Faktoren gehen als Wahrscheinlichkeiten in die Differentialdiagnose ein, haben aber *keine Ausschlußkraft.*

Darin hat es das selektierende menschliche Gehirn leichter als der Computer. Wie in den Abschnitten 4.6 und 4.7 weiter ausgeführt wird, besteht eines der großen Probleme der Computerdiagnostik in der praktischen Überbewertung hoher Wahrscheinlichkeiten und in der Notwendigkeit der Einführung auch von Diagnosen mit geringer statistischer Wahrscheinlichkeit. Hier sei nur ein eklatantes Beispiel zitiert: In einer Gegend mit einer Scharlachepidemie wird der (korrekt programmierte) Computer bei den Erscheinungen eines ausgebreiteten Sonnenbrandes und etwaigem Fieber zur Diagnose „Scharlach" gelangen [68].

Eine der wichtigsten Voraussetzungen richtiger Differentialdiagnosen ist die Erkenntnis, daß die *Symptome weit mehr von der Topographie, Grob- und Feinstruktur der Organe bestimmt werden als von den Ursachen.* Die Reaktionsmöglichkeiten der verschiedenen Organe sind begrenzt. Gerade das macht ursächlich ganz verschiedenartige Erkrankungen einander so ähnlich, die Abgrenzung so schwierig.

So kann eine Albuminurie ebenso gut durch eine örtliche Entzündung oder degenerative Veränderungen ganz verschiedener Art wie durch allgemeine Gefäß-, Blut- oder Stoffwechselkrankheiten unterhalten werden. Das Ulcus hatten wir bereits als die „einförmige Antwort des Magens auf eine Vielzahl von Noxen" definiert. RUNGE hat m. W. einmal fast die gesamte gynäkologische Diagnostik als die Frage nach den Ursachen von Blutung oder Fluor abgehandelt. Extrasystolen können ein Ausdruck relativ harmloser Störungen wie vegetativer Dystonie, Lage- und Funktionsanomalien des Magens ebenso wie auch Ausdruck eines schwerwiegenden Grundleidens wie Myocarditis oder Coronarsklerose sein.

Gerade für die schwierige ursächliche Zuordnung reicht die Kenntnis der Symptome (nach dem Gedächtnis oder entsprechenden Tabellen) allein nicht aus. Dafür ist neben der Hinwendung zum Kranken die Beherrschung der pathologisch-anatomischen und patho-physiologischen Zusammenhänge erforderlich, in denen man nie ausgelernt hat. LÖFFLER [in 50] hat diese Voraussetzungen treffend gekennzeichnet: „Krankheitserscheinungen können auswendig gelernt, Symptome gezählt und aufgezählt werden. Das ist aber noch lange keine Diagnostik. Es gehört dazu die Fähigkeit, mit den Krankheitszeichen frei zu schalten, gewissermaßen jonglieren zu können, was wiederum nur die Erfahrung ermöglicht. Eine gewisse Beweglichkeit des Geistes, die Erfassung der Dynamik pathologischer Vorgänge vielmehr als ihrer Statik, muß erworben werden."

2. Klassische Methoden

2.1. Die Entwicklung der neuzeitlichen Diagnostik

„Klinische Medizin ist wie die meisten menschlichen Tätigkeiten weder eine Kunst noch eine Wissenschaft, sondern eine Mischung von beiden ... in der Fähigkeit, rationale Anordnungen zu reproduzieren, ist sie den meisten Wissenschaften, in der Fähigkeit, ihr Rohmaterial zu verifizieren, den meisten Künsten unterlegen."

(A. R. Feinstein [251])

Der *Beginn* der medizinischen Diagnostik schlechthin wird kaum je festzustellen sein. Führt doch der Versuch, Beschwerden zu lindern, ganz von selbst zu Mutmaßungen über die Art und Ursache der Störung. Als ebenso selbstverständlich darf gelten, daß schon früh Heilkundige, Zauberer oder Priester im Laufe ihres Lebens Erfahrungen angesammelt und in der Familie oder an Schüler weitervermittelt haben. Erfahrung führt zur Regelbildung und damit zur Abstraktion vom Einzelfall.

Bei den Ärzten des *Altertums* und des *Mittelalters* — ganz besonders bei Hippokrates selbst — finden wir neben zeitgebundenen naturphilosophischen Vorstellungen Symptom- oder Krankheitsbeschreibungen von hoher Genauigkeit und beträchtlicher Empirie. Die Medizin des Altertums hat uns auch den bis heute fortbestehenden *Dualismus von Kranken und Krankheiten* gebracht (weitere Lit. u. a. bei [30]). Für Hippokrates und die Schule von Kos — in neuerer Zeit die Naturalisten oder Sensualisten — stehen die Kranken mit ihrer ganzen Komplexität im Vordergrund, für Platon und die Schule von Knidos — in neuerer Zeit die Realisten oder Materialisten — die Krankheiten als solche. Man kann die konträren Standpunkte mit Trousseau formulieren: „Es gibt nur Kranke" — und: „Es gibt nur Krankheiten". Die heute (jedenfalls in der wissenschaftlichen Medizin) vorherrschende Betrachtung der Krankheit als sich bei vielen Individuen wiederholender Einheit wurde vor allem von Sydenham (1624—1689), dem „größten Ontologisten" der Medizin [603], eingeleitet.

Der griechischen Philosophie verdanken wir eine weitere Antithese, die bis heute in viele Bereiche der Wissenschaft und auch in die medizinische Diagnostik hineinwirkt: den Gegensatz zwischen Empirie und Dogmatismus. Der Empiriker haftet leicht an der Oberfläche seiner subjektiven Eindrücke und Beobachtungen, der Dogmatiker ist versucht, Erfahrung durch Deduktion und Dialektik zu überspringen (diagnostische Konsequenzen u. a. in den Kapiteln 2.7, 2.8, 4.1, 5.2).

Bis in die Aufklärung hinein überwogen bei allen Verdiensten der antiken und der mittelalterlichen Medizin doch spekulative Vorstellungen über den Sitz der Krankheit, über die Dyskrasie der Körpersäfte sowie der Religion oder der Philosophie entlehnte Vorstellungen über die Ursache von Krankheiten. Vor allem fehlte es an ausreichenden Kenntnissen über die anatomische Beschaffenheit und die Funktion der inneren Organe, ganz zu schweigen von einer autoptischen Kontrolle der erhobenen Befunde und Diagnosen. Gerade in der Medizin kommt es aber auf das an, was wahr ist, nicht auf das, was man für wahr hält. Die *Geburtsstunde der Diagnostik im heutigen Sinn* wird gewöhnlich in das Jahr 1761 verlegt, als AUENBRUGGER in Wien seine Schrift erscheinen ließ: „Inventum novum ex percussione thoracis humani ut signo obstrusos interni pectoris morbi detergendi."

Nach LAUDA [362] soll Auenbrugger bei seinem Vater, einem Grazer Gastwirt, gesehen haben, wie dieser durch Beklopfen der Fässer ihre Füllhöhe feststellte. Auenbruggers Entdeckung wurde im Theresianischen Wien von den führenden Männern wie VAN SWIETEN, dem Leibarzt der Kaiserin, oder DE HAEN, dem Vorstand der inneren Klinik, wenig beachtet. Erst eine mustergültige Übersetzung ins Französische durch CORVISART, den Leibarzt Napoleons, verschaffte ihm Anerkennung. Bezeichnenderweise setzte sich sein Werk später als Rückübersetzung in Wien durch.

In die während der nächsten Jahrzehnte folgenden grundlegenden Entdeckungen der Diagnostik teilten sich vornehmlich Wiener und Pariser Ärzte, letztere gefördert durch die in der Revolution 1794 eingeführte Umstellung von „Buchgelehrsamkeit" auf die „Spitalausbildung" [475]. LAËNNEC beschrieb 1819 die Auskulation („De l'auscultation médiate du diagnostic des maladies des poumons et du coeur fondé principalement sur ce nouveau moyen d'exploration").

LAËNNEC soll seine Erleuchtung spielenden Kindern verdanken, die sich Holzstäbchen an das Ohr hielten, um damit ein Geräusch zu vernehmen, das andere Kinder am entgegengesetzten Ende des Stäbchens hervorriefen [23].

LAËNNECs Schüler PIORY entwickelte die Technik beträchtlich weiter. Der Wiener Kliniker SKODA faßte erstmals die neuen Methoden in einer meisterhaften Synthese „Abhandlung über Perkussion und Auskultation" (1839) zusammen. Freund und später Fakultätskollege des kongenialen Pathologen ROKITANSKY, verband er vor allem seine klinischen Diagnosen mit pathologisch-anatomischen Vorstellungen und kontrollierte sie an der Leiche. Etwa zur gleichen Zeit entwickelte VIRCHOW in Würzburg und in Berlin die Grundlagen seiner Zellularpathologie und zugleich die moderne pathologische Anatomie.

Mit der Mitte des 19. Jahrhunderts begann zugleich eine morphologisch ausgerichtete Periode der medizinischen Diagnostik, während die Medizin im 20. Jahrhundert „aufhörte, rein klinisch zu sein und der anatomische Vergleich nicht länger genügte" [214]. Die zweite Hälfte des 19. und die erste Hälfte des 20. Jahrhunderts waren in den meisten Kulturländern erleuchtet von großen Diagnostikern, die vor allem den Universitätskliniken ihre Prägung gaben. Diese Meister benutzten — trotz zum Teil umfassender naturwissenschaftlicher Forschungen — am Krankenbett überwiegend außer ihrem Stethoskop und vielleicht einem Blutdruckapparat nicht mehr als die sorgfältige Anamnese und Beobachtung des Kranken, ihre Erfahrung, die kombinatorische Leistung ihres Verstandes und ihre Intuition.

2.2. Anamnese

„Wir haben zwar viele Fachärzte, z. B. für Herzleiden, dem menschlichen Herzeleid aber stehen manche Ärzte, denen die Einfühlung in die Seele ihres Kranken nicht gelingt, im Kreise ihrer wunderbaren Maschinen ratlos gegenüber." (M. BÜRGER [23])

2.2.1. Bedeutung

Nach GRUND [48] u. F. HARTMANN [300], denen wir besondere Darstellungen verdanken, ist die Anamnese die „anspruchsvollste Repräsentation der ärztlichen Kunst" [300]. Sie trägt in manchen Fällen — besonders bei den chronischen Leiden und bei den häufigen funktionellen, vegetativen oder psychoneurotischen Störungen — allein die Diagnose. Bei anderen steckt sie sozusagen das Terrain für weitere differentialdiagnostische Näherungen ab. Ihre Bedeutung liegt u. a. darin, daß sie einen ganzen Verlauf (retrospektiv) widerspiegelt, während alle Befunde (unmittelbare am Kranken erhobene oder Labordaten) sozusagen Einzelaufnahmen aus einem mehr oder minder rasch ablaufenden Film sind. Die Bedeutung der Anamnese vermag nur der voll zu ermessen, der häufig mit Kranken zu tun hat, bei denen der Zustand des Bewußtseins oder vorbestehende Psychosen die anamnestischen Möglichkeiten bis auf Null einschränken. Nach LAUDA [362] führt die Anamnese in etwa 70% aller Krankheiten allein zu einer richtigen Diagnose, in weiteren 10—20% in Verbindung mit der unmittelbaren Krankenuntersuchung. Bei BAUER [8] lauten die entsprechenden Zahlen: 55% durch Anamnese und Aspekt, 20% durch die unmittelbare Untersuchung, 20% durch Laboratoriumsdiagnostik; der Rest bleibt ungeklärt. Diese *Zahlen* sind relativ und arbiträrisch: Sie hängen nicht nur von dem ganz unterschiedlichen Krankengut (etwa einer Allgemein- oder einer Fachpraxis, Erstuntersuchungen oder Überweisungen) ab, sondern vor allem von dem Grad der Einengung und der Sicherheit, die man von einer Diagnose verlangt (s. Kap. 1.2). Die meisten, aus der Anamnese gestellten Diagnosen sind Vermutungs- oder Wahrscheinlichkeitsdiagnosen, die der Sicherung durch naturwissenschaftliche Methoden bedürfen. BRAUN hält solche Feststellungen sogar für methodologisch unhaltbar [196]. All das ändert aber nichts an der überragenden Bedeutung der Anamnese. SCHULTEN [117] meinte: „Wenn ich gezwungen wäre, auf eines von beiden — Anamnese oder Untersuchung — zu verzichten, würde ich dazu immer die Untersuchung wählen." PIPBERGER u. Mitarb. [452] fanden in einer Computerstudie über die Differentialdiagnose des Brustschmerzes bei 1238 Kranken, daß die Anamnese (hier: 429 Ja-Nein-Fragen) an differential-diagnostischer Leistungsfähigkeit weit vor den Befunden der unmittelbaren Krankenuntersuchung und noch weiter vor den Labordaten rangierte.

Mit der Stellung der differentialdiagnostischen Weichen ist aber die Funktion der Anamnese keineswegs erschöpft. Sie hat mindestens 4 miteinander verbundene *Aufgaben:*

1. Sie soll die Krankheitserscheinungen und ihre Bedeutung erkennen lassen.
2. Sie soll ein Bild von der Persönlichkeit des Kranken und seiner Antwort auf „die Krankheit" geben.
3. Sie soll ein Vertrauensverhältnis zwischen dem Arzt und seinem Kranken herstellen.
4. Sie hat therapeutische Funktionen im Sinne der Katharsis, des Sich-aussprechen-Könnens.

In den USA soll es Personen geben, die für das reine Zuhören honoriert werden. Auch die Beichte hat nicht zuletzt solche kathartischen Wirkungen. Allein schon die Bezeichnungen „Sprechzimmer", „Sprechstunde" weisen auf diese wichtige — in manchen Sprechstunden verkümmerte — Funktion hin.

In dieser Sicht ist die Anamnese heute mehr denn je nicht nur der wichtigste, sondern auch der schwierigste Teil der Diagnostik und der Arzt-Patienten-Beziehung überhaupt. Sie erfordert Zeit und Geduld (im Zuhören), Festigkeit (in der Führung), anteilnehmende Wärme, die rechte Bewertung der Klagen. Suggestivfragen sind ebenso zu vermeiden wie eine (mehr dem Interview oder dem Verhör zukommende) kühlobjektive Distanz. Nicht minder falsch sind vorschnelle Deutungen oder — umgekehrt — ein hilfloses sich Drehen im Kreise zahlreicher Beschwerden. Man hat geschätzt, daß es in der deutschen Sprache etwa *700 Bezeichnungen für körperliche Beschwerden* jeder Art gibt [318], deren Gebrauch eine fast unendliche Vielschichtigkeit und Vielfalt eröffnet. Deshalb muß der gute Arzt auch einen besonderen Sinn für die Sprache und für ihre Ausdrucksformen haben. Er sollte auch davon ausgehen, daß der Durchschnittskranke — wiederum bei außerordentlichen Unterschieden von Person zu Person — im Durchschnitt allenfalls über die Hälfte der ärztlichen Bezeichnungen verfügt und sich auf eine der Bildung, der Vorstellungskraft und der Ausdrucksform des Kranken entsprechende Gesprächsebene einstellen. Zum Inhalt der Anamnese — dem „*Was*" — kommt das „*Wie*": die Stimme, die Mimik usw. Sie gibt dem Erfahrenen nicht nur Hinweise auf die Glaubwürdigkeit und Vollständigkeit, sondern auch auf emotionelle oder biographische Hintergründe.

Von der Vortäuschung nicht vorhandener Störungen („*Simulation*", „Münchhausen-Syndrom") über eine Übertreibung begründeter Beschwerden *(„Aggravation")* bis zum *Durchschnittsverhalten*, von diesem über die Bagatellisierung vorhandener Störungen *(„Diminution")* bis zum Verschweigen oder Bestreiten *(„Dissimulation")* spannt sich ein

weiter Bogen [1]. Nicht zuletzt steht der *Anlaß der Konsultation* hinter solchen Reaktionen: Quälende Beschwerden — plötzlich (etwa durch einen Todesfall im Bekanntenkreis oder ein Gespräch) aufgekommene Sorge, selbst ernsthaft krank zu sein — eine Vorsichtsuntersuchung (aus eigener Initiative, auf Veranlassung der Familie, des Arbeitgebers) — eine Eheberatung — eine Lebensversicherungsuntersuchung — eine Rente (aktuell oder als Sicherstellung künftiger Ansprüche) — eine Tauglichkeitsuntersuchung (mit ganz unterschiedlichen Wünschen für das Ergebnis) — all das kann vom Kranken her Art und Umfang der Mitteilungen entscheidend beeinflussen. Solche Motive brauchen keineswegs gleich erkennbar werden. Umgekehrt können die *Person des Arztes*, sein Verhalten, seine Anteilnahme, seine Distanz, vor allem aber seine Aufmerksamkeit und sein Zeitaufwand, beträchtlichen Einfluß auf die Angaben des Kranken haben. Fassen wir zusammen, so wird die Anamnese bestimmt durch:
1. die Vorstellung des Kranken über sein Leiden;
2. seine Wünsche und Befürchtungen;
3. seine Ausdrucksmöglichkeiten;
4. sein Vertrauen zum Arzt;
5. seine Reaktion auf dessen Verhalten.

2.2.2. Methodik

Nach ASK-UPMARK [3] benötigt der Arzt für eine gute Anamnese
1. ausreichend Zeit;
2. ausreichende Kenntnisse;
3. ausreichend gesunden Menschenverstand;
4. ein gewisses Maß von Intuition (s. Kap. 2.7).

Er pflegt das Gespräch mit einer wohlwollend-neutralen Frage (z. B. „Was führt Sie zu mir?" oder „Wie kann ich Ihnen helfen?") zu eröffnen und sich dann möglichst rasch einen Eindruck von der Persönlichkeit seines Gegenübers zu verschaffen. Davon hängt die weitere Führung des Gespräches ab. Gewöhnlich sollte man den Kranken zuerst den Anlaß der Beratung, seine *jetzigen Beschwerden* spontan und erschöpfend vortragen lassen. Die französische Medizin unterscheidet treffend zwischen dem „Monolog" (des Kranken!), der die Anamnese eröffnen, und dem „Dialog", der sie fortsetzen soll [7]. Die spontanen Klagen werden nur durch gelegentliche Kontroll- und Präzisierungsfragen unterbrochen. Dazu gehören z. B. die für den Beginn der Störungen oder bei wechselnder zeitlicher Zuordnung besonders wichtige Frage: „Bis wann waren Sie ganz gesund?", oder, bei vielseitigen und

---
[1] Das Fehlen von Beschwerden (für eine bestimmte Erkrankung oder überhaupt) wird im neueren angelsächsischen Schrifttum manchmal mit dem Ausdruck „lanthanisch" (von λανθάνειν = der Aufmerksamkeit entgehen) belegt.

sonst unklaren Beschwerden: „Wodurch fühlen Sie sich jetzt krank?"
Bei Gehemmten und Wortkargen bedarf es der Aufmunterung durch
anteilnehmende Zwischenfragen, bei Klagsamen und Eloquenten der
sanften Drosselung des Redeflusses (gleichfalls am besten durch weiterführende oder wegführende Zwischenfragen).

Zur ersten Gruppe gehören besonders junge Mädchen und Männer aller
Altersstufen, zur zweiten Gruppe Frauen, aber auch Männer des mittleren und
höheren Lebensalters sowie bestimmter Berufe. Manche kommen schon mit
einem fertigen Exposé und der Sorge, nur ja nichts auszulassen. Diese „Maladie
des petits papiers" ist auf psychosomatische Störungen verdächtig. Nicht damit verwechselt werden darf ein biographisch-anamnestischer Abriß — etwa
in Tabellenform — mit denen Kollegen oder andere verständnisvolle Kranke
dem Arzt die Niederschrift der Vorgeschichte abnehmen und eine Art von Gerüst für weitere Fragen schaffen wollen.

Den spontanen Mitteilungen des Kranken schließen sich *ergänzende
Fragen* an. Sie verfolgen erste differentialdiagnostische Fährten, um sie
auszubauen, einzuengen oder auszuschließen. Hier wird die reine Perzeption, das Aufnehmen, schon zur Apperzeption (dem „etwas Hinzubemerken", der Hinwendung der Aufmerksamkeit). Differentialdiagnostisch besonders wichtig ist die zeitliche Festlegung der Reihenfolge von
Erscheinungen, eingeschlossen die Frage, ob ähnliches auch schon früher
bemerkt wurde.

Bei allen diesen Fragen sollte man sich bewußt sein, daß neben dem
bereits genannten bewußten Verschweigen die *Psychologie des Vergessens,* die fehlende oder falsche Verknüpfung von Erinnerungen, genügend berücksichtigt werden müssen. Die nachfolgend genannten Zahlen gelten für den Durchschnittskranken. Störungen des Bewußtseins,
Zustände hochgradiger Erregung, Erinnerungslücken durch neuropsychiatrische Erkrankungen oder Traumen können den Wert anamnestischer Angaben bis zur Unbrauchbarkeit einschränken.

PROPPE [459] fand, daß 10% seiner Kranken einen früheren Krankenhausaufenthalt überhaupt vergessen hatten oder auf Befragen die Zeit nicht
mehr angeben konnten. BATSCHELET u. KLUNKER [161] studierten anhand
früherer Aufzeichnungen die Erinnerung von 235 Kranken an den Beginn eines
Asthma bronchiale, einer Neurodermitis oder einer atopischen Rhinitis: Nur
rd. 60% machten richtige Angaben (mit einem arbitrarischen Spielraum von
1 Jahr). Je 20% irrten sich nach oben oder unten, durchschnittlich um 25% der
tatsächlichen Zeit. Alter und Geschlecht machten darin keinen Unterschied aus.
In einer Untersuchung von KOCHRAN u. GARLAND an 993 Bergarbeitern
differierten die Angaben (gegenüber 4 Ärzten) für Husten von 23—40%, für
Auswurf von 13—42%, für Kurzluftigkeit von 13—18%, für Brustschmerzen
von 6—17% [265].

Mit den ergänzenden Fragen ist auch der erste Kreuzpunkt erreicht,
an dem zu entscheiden ist, ob eine eingehendere *biographische Anamnese*
(z. B. nach [28]) erforderlich ist. Sonst schließen sich — am besten nach

einem Schema — eine Reihe von *Standardfragen* nach den wichtigsten Körperfunktionen an (Appetit, Verträglichkeit von Speisen, Durst, Gewichtsveränderungen, Stuhlgang, Miktion, Nykturie, Schlafen, Kopfschmerzen, Ödeme, Kurzluftigkeit, Husten, Fieber, Nachtschweiße, bei Frauen Cyclus, gynäkologische Untersuchungen und Maßnahmen, Zahl und Verlauf der Geburten, Fehlgeburten usw.), insoweit auf diese Dinge nicht schon speziell einzugehen war. Von der Art der Vorgeschichte und Fragestellungen, von einem ersten Eindruck über die Persönlichkeit des Kranken wird es der Arzt abhängig machen, ob er gezielt nach den sexuellen Gewohnheiten fragt: In manchen Fällen zeigen solche Fragen erst den Hintergrund der Beschwerden oder Besorgnisse auf; auch können sie — in taktvoller Weise angeschnitten — die Vertrauensbasis beträchtlich erweitern. In anderen Fällen wirken sie irritierend und abstoßend. Besonders wichtig ist in unserer tablettenfreudigen Zeit eine eingehende *Medikamentenanamnese*. Bei Verdacht auf eine allergische Erkrankung muß man mehrfach und gezielt fragen (z. B.: „Hatten Sie Zahnschmerzen? Was haben Sie dagegen getan?" „Was nehmen Sie vor der Periode?"). Diese Arzneimittelanamnese kann nicht nur sonst schwer deutbare Symptomenkomplexe erhellen, sondern schützt auch den Arzt vor unliebsamen Überraschungen bei der Therapie — indem etwa der Patient nach einem Blick auf das Rezept geringschätzig erklärt, dieses Mittel schon lange vergeblich genommen zu haben.

Danach können — am besten in biographisch-chronologischer Reihenfolge — *frühere Erkrankungen, Tauglichkeitsuntersuchungen, Kriegsverletzungen, Unfälle, Operationen* erfragt werden.

Bei der sich anschließenden *Familienanamnese* genügt die stereotype Frage nach „besonderen Erkrankungen" nicht. Man sollte darüber hinaus nach besonders wichtigen Erkrankungen mit familiärer Häufung wie Diabetes, Gicht, Nervenkrankheiten usw. ausdrücklich fragen. Die ebenso unerläßliche „Gegenprobe" besteht in der Frage nach dem Alter und dem Gesundheitszustand der Eltern, Geschwister, Kinder. Auch bei größter Sorgfalt wird die Familienanamnese häufig nichts erbringen. Bei der konstitutionellen Komponente besonders verbreiteter Leiden wie Diabetes, Gicht, entzündliche und degenerative Gelenkerkrankungen, Arteriosklerose, Venenleiden, bei den unbestrittenen (statistischen) Zusammenhängen zwischen der eigenen Lebenserwartung und der in der Aszendenz, ist die auf eine eingehendere Familienanamnese verwendete Zeit keinesfalls nutzlos.

Bei Erbleiden läßt nur ein sog. *Stammbaum* die schwierige Frage nach der Art des Erbgangs, Penetranz der Gene, Verwandten-Ehen (Konsanguinität) usw. beantworten. Dazu entwirft der Kranke (wenn kein Intelligenzdefekt vorliegt) am besten selbst („bis zum nächsten Mal", d. h. mit Hilfe seiner Verwandten) ein Gerüst mit Namen usw., in das man dann die Krankheitsmerkmale nach Befragung einträgt.

Zum Wesen der Anamnese gehört es, daß *Feststellungen* an der eigenen Person untrennbar mit *Vorstellungen* über ihre Entstehung verknüpft sind. Meist werden exogene, kaum jemals endogene Ursachen beschuldigt („exogenes Bedürfnis").

Beispiele: bei chronischen Erkrankungen der Atemwege wird eher ein zugiger Arbeitsplatz statt Bronchiektasen oder eines Nebenhöhlenleidens beschuldigt; als Ursache einer Leistungsminderung eher berufliche Belastung als eine Hypertonie; bei entzündlichen oder bösartigen Erkrankungen des Magen-Darm-Kanals Diätfehler.

Man sollte durchaus am Schluß einer Vorgeschichte oder bei den aktuellen Klagen dem Kranken Gelegenheit zu solchen Erklärungen geben, ihre Bedeutung aber nicht überschätzen.

In einem Arbeitskreis um H. BRAUN ermittelten 7 praktische Ärzte die Bedeutung der Anamnese für die Diagnostik an 1125 nicht ausgelesenen Fällen [461]: Die Anamnese als solche war in 92% der Fälle nützlich, in 8% wertlos; die Mutmaßungen der Kranken über die Ursache halfen in rd. 60%, bei 38% waren sie wertlos, bei 2% irreführend. — Ich möchte nicht annehmen, daß eine Untersuchung ähnlicher Art in der Klinik, die es m. W. nicht gibt, zu so hohen Quoten über die Nützlichkeit der Mutmaßungen kommen würde; hier dürfte die unterschiedliche Komplexität der tatsächlichen Diagnosen eine wesentliche Rolle spielen.

Ein manchmal schwieriges Problem kann die hartnäckige Neigung mancher Kranken sein, statt ihrer Beschwerden immer wieder die *Deutungen* vorzutragen, die sie selbst oder früher konsultierte Ärzte diesen Beschwerden gegeben haben. BÜRGER (zit. nach [62]) soll in solchen Fällen drastisch geäußert haben: „Diagnosen sind nur für die Ärzte da; ich will wissen, wo es Ihnen weh tut." Liegen von vorbehandelnden Ärzten Berichte vor, so ist die (psychologisch verständliche) Wiedergabe des Kranken unnötig, ohne solche meist wertlos. Daß man diese „Diagnostiker" unter den Patienten auf die ihnen gemäße Vorgeschichte zurückführt, ohne die Bedeutung früherer Befunde oder das Ansehen von Kollegen in ihren Augen herabzusetzen, gehört zum ärztlichen Takt.

Gewiß ist nichts einer guten Anamnese abträglicher und für spätere Berichtigungen oder Ergänzungen der Diagnose schädlicher, als wenn der niedergelegte Bericht statt der elementaren Beschwerde Deutungen enthält — mögen sie in der geschilderten Form vom Kranken oder (als dessen wichtigster Fehler!) vom aufnehmenden Arzt hereingebracht worden sein. Dem Kenntnisstand des Kranken nicht gemäße Fachausdrücke verraten diese Transposition der Klagen in Standardsymptome oder (Pseudo-)Diagnosen. Die Angaben des Kranken gehören mit dessen Bezeichnungen in die Krankengeschichte, besonders kennzeichnende Formulierungen im Wortlaut, mit Anführungszeichen. Selbstverständlich sieht so die Vorgeschichte eines Arztes entsprechend anders aus als die eines Hilfsarbeiters.

Wer kann später noch sagen, ob Schmerzen im Unterbauch wirklich eine „Appendicitis", Atembeschwerden tatsächlich „asthmatisch", Kopfschmerzen wirklich eine „Migräne" waren? Die elementaren Klagen können u. U. einer später manifestierten Krankheit zwanglos retrospektiv als Frühsymptome zugeordnet werden; mit den Umdeutungen sind sie unwiederbringlich verloren. Bei manchen K.B.-Renten waren die ausschlaggebenden „Brückensymptome" dadurch nicht mehr zu erweisen, daß in der Kriegs- oder Nachkriegszeit statt der tatsächlichen Angaben (Fehl-)Deutungen niedergelegt wurden!

Die Fragen sollen klar und sachlich sein, die *Niederschrift* (in Stichworten oder Sätzen oder beidem) das Wesentliche herausstellen. Keinesfalls dürfen wir bei uns selbst oder bei unseren Mitarbeitern jenen sprachlich schlechten, inhaltsarmen und lieblosen Krankenhaus-Jargon dulden, wie ihn leider so viele Krankengeschichten ausweisen.

„Der Kranke wurde konservativ therapiert" — „Nikotin- und Alkoholabusus" — „Difficultates in matrimonio" — „E.Z. und A.Z. altersentsprechend" sind einige Beispiele solcher nichtssagender Redensarten.

Man kann den jüngeren Kollegen nicht nachdrücklich genug die Stilfibel von FRANKE [42] empfehlen. Wer das große Latinum gemacht hat, sollte sich einer schlechten Grammatik schämen; wer weniger gelernt oder das meiste wieder vergessen hat, sollte sich in gutem Deutsch ausdrücken. Eine Ausnahme stellen Gespräche am Krankenbett dar, wo uns das Medizinerlatein manchmal vor unerwünschten Eröffnungen (auch oder gerade gegenüber Altphilologen!) schützt.

Nach diesen Ausführungen müssen für die richtige Anamnese die besten und erfahrensten Ärzte als gerade gut genug erscheinen. In den Kliniken wird dieser Teil aber oft den Famuli und jüngeren Assistenten anvertraut. Nichts gegen die frühzeitige Beschäftigung mit dieser schweren Kunst, in der man nie ausgelernt hat! Aber: Ohne nochmalige Überprüfung durch ein persönliches Gespräch zwischen dem verantwortlichen Arzt und dem Kranken wird manche Differentialdiagnose verspielt, bevor die Untersuchungen überhaupt begonnen haben. An den Kliniken BENNHOLD und BOCK, an denen ich lernte, war es üblich, bei vergeblichen Anläufen zu einer befriedigenden Diagnose einen anderen, unvoreingenommenen und zugleich erfahrenen Kollegen — etwa einen fremden Stationsarzt — zu bitten, mit der Anamnese nochmals neu zu beginnen. „Im Erheben der Vorgeschichte kann ein Kliniker nicht sich selbst überprüfen" [251].

Schwerwiegende Probleme erwachsen einer guten krankheits- und individualspezifischen Anamnese durch das sich ausbreitende *Bedürfnis einer Lochkarten- oder maschinengerechten Darstellung.* Daß eine solche Aufnahme zur Nivellierung der Angaben und zur Ausmerzung aller persönlichen Nuancen, zum Ende der Anamnese als Kunst führen muß, unterliegt in meinen Augen keinem Zweifel. Da die gebräuchlichen Computer binär-alternative Antworten benötigen, wird man auf Fragebögen mit einem „Ja"-„Nein"-System übergehen müssen, der „engsten Form der geschlossenen Frage" [300]. Darüber wird noch einiges im

4. Teil zu sagen sein. Hier sei nur zu den vier eingangs genannten Funktionen der Anamnese festgestellt, daß ein solches Schema die kathartische Funktion und die Herstellung eines persönlichen Vertrauensverhältnisses praktisch aufhebt, die Erleuchtung des anthropologischen Hintergrundes und die Differentialdiagnose erschwert. „Ebenso, wie der perfekte Patient nicht mehr sprechen will, kann der technisch perfekte Spezialist nicht mehr zuhören. Er vertraut darauf, daß die Apparate genauere Auskunft geben als die Zunge des Kranken" [103]. Daran ändert auch eine große Zahl von Fragen (die Angaben verschiedener neuerer Untersucher schwanken zwischen 200 und 1000!) nichts. Im Gegenteil: Solche Fragebogen können zu Symptomen bei offensichtlich gesunden Personen führen [139] und über die mathematische Auswertung eine Pseudogenauigkeit (statt einer tatsächlich vermehrten Ungenauigkeit) vortäuschen. Vielleicht werden wir eines Tages diese Nachteile aus Gründen der Vereinfachung, des Zeitgewinns, der Technisierung in Kauf nehmen müssen. Wir sollten aber auch dann die Nachteile sehen und sie nicht damit wegdiskutieren, daß wir so „Zeit für unsere Kranken gewinnen" wollen. Individualisieren auf dem Weg zur Diagnose ist besser und vor allem sicherer als individualisieren mit der fertigen Diagnose! Wir sollten durch technische Hilfen einschließlich der Computer *Zeit für die Anamnese* als zwischenmenschliche Begegnung, nicht *Zeit von der Anamnese gewinnen!*

Eine Art Mittelweg stellen die Verfahren dar, dem Kranken vorweg einen Fragebogen auszuhändigen und diesen mit persönlichen Angaben (welchen Umfangs?!) zu ergänzen. Ein solches Schema soll nach BJÖRK [176] bessere Informationen bringen als die klassische Anamnese. Das mag — scheinbar paradoxerweise — für psychologische Tests oder gewisse psychiatrische Explorationen zutreffen, für die es besonders in den angelsächsischen Ländern eine Reihe repräsentativer Fragebögen gibt — gewiß nicht für die innere Medizin oder für die Allgemeinpraxis (siehe z. B. [291, 366]). Auch aus der Sicht eines Klinikers und Mathematikers [37] kann der aufmerksame, scharfsinnige Arzt — im Gespür für Art und Inhalt der Antworten sowie in der Verknüpfung mit weiteren Fragen — niemals durch irgendeine unpersönliche Form der Befragung übertroffen werden.

Schwierig ist auch die Frage, wie weit man die Anamnese treiben soll. Soll sie über die unmittelbaren Krankheitserscheinungen hinaus auch noch zur Charakterisierung des Kranken wesentliches bringen, ihn etwa in seinem Milieu zeigen, so sind praktisch keine Grenzen gesetzt. Man vergleiche dazu die eingangs genannten monographischen Darstellungen der Anamnese mit jenen 2 bis 3 Minuten und den 4 Standardfragen: „Weshalb kommen sie? Was ist die Ursache? Was vermuten sie? Was befürchten sie?", auf die BRAUN [193, 194] für den vielbeschäftigten praktischen Arzt kommt. Hier muß jeder Kollege für sich den rechten Kompromiß zwischen Ansprüchen und Möglichkeiten finden, auch gewiß nicht bei jedem Kranken den gleichen Aufwand treiben. Die gute und persönliche Anamnese ist zugleich das Geheimrezept, mit dem der praktische Arzt auch der Zukunft neben seinen hochtechnisierten Kollegen wird bestehen können.

2.3. Unmittelbare Untersuchung

> „Den Sinnen hast du dann zu trauen,
> Kein Falsches lassen sie dich schauen,
> Wenn dein Verstand dich wach erhält."
> (J. W. GOETHE „Vermächtnis")

Die unmittelbare Untersuchung [2] besteht bekanntlich aus der *Inspektion* (einschließlich der Anwendung des Gehörs- und des Geruchssinnes), der *Palpation*, der *Perkussion* und der *Auskultation*. Einfache, nicht an aufwendige Apparate oder Hilfspersonal gebundene Funktionsprüfungen, z. B. der Atmung oder des Kreislaufes, sowie die Messung des Blutdruckes gehören mit zur unmittelbaren Untersuchung. Die Grenzen zu den technischen Verfahren sind daher nicht scharf zu ziehen.

In der Praxis sind die Inspektion und die Palpation am wichtigsten, während in den Kursen die Perkussion und die Auskultation aus didaktischen Gründen den breitesten Raum einnehmen. Auch hier sei zur speziellen Methodik und Befunddeutung auf die zahlreichen Anleitungen und Bücher verwiesen.

Ein Jahrzehnt praktischer Erfahrung mit den sog. Perkussionskursen hat mir gezeigt, daß die Lehrer die Darstellung der Grundlagen, die Studenten die Übung am Krankenbett bevorzugen. Der gute Anfängerkurs ist eine sinnvolle Mischung aus beiden. Die Grundlagen (in Erklärung und Demonstration) müssen einmal richtig vermittelt werden; alles weitere ist eine Frage der Übung und Erfahrung. Wie immer, bedeutet praktische Erfahrung ohne solide Grundlagen mindestens einen Umweg. Der Drang zum Krankenbett im Pflichtkurs der Anfänger steht übrigens im bemerkenswerten Gegensatz zu dem ungleich geringeren Interesse an späteren (freiwilligen) Fortgeschrittenen-Kursen und an den Möglichkeiten, als Famulus unter Anleitung zu auskultieren.

Während die Anamnese mit den aktuellen Beschwerden, also am vermutlichen Ort der Störungen, zu beginnen hat, sollte die Untersuchung einer strengen *Systematik* folgen. Es kann bei empfindlichen

---

[2] Den häufig benutzten Ausdruck „physikalische Untersuchung" sollte man vermeiden, da die ergänzenden Untersuchungen (wie Röntgendiagnostik, Laborbestimmungen) mindestens ebenso häufig physikalisch sind. Im angelsächsischen Schrifttum bedeutet der Ausdruck „Bedside Diagnostics" bzw. unter Einbeziehung der Therapie „Bedside Medicine" keineswegs stationäre Untersuchung, sondern die Kombination von Anamnese und unmittelbarer Krankenuntersuchung. „Bedside Diagnostics" wird deshalb mehr in der Ambulanz als in den Kliniken getrieben und ist identisch mit dem treffenderen Ausdruck „Office Diagnostics" [46].

Menschen oder Kindern, ganz allgemein auch bei abdominalen Erkrankungen, sogar die Ergebnisse beeinträchtigen, wenn man die Untersuchung im Bereich der Schmerzen einleitet. Man versäume auch nicht, vor der Betastung einer als empfindlich zu erwartenden Region, etwa im Leib, sich (am ausgekleideten Kranken!) die Gegend des stärksten *Spontanschmerzes* zeigen zu lassen. Dieser braucht keineswegs mit der Stelle stärkster *Druckempfindlichkeit* übereinzustimmen. Der Vergleich läßt die Art der Fortleitung und damit die Herkunft oft viel besser erkennen. Die systematische Untersuchung hat außerdem den Vorteil, daß man sich zuletzt und in beweglicher Form den besonderen Fragen zuwenden kann, ohne darüber Teile des übrigen „Status" auszulassen.

Der Untersuchungsgang und seine Niederschrift können mehr der *Topographie* („Vom Scheitel bis zur Sohle") oder funktionellen Einheiten *(Organsystemen)* folgen. Die meisten Untersucher bevorzugen eine Mischung aus beiden Prinzipien. Wichtig ist, daß man „sein" System hat und nach diesem vorgeht. Von besonderer Bedeutung ist der *äußere Rahmen* — in diagnostischer wie in psychologischer Hinsicht.

Daß Patienten beider Geschlechter für internistische, chirurgische, dermatologische oder neurologische Untersuchungen bis auf eine kurze Hose völlig entkleidet sein müssen, ist selbstverständlich. Umgekehrt muß der Raum genügend warm und gut erleuchtet (möglichst Tageslicht!), aber gegen Sicht von außen geschützt sein. Die Hände des Arztes sollen genügend warm und trocken, am besten im Beisein des Patienten nochmals gewaschen sein. In Mundhöhle, Achselhöhle, Mastdarm, Scheide, an offenen Wunden oder Geschwüren untersucht man grundsätzlich mit dünnen Handschuhen bzw. Fingerlingen. Aus Gründen der Schicklichkeit und zur Sicherung gegen etwaige spätere Vorwürfe (in gewiß sehr seltenen Fällen!) ist anzuraten, daß Ärzte weibliche Kranke nur in Gegenwart einer weiblichen Hilfsperson (Schwester usw.) untersuchen.

Angehörige, z. B. Ehepartner, Dolmetscher usw. können bei der Erhebung der Vorgeschichte dabei sein, wenn der Kranke dies auf ausdrückliche — evtl. an ihn allein gestellte — Frage bejaht. Für die Untersuchung gilt es höchstens bei Kindern und sehr alten oder stark behinderten Menschen. BÜRGER [203] ist auch darin anderer Meinung: In seiner Sicht sollte man mit dem Kranken grundsätzlich allein sein — hat doch die Aussprache (nach BÜRGER) den Charakter einer Beichte. „Wenn eine redselige Mutter für ihre Tochter das Wort ergreift, wird man der Wahrheit selten auf den Grund kommen."

Die Trennung zum Auskleiden und zur Untersuchung gibt übrigens eine unauffällige Gelegenheit, beide Seiten zu wichtigen Punkten der Anamnese nochmals einzeln zu hören (sogenannte objektive Anamnese durch Dritte, Hinweise auf mögliche Ursachen in der privaten Sphäre durch die Kranken). Auch sonst geht die Anamnese während der Untersuchung weiter [48, 300]. Auslassungen des Arztes (z. B.: „Hatten Sie Erkrankungen der Nebenhöhlen?" oder der Patienten: „Was ist das für eine Narbe?" „Wann wurden Ihnen die Mandeln entfernt?") werden während der Untersuchung berichtigt.

Eine systematische und umfassende Untersuchung dieser Art ist bei der ersten Begegnung zwischen Arzt und Patienten unerläßlich *(Status primus)*. Nur so können unerwartete Befunde erhoben werden. Erbringt die Untersuchung nichts dieser Art, so ist sie eine solide Basis für den Vergleich mit späteren Befunden. Bei den *nachfolgenden Konsultationen* genügt selbstverständlich eine Beschränkung auf das Wesentliche und das als verändert zu Erwartende. Auch bei Notsituationen oder in der *Wohnung des Kranken* lassen sich die Idealforderungen an den Untersuchungsgang nur selten verwirklichen. Als Ausgleich erhält der Arzt über seine verschiedenen Sinnesorgane in der Wohnung des Kranken weit mehr verwertbare diagnostische Eindrücke als in einem neutralen Ordinationszimmer (siehe dazu die zahlreichen Hinweise bei RISAK [106]).

Auch die unmittelbare Untersuchung hat kathartische Funktionen, wie sie bei der Anamnese hervorgehoben wurden. Die meisten Kranken haben ein ausgeprägtes Empfinden für den Zeitaufwand und die Gründlichkeit, mit denen ihnen begegnet wurde. Sie neigen zu Vergleichen mit früheren Untersuchern. Ihr Vertrauen in die Richtigkeit der Eröffnungen und die Wirksamkeit der Behandlung hängt entscheidend von diesen Eindrücken während der Untersuchung ab.

Die *Niederschrift oder das Diktat der Wahrnehmungen* sollte unmittelbar nach der Untersuchung — in der Sprechstunde am besten, während der Kranke sich wieder ankleidet — erfolgen. Wenn im anamnestischen Kapitel die Gefahr beschworen wurde, die aus einer Transponierung der unmittelbaren Angaben des Kranken in Symptome oder gar Diagnosen entsteht, so gilt für die Untersuchung das Sinngemäße: *Klinische Beobachtungen dürfen nicht oder nur mit äußerster Vorsicht in pathologisch-anatomische Begriffe übertragen, Befunde nicht mit Diagnosen verwechselt werden.*

Beispiele: Man kann mit den Methoden der unmittelbaren Krankenuntersuchung nur eine Infiltration der Lunge feststellen, nicht aber eine „Pneumonie" — nur einen Pleuraerguß, aber keine „Pleuritis" — nur eine Druckempfindlichkeit am McBurney-Punkt, aber keine „Appendicitis".

Beschreiben und Deuten sind in der Wissenschaft wie in der praktischen Medizin zwei völlig verschiedene Leistungen: Der Befund darf für den Erhebungszeitpunkt keine spätere Berichtigung zulassen, wohl aber die Deutung.

Es ist gefährlich (und allenfalls dem Erfahrenen im zeitbeschränkten „Einmann-Betrieb" erlaubt), sich bei den Befunden auf die „Pathologica" zu beschränken. Nach Monaten und Jahren ist es gewöhnlich unmöglich (aber in manchen Fällen wichtig), festzustellen, ob damals ein Zeichen gesucht und nicht gefunden oder überhaupt nicht geprüft wurde. Dies trifft schon ohne zeitlichen Abstand zu, wenn mehrere

Tabelle 4 a

Name (b. Frauen auch Geb.-Name)	Vorname		Medizinische Universitätsklinik Köln
			Direktor: Prof. Dr. R. Gross
Geb.-Datum Alter Fam. Stand Geschlecht Kinder			**Befundbogen Ambulanz**
Postleitzahl / Wohnort / Straße / Nr.			
Beruf			Datum: .... lfd. Nr.: ....
Name-Anschrift Ehegatte / Eltern			Untersucher: ....
Telefon			

Hausarzt: .... (Bericht ja – nein) abgesandt am: ....

Weitere Berichte an: ....

Allgemein:

Allg. Körperzust.	gut	Kachekt.	reduz.	adipös	vorgealt.			un / halb bekl.
Bewußtsein	o. B.	getrübt	Coma	Unruhe	Stupor		Größe: ...... cm, Gewicht: ...... kg
Psyche	o. B.	euphor.	depressiv	empfindl.			
Haut	o. B.	Blässe	Cyanose	Ikterus	Rötung	Blutung	Exanthem
		Turgor	vermehrt	vermind.	Xanthel.	Ekzem	
Schleimhaut	o. B.	Blässe	Cyanose				
Foetor	nein	ex ore	hepat.	uraemic.	Aceton		
Ödeme	nein	Gesicht	präsacr.	Beine	induriert	weich	
Lymphknoten	o. B.	submand.	supraclav.	nuchal	axillar	cubital	inguinal
		derb	weich	indolent	schmerzh.		
Konstitution	indiff.	leptos.	athlet.	pykn.	dysplast.	ausgeprägt	

Kopf und Hals:

Kopf/Hals	o. B.	Bewegl. eingeschr.	Mening.	cm H. U.	Anomalie		
Augen	o. B.	Strabism.	Nystagm.	Musk. Parese	blind	Exophthalm.	re.-li.
Ohren	o. B.	schwerh.	Otitis	med./ext.	re. - li.		
Nase	o. B.	Atmung beh.	re. - li.	Rhinitis	NNH-Klopfschmerzh.		
Lippen	o. B.	Rhagaden	Herpes	trocken	Cyanose		
Zunge	o. B.	belegt	trocken	atrophisch	entzündet		
Gebiß	kariös	beschr. nicht kauf.	Vollproth. oben/unten	Teilproth. oben/unten	Blutungen	Parodontose	herdverd.
Schilddrüse	o. B.	Struma	diff./nod.	pulsier.	Strumektom		

Thorax und Lungen:

Brustkorb	o. B.	Bewegl. eingeschr.	Deform.	Nachschl.	re. - li.	Br. Umf.	/cm
Atmung	o. B.	Tachypnoe /min.	Stridor	Auxil. Musk.	Orthopnoe	Cheyne-Stoke	Kussmaul
Lung.Grenz. re.	o. B.	nicht verschiebl.	hi. WD	cm	MCL re.	cm	
li.	o. B.	nicht verschiebl.	hi. WD	cm			
Klopfschall	o. B.	gedämpft	hinten	vorne	oben	Mitte	unten
		hypersonor	Stimm-fremitus	+/–			
Atemger.	vesikulär	Path. Befunde re.-li. bezeichnen	leise	bronchial	verschärft	abgeschw.	Expir. verl.
			hinten	vorne	oben	Mitte	unten
Nebenger.	nein		R. G. fein-	mittel-	grobblasig	klingend	nicht klingend	trocken
			Cav. Sympt.	Reiben	hint./vorne	oben	Mitte	unten

Herz und Kreislauf:

Pulsationen	keine	Sternum	Herzspitze	Epigastrium	Rippen		
Grenzen	o. B.	absolut	/cm	relativ	/cm	verbreit.	re. - li.
Herzspitzenstoß	innerhalb MCL	außerh. MCL	nicht fühlb.	normal	hebend		Schwirren
Töne	A			E			
Geräusche	P			T			
1 = leise 2 = laut 3 = paukend 4 = klingend	M						
Venen	o. B.	Jugul.-V Stauung	pos. Leber-V. Puls			V D	
Arterien	o. B.	verhärtet	Geräusch	Carotis	Femoral.	B-Aorta	
Puls	o. B.	regm. parv.	dur. moll.	tard. cel.	irregul.		
Rhytm./Frequ.	o. B.	Extrasyst.	respir. Arrh.	abs. Arrh.	Bigeminie		
			zentr. Min.		Rad/Min.		
RR (mm Hg)	re. liegend	li.	min. stehend		min.		min.

Tabelle 4 b

Bauchorgane	Bauchdecken	o. B.	schlaff	adipös.	Narben:				Unterbauch
	Leib	o. B.	gebläht	Druckschm.	Abwehrsp.	Oberbauch	Mittelbauch		
			Ascites	r. Striae					
	Bruch	nein	Nabel	Leisten	Schenkel		re.	li.	
	Resistenz	nein	Oberbauch	Mittelbauch	Unterbauch		re.	li.	
	Nierenlager	o. B.	Druckschm.	Klopfschm.	Vorwölbg.		re.	li.	
	Leber	o. B.	cm	normal	derb	glatt	höckerig	scharfrand.	
			Druckschm.						
	Gallenblase	o. B.	tastbar	weich	derb	Druckschm.			
	Milz	o. B.	tastbar	cm	derb	weich			
	Genitale	o. B.							
	Rektal		Hämorrh.	Prostata vergrößert	höckerig				
W.S.	Wirbelsäule	o. B.	Hals	Brust	Lenden				
			Fehlhaltg.	Kyphose	Lordose	Skoliose	Muskel versp.		
	Schmerz	nein	Druck-	Klopf-	Stauchungs-	Bewegungs-			
	Beweglichkeit	o. B.	eingeschr.	Versteifg.	Finger-Fußbod.	cm			
Extremitäten	Hände/Füße	o. B.		Handschw.	Trommelschlg. Finger	Zehen	Uhrglas-nägel	troph. Stör.	Bewegung eingeschr.
	Gelenke	o. B.	Path. Befunde mit re. - li. bezeichnen	Schwellung	Entzünd.	Deform.	Reiben	Schmerz	
				Schulter	Ellbogen	Hand	Finger	Hüfte	Knie
				Fuß	Zehen				
	Varizen	o. B.		Varicorls	vermehrt. Venenzeich.				
				Sohle (Payr)	Wade	Poplit.	Femoralis	Ulcus cruris	
				Druckschm.	Ödem	Rötung	Pigment.	offen	geschlossen
	Fußgewölbe			Platt.	Spreiz.	Knickfuß			
Nervensystem	NAP	o. B.	Druckschm.	V 1	V 2	V 3	re.	li.	
	Pupillen	rund	entrundet	starr	eng	weit	Anisokorie		
	Licht-RK	o. B.	aufgehoben	KONV. RK.	aufgehob.				
	Facialis	o. B.	zentral	peripher	re.	li.			
	RPR	re.	li.	Babinski	re.	li.	BDR oben	re.	li.
	PSR	re.	li.	Gordon	re.	li.	BDR unten	re.	li.
	ASR	re.	li.	Oppenheim	re.	li.	Lasèque	re.	li.
	Koordination	o. B.	gestört	SPRACHE	gestört				
	Veg. Zeichen	o. B.	Glanzauge	Schweiße	Hand	Körper	Dermogr.	rot/weiß	
			Tremor	fein-	grobschl.			Akroeyan.	
	Endokrin	o. B.	Glanzauge	fac. lun.	fehl. Behaarung	Hirsutismus			

Weitere Befunde:
_____
_____
_____
_____
_____

Vorläufige Diagnose:
_____
_____

Endgültige Diagnose:
_____

Kurzfassung:
_____

Ärzte beteiligt sind, also z. B. in den Kliniken. Auch hier gilt: „Quod non in tabula, non factum"! Unsere modernen Erhebungsbogen usw. schließen solche Unsicherheiten aus: Bei negativen Befunden wird in der „o. B."-Spalte gekennzeichnet, sonst ist das Kriterium nicht geprüft worden.

Wie oft wird etwa in späteren Gutachten angegeben, daß diese oder jene Störung schon im Jahre ... von Dr. X. oder vom Krankenhaus Y festgestellt worden sei. In manchen Fällen glaubt sich sogar der damalige Arzt zu erinnern. Sieht man sich dann dessen Protokolle durch, so findet sich darüber auch bei wohlwollender Interpretation kein Wort. Die Spärlichkeit der Aufzeichnungen läßt völlig offen, ob ein Befund tatsächlich nicht vorlag oder nur nicht niedergelegt wurde. War es tatsächlich so? Handelt es sich um eine im Laufe eines langen Rentenstreites autosuggestiv erworbene, aber objektiv unzutreffende Überzeugung? Weshalb verlangen nur die Finanzämter für gewisse Begünstigungen eine angemessene Buchführung?

Auch *zweifelhafte Befunde* müssen vermerkt, aber klar als solche gekennzeichnet werden. Vielleicht wird man später bei Überprüfung oder Berichtigung der Diagnose auf sie zurückkommen müssen. Mindestens 90% der Einzelbefunde aus systematischen Untersuchungen sind *normal*. Die klinische Dignität der negativen Befunde („O-Befunde") ist allerdings auch bei sorgfältiger Protokollierung geringer als die der positiven, wie WAGNER [552] kürzlich anhand zahlreicher Beispiele festgestellt hat. Von den restlichen 10% tritt wiederum die Mehrzahl in einer „typischen", mit festen Vorstellungen verbundenen Form auf. Damit bietet sich die Benutzung von *Formularen* für die Niederlegung der Befunde geradezu an. Sie enthalten am besten zunächst eine Rubrik „o. B." (ohne Befund), dann eine Anzahl typischer Abweichungen von der Norm, zuletzt (neben oder zwischen den einzelnen Organen bzw. Regionen) Raum für nicht standardisierte Befunde oder Ergänzungen — nach einigen Systemen auch zur Kennzeichnung etwaiger künftiger Veränderungen. Keine Unterstreichung oder Eintragung innerhalb einer Zeile bedeutet „nicht geprüft". Dieses Verfahren bringt nicht nur eine beträchtliche Zeitersparnis; man kann in der Sprechstunde bei einiger Übung damit leicht den gesamten Status niederlegen, bis der Kranke sich wieder angezogen hat. Solche Formulare kommen auch später den statistischen Auswertungen, der Übertragung auf Lochkarten usw. außerordentlich entgegen (siehe z. B. Tabellen 4 a und 4 b).

Ob Stationsbetrieb oder Sprechstunde, Chefarzt oder Assistent: Man sollte die Anamnese und die angeschlossene unmittelbare Untersuchung mit der schriftlichen Niederlegung einer *vorläufigen Diagnose* abschließen. Das zwingt nicht nur zu einer ersten kritischen Sichtung und Wertung der Befunde nach ihrer Dignität, sondern stellt auch die Grundlage des weiteren Programmes dar. Vor allem aber erleichtert es eine spätere Selbstkontrolle und das Lernen aus den eigenen Irrtümern: Mit der Erinnerung allein wächst die Gefahr der Illusion, daß man „schon damals an die richtige Diagnose gedacht" habe. Die niedergelegte

Stellungnahme ist sicherer und glaubwürdiger. Daneben sind solche vorläufigen Diagnosen für Notfallsituationen, Nachtdienste, auch für retrospektive Feststellungen bei überraschenden Todesfällen, in den Kliniken eine unerläßliche Hilfe.

2.4. Normale und krankhafte Befunde

„Trennen ist eine dem menschlichen Geist notwendige Operation, aber alle bloße Trennung ist künstlich. Das Diskrete ist nur gedacht, Kontinuität ist ein Merkmal der Wirklichkeit."
(C. F. VON WEIZSÄCKER [137])

Bei der Erhebung von Befunden wird sich der Arzt zwar zunächst um objektive, möglichst wert- und vorurteilsfreie Feststellungen bemühen, aber an einer (wenn auch ungewollten) Bewertung der Befunde, an einer ersten Stellungnahme zu ihrer Dignität nicht vorbeikommen. Die wichtigste Frage lautet immer: Was ist noch normal, was schon krankhaft? Dabei wird gewöhnlich die *Variationsbreite der Norm* beträchtlich unterschätzt. Krankhafte Befunde müssen (bei aufmerksamer Betrachtung) sozusagen „ins Auge springen", oder sie sind nicht krankhaft. Bei bilateral angelegten Körperteilen oder Funktionen ist die Entscheidung relativ leicht. Hier gilt für den Zweifelsfall die Regel: Seitengleiche Befunde sind bis zum Beweis des Gegenteils normal, seitendifferente Befunde bis zum Beweis des Gegenteils krankhaft. Leider läßt sich dieses bewährte Prinzip für die inneren Organe der beiden großen Körperhöhlen überwiegend nicht anwenden. Die Nieren sind zwar paarig angelegt, doch erfordert die getrennte Untersuchung des Urins instrumentelle Eingriffe. Selbst bei der Auskultation der Lunge verursachen die Lage des Herzens und der ungleiche Verlauf der Bronchien Unterschiede.

Im Zweifelsfall sollte man sich — im Sinne der Wahrscheinlichkeit — für „noch normal" entscheiden, ggf. ergänzende Untersuchungen veranlassen, vor allem aber den Befund und seine Deutung vermerken. Man darf mit zweifelhaften Befunden den Kranken nicht beunruhigen. Eine Eröffnung kann erforderlich werden, um ergänzende Untersuchungen zu begründen („damit Ihnen die Harmlosigkeit dieser Sache bewiesen werden kann"). Manchmal kann es auch angebracht sein, dem Kranken im Hinblick auf künftige Untersuchungen anderenorts den Befund mitzuteilen und die eigene Deutung überzeugend darzulegen.

Etwa in der Form: „Sie haben über dem Herzen ein Geräusch, das als Ausdruck eines Herzfehlers gedeutet werden könnte oder vielleicht schon gedeutet wurde. Ich habe in dieser Richtung die folgenden Untersuchungen durchgeführt: ... Danach bin ich überzeugt, daß es sich um eine harmlose Wirbelbildung des Blutstromes ohne Herzfehler, um ein sogenanntes akzidentelles Geräusch handelt. Das schränkt Ihre Leistungsfähigkeit oder Lebenserwartung nicht ein."

Daß solche beruhigenden Versicherungen keinesfalls leichtfertig, sondern nur nach Durchführung aller für ein sicheres Urteil unerläßlichen Untersuchungen gegeben werden dürfen, versteht sich. Wie so oft in der Medizin, liegen hier die Wohltat und der Mißbrauch nahe zusammen.

Das Prinzip, im Zweifelsfall nach dem häufigeren „noch normal" hin zu entscheiden, steht in scheinbarem Widerspruch zu einem anderen Grundsatz, auf den in den Kapiteln 3.7, 3.8 und 4.2 nochmals eingegangen wird: „*Falsch negative*" Ergebnisse wiegen schwerer als „*falsch positive*". Dies gilt besonders für alle sogenannten Suchtests und Vorsichtsuntersuchungen, sowie bei der Fahndung, ob hinter unbestimmten Beschwerden überhaupt eine Erkrankung steht: Der „falsch negative" Befund kann zum Übersehen einer ernsten Erkrankung führen, der „falsch positive" pflegt weitere Untersuchungen nach sich zu ziehen und schließlich in die Feststellung des objektiven Tatbestandes, daß nichts vorliegt, einzumünden. Der „falsch positive" Befund kostet somit letztlich Zeit und Geld, der „falsch negative" u. U. die Gesundheit oder das Leben.

Die Antithese ist, wie gesagt, eine scheinbare: Ein zweideutiger Befund, vom Untersucher als solcher bewertet, kann objektiv ebenso „falsch negativ" wie „falsch positiv" sein — je nach dem schließlichen Ausgang. Die Fehlerquellen liegen nicht so sehr in derartigen Grenzsituationen, bei denen man sich nach sorgfältigen Erwägungen zu erweiterten Untersuchungen entschließt oder nicht, sondern weit mehr im Übersehen von Befunden durch unvollständige oder oberflächliche Untersuchungen, durch ungünstige Untersuchungsbedingungen, schließlich in einer vorschnellen Bagatellisierung, aus welchen persönlichen Gründen heraus auch immer sie erfolgt sein mag.

Zwischen gesund und krank, zwischen normal und pathologisch, gibt es keinen scharfen Trennungsstrich, vielmehr fließende Übergänge vom „Noch-Normalen" zum „Schon-Pathologischen" [183]. Der *Übergang* zwischen (Extrem-) Varianten des Gesunden und „Krankheit" ist stufenlos. Daß wir solchen Übergangsstadien nicht noch häufiger begegnen, liegt allein an der Tatsache, daß die meisten Kranken den Arzt erst relativ spät bemühen. Man kann sogar (halbquantitativ) die Abstufungen aufstellen: normal (Standard) — noch normal (Extremwert) — abnorme Konstitution bzw. Diathese mit erhöhter Krankheitsgefährdung oder zeitweiligen Störungen ohne Krankheitswert — echte Erkrankung.

Wir kommen damit auch zur *Definition der Gesundheit:* Eine allgemeine und gebräuchliche, recht weit gefaßte Formulierung lautet: „Körperliches, seelisches und soziales Wohlbefinden" [183]. Enger und schärfer würde ich sagen: „Gesundheit ist die Fähigkeit, Belastungen des

täglichen Lebens zu ertragen" oder — nach LERICHE (zit. n. [32]): „... das Leben im Schweigen der Organe." Moderne kybernetische Formulierungen knüpfen an den Homoiostase-Begriff CLAUDE BERNARDS sowie CANNONS [27] an und verstehen unter Gesundheit eine optimale Einstellung der Regelgrößen (von Kreislauf, Stoffwechsel, Atmung usw.) in sich und zwischen sich. Damit deckt sich eine mehr philosophische Betrachtung der Gesundheit als einem erfolgreichen Streben nach Ausgleich („Harmonoklise" [103]). Faßt man diese und nicht besonders aufgeführte Definitionen zusammen, so ist Gesundheit an die folgenden Bedingungen geknüpft:
1. Wohlbefinden,
2. körperliche Integrität,
3. Adaptationsfähigkeit.

Biologisch gesehen ist „normal" eine Art von Evolution oder Selektion für das Überleben der Art und des Individuums. Gerade in diesem Sinne müssen wir aber immer wieder mit Extremvarianten rechnen. Der *Begriff der Krankheit* wird damit relativiert, zumal die Zivilisation als solche und in ihr vor allem die moderne Medizin mehr und mehr die Überlebensbedingungen in positivem und in negativem Sinn modifizieren. Der Krankheitsbegriff hat im Laufe der Zeit viele Wandlungen erfahren [12]. Im weitesten Sinn kann man Krankheit als Störung physiologischer Vorgänge mit der Folge herabgesetzter Leistungsfähigkeit definieren [23], auch — in Paranthese zur oben gegebenen kybernetischen Definition der Gesundheit — als jede Störung der Homoiostase schlechthin [335]. Neuere Versuche einer Krankheitsdefinition (z. B. [243, 327]) kommen zu ähnlichen Formulierungen. Unabhängig von der in Kapitel 1.4 angesprochenen Unterscheidung von Krankheiten (mit einheitlicher Ursache) und Syndromen (mit möglicherweise verschiedener Ursache) muß man von einer Krankheit verlangen, daß sie in sich gleichartig und von anderen Zuständen unterscheidbar ist (s. auch Abschnitt 4.24 und Abb. 9).

Oft wird die Untersuchung ein *Mißverhältnis zwischen den Klagen des Kranken und den Befunden* erkennen lassen — seltener als relativ geringfügige Beschwerden bei gravierenden oder ausgedehnten Befunden, häufiger als lebhafte Klagen ohne entsprechendes Substrat. Zur ersten Gruppe gehören vor allem die Tumorkranken, zur zweiten das Heer von Patienten mit psychosomatischem Hintergrund. „Nicht jeder Leidende ist krank — und nicht jeder Kranke leidet" [183]. JORES (bei [24]) formulierte in bewußter Überspitzung: „Je organischer ein Krankheitsprozeß ist, desto geringer ist die Zahl der subjektiven Beschwerden, die er verursacht." Die mehr oder minder zufällige Entdeckung unheilbarer Erkrankungen ohne Störungen des subjektiven Befindens lassen den Arzt die Unvoreingenommenheit gegenüber dem Kranken verlieren und belasten ihn, müssen aber um der heilbaren Fälle willen in Kauf genommen werden. „Sie sind der hohe Preis, den wir für die Früherkennung der Krankheiten bezahlen müssen" [117].

Eine objektiv leichtere — dafür aber den „Patienten" belastende — Folge sind Zufallsbefunde oder Nebenbefunde ohne Krankheitswert. KOLLER vermutet, daß jede Art von Präventivmedizin zu einer wachsenden Zahl von letztlich gesunden Personen mit mehr oder minder starkem Krankheitsbewußtsein führen wird (in [116]).

2.5. Konsultationen

> „Was man sieht, beruht darauf, wie man es sieht. Denn alles Betrachten ist nicht nur ein Empfangen, ein Entdecken, sondern ist zugleich ein Hervorbringen." (S. KIERKEGAARD, zit. bei [396])

Mit der zunehmenden Auftrennung der Medizin in Spezialgebiete wird sich immer häufiger die Notwendigkeit ergeben, die besonderen Kenntnisse eines Kollegen in Anspruch zu nehmen. Diese Art der Zuziehung eines (anderen) Facharztes wirft relativ wenig Probleme auf, wenn das wechselseitige Vertrauen gegeben ist. Man sollte allerdings von dem fremden Fachvertreter nur das verlangen, was er geben kann:

1. eine Stellungnahme, ob die erwartete Erkrankung in das von ihm übersehene Gebiet hineinreicht und in welcher Form;
2. Ausschluß einer Ursache aus seinem Bereich;
3. Vorschläge zur Behandlung zusätzlich aufgetretener Erkrankungen oder Beiträge zur Behandlung eines vielfältig manifestierten Grundleidens.

Die eigentliche Diagnose ist (über das Spezialgebiet hinaus) nicht Sache des Konsiliarius. Die *Synthese* oder *Koordination der verschiedenen einlaufenden Befunde* ist vielmehr Aufgabe des erstuntersuchenden Arztes oder (häufig) des Internisten. Es geht nicht an, daß ein Kranker 3 oder 4 Spezialisten aufsucht, und daß jeder unabhängig vom anderen ihm eröffnet: „Von meinem Fachgebiet her sind die Beschwerden nicht zu erklären." BENNHOLDT-THOMSEN [170] formulierte für die Pädiatrie: „Wer trägt die dauernde, nicht abzunehmende, letzte Verantwortung...? Wer ist der erste, wer der letzte in der Reihe der konsultierten Kliniker? Einer muß sich für den Kranken verantwortlich fühlen und — ähnlich wie in Gutachten mit verschiedenen Nebengutachten — die Gesamtheit der Befunde zu einem Urteil zusammenfassen."

Wenn der anfordernde Kollege keinen schriftlichen Bericht erhält, so hat sich — besonders im Stationsbetrieb der Krankenhäuser — eine Art Konsultationsbogen bewährt (Tab. 5).

Bei unserem Verfahren erhält der Konsiliarius — evtl. zugleich als Anforderung — ein Formular mit den Personalien des Kranken und den Fragen

Tabelle 5

KONSULTATION für ....

An die
**Medizinische
Universitätsklinik Köln**
z. Hd. von

Durchschlag für Med. Universitätsklinik

Name, Vorname, Geb.-Tag, Adresse, Station, Zimmer | I. | II. | III.

frühere Konsultation: .... Nr.:

Wir bitten um eine konsiliarische Untersuchung unseres(r) obengenannten Patienten/Patientin.

Wichtige Daten für den Konsiliarius:

Fragestellung:

Datum   Uhrzeit   Unterschrift

Konsiliarbefund:

Diagnose:

Therapievorschlag:

Datum   Uhrzeit   Unterschrift

KRANKENHAUSTECHNIK, KÖLN 50 8. 67
FT 83389 a

45

des veranlassenden Arztes. Er vermerkt unmittelbar nach der Untersuchung auf dem Bogen seinen Befund, seine Deutung und seine Vorschläge. Das Original kommt ins Krankenblatt, die Durchschrift behält der Konsultant als Beleg.

So selbstverständlich es klingen mag, so selten wird in praxi danach verfahren: Man bekommt vom Konsiliarius um so mehr und um so bessere Antworten, je mehr und je besser man ihn fragt. Statt recht allgemein gehaltener Anforderungsgründe oder der einfachen „Bestellung" durch eine Schwester muß man es verstehen, den Kollegen für die besondere Situation zu interessieren. Eine schwierige Frage ist, was man ihm vor seinem ersten persönlichen Eindruck oder Urteil an bereits vorliegenden Befunden zur Verfügung stellen sollte; dazu wird im Kapitel 3.3 ausführlich Stellung genommen. Zu den Geboten der Höflichkeit und der Kollegialität gehört es, daß man zugezogene Fachvertreter über wesentliche Ereignisse des weiteren Verlaufes unterrichtet, die sie interessieren könnten, etwa eine überraschende Bestätigung oder Widerlegung ihrer Deutungen. Das gleiche gilt für spätere Berichte an Dritte oder für wissenschaftliche Publikationen, in denen man sich nicht mit fremden Federn schmücken sollte. Unhöflich und unergiebig ist es gewöhnlich auch, technische Einrichtungen aus fremden Bereichen (wie etwa ein EEG oder EKG) in Anspruch zu nehmen, auf das Urteil des entsprechenden Fachvertreters aber zu verzichten. Eine Ausnahme bilden feste oder einmalige Vereinbarungen aus besonderen Gründen.

Eine anspruchsvollere Stufe der Konsultation ist das *Zusammentreffen* von 2 oder mehr gleichberechtigten Fachvertretern *am Krankenbett*, um gemeinsam über eine Differentialdiagnose aus dem Grenzbereich oder über die einzuschlagende Therapie (am häufigsten: Operation, Strahlenbehandlung oder Medikamente?) zu beraten. Gewöhnlich wird man zur Übereinstimmung kommen. Es ist dann von großer psychologischer Wichtigkeit, dem Kranken oder seinen Angehörigen das Ergebnis einer solchen Beratung (in angemessener Form) auch als gemeinsame Überzeugung zu verkünden.

Die schwierigsten Konsultationen sind jene, bei denen — aus eigener Initiative des Arztes oder auf Drängen der Angehörigen — eine Autorität für bestimmte Erkrankungen zugezogen wird. Im Grunde sind alle diagnostischen *Einweisungen in ein Krankenhaus* sowie *Überweisungen* vom praktischen Arzt zum Facharzt, von kleineren in größere Kliniken solche Konsultationen — zugleich ihre natürlichste und ergiebigste Form. Nach wochenlangen eigenen stationären Beobachtungen den Kranken einem anerkannten Fachvertreter in die *Sprechstunde* zu überweisen, heißt diesen gewöhnlich überfordern: Wie soll er in 30—60 Minuten Ambulanz das klären, um was ein anderer in wochenlanger Beobachtung sich vergeblich bemüht hat? Hier können in der Regel nur klar ersichtliche Fehldiagnosen berichtigt oder die Ausfüllung von Untersuchungslücken empfohlen werden, wie etwa bei der Stellungnahme zur Frage eines nicht gesicherten Herzinfarktes, beim

Nachweis oder Ausschluß einer hämorrhagischen Diathese. Eine Ausnahme machen gezielte Fragen — vor allem aus dem Bereich der Therapie — die auch mit Sprechstundenmethoden beantwortet werden können. Wenn man den Kranken zur Beobachtung verlegen will, ist es nicht zweckmäßig, ihm den Entschluß dadurch zu erleichtern, daß man ein zeitliches Limit setzt (z. B.: „In 2 oder 3 Tagen ist alles erledigt"). Bei der Zeit, die ein erweitertes diagnostisches Programm oder die Kontrolle überraschender Befunde gewöhnlich erfordern, ist das eine ungebührliche Einengung, die keinem der Beteiligten einen Vorteil bringt. Auf der anderen Seite sündigen die Kliniken nicht selten gegen die Vereinbarungen, indem sie den Kranken behalten, bis auch der letzte Befund eines auswärtigen Instituts eingegangen ist, oder gar, indem sie ohne Aufforderung die Therapie übernehmen. Das ist überwiegend kein böser Wille, sondern das Ergebnis schlechter Abstimmung: Durch die Arbeits- und Dienstteilung hat der eine die Zusicherung gegeben, der andere den Kranken übernommen. Hier kann ein kurzes Telefongespräch viel wechselseitigen Ärger ersparen. Selbstverständlich sollte man mit dem Kranken auch alle bisherigen Unterlagen, möglichst im Original, zur Verfügung stellen. Originale sind besonders wichtig bei bioptisch-histologischen Untersuchungen, wo das etwa brieflich mitgeteilte Endurteil die eingehende Beschreibung selten ersetzen kann. Daß die Unterlagen nicht nach dem Kranken eintreffen dürfen („Das Krankenblatt mußte noch abgeschlossen werden" u. ä.), daß sie später wieder zurückgegeben werden müssen, ist wiederum leider nur in der Theorie selbstverständlich.

Den jüngeren Kollegen kann man nur immer wieder ans Herz legen, im Gespräch mit dem Kranken oder seinen Angehörigen sich jeder Äußerung zu enthalten, die das Ansehen des überweisenden Kollegen herabsetzen könnten (z. B.: „Sie sind gerade noch rechtzeitig gekommen" oder Schlimmeres) und in ihren Berichten auf dessen Fragen einzugehen, auch wenn sich die Diagnose inzwischen in ganz anderer Richtung entwickelt hat. Der einweisende Kollege muß umgekehrt der übernehmenden Klinik zubilligen, daß sie auch bereits vorliegende Befunde (selbst Röntgenuntersuchungen, wo die technische Seite nicht ausreicht oder wo es maßgeblich auf eine Durchleuchtung und auf Zielaufnahmen ankommt) nochmals erhebt. Das hat mit Mißtrauen nichts zu tun: Verlangt wird letztlich ein neues diagnostisches Gebäude. Ebensowenig wie von einem Baumeister wird man von einem Kliniker verlangen, daß er auf fremden Fundamenten baut.

In manchen Fällen kann oder will der Kranke nicht verlegt werden. Dann reist der *Konsiliarius zum Kranken,* gewöhnlich in eine Klinik — gegen den Preis, den er für eine zeitlich und körperlich so aufwendige Inanspruchnahme verlangen darf. Solche Beratungen können für den Kranken, die Angehörigen, die behandelnden Ärzte und den Konsultanten sehr fruchtbar sein, wenn sie rechtzeitig erbeten werden, solange an den „Weichen für die Therapie" noch etwas zu stellen ist. Unbefriedigend und unfruchtbar sind aber Konsultationen bei Kranken, die in das Endstadium einer unheilbaren Krankheit eingetreten sind, ja sogar schon im Sterben liegen. Nicht selten entspringen die Anforderungen dann Kurzschlußhandlungen der verzweifelten Angehörigen oder dem Bedürfnis des behandelnden Arztes nach psychologischer bzw. medizinischer Rückendeckung — schlechten Motiven für eine erfolgreiche Konsultation. Die große Schwierigkeit für den Konsiliarius liegt ganz besonders auswärts in der schon erwähnten Situation, daß er sein Urteil mit auf Laboratoriumsergebnissen aufbauen muß, von denen er keine Gütekontrollen, oft nicht einmal die Methodik kennt. Am schlimmsten steht es mit den Untersuchungen, die in den betreffenden Laboratorien nicht zum Standardprogramm gehören, sondern selten, vielleicht sogar erstmalig für den erbetenen Besuch, durchgeführt werden.

2.6. Verläufe

«Le doute, ecrit Rostan en 1830, est... la disposition d'esprit la plus heureuse pour marcher avec certitude dans le chemin de la verité.»
(Zit. n. N. Fiessinger [38])

Die Vorstellung eines Befundes als eines „Einzelbildes aus einem Permanentfilm" läßt die Bedeutung des Verlaufes auch für die Diagnostik richtig ermessen. Nur in diesem Rahmen seien hier die Verläufe behandelt.

Da der Tod und die Möglichkeit einer Autopsie eine negative Auslese schaffen, gilt der Ausgang in Heilung oder Beschwerdefreiheit in den Statistiken für die retrospektive Diagnose als gleichwertig. Nicht ganz zu Recht vielleicht, denn Kranke können auch unter unzutreffenden Voraussetzungen (Fehldiagnosen), mit unnötigen oder sogar schädlichen Behandlungen, genesen. Es bleibt aber im positiven Fall kein genaueres Kriterium und — wenn man die Diagnose vom Zweck, der Heilung, her sieht — kein besseres.

Unabhängig davon sind die meisten Diagnosen, wie wir gesehen haben, keine „Sofort- oder Blickdiagnosen", sondern ein mehr oder minder mühseliges Sammeln von Mosaiksteinen, somit in die *Dimension Zeit* versetzt: Zeit für die Veranlassung der ergänzenden Untersuchungen, Zeit für den Eingang der Resultate, Zeit für weitere Erwägungen, Konsultationen usw. — Zeit letzten Endes von der vorläufigen bis zur endgültigen Diagnose. In dieser Verlaufsperiode wird die Diagnostik sozusagen aufgebaut, müssen Schlußfolgerungen berichtigt oder ergänzt werden.

Diese bereits im Kapitel 1.2 angesprochene Beziehung der Diagnose zur Zeit sollte man besonders *bei langfristigen Erkrankungen* im Auge behalten. Ein häufiger Fehler ist das Festhalten an ursprünglich durchaus richtigen Diagnosen, über denen man das Heraufziehen von Komplikationen oder neuer, ganz unabhängiger Erkrankungen übersieht. Man sollte daher bei solchen über Wochen und Monate sich hinziehenden Verläufen in Abständen, die von der jeweiligen Krankheit her bestimmt sind, nicht nur die Befunde kontrollieren (am Krankenbett und im Laboratorium), sondern alles bis dahin vorliegende Material kritisch überdenken. In den Kliniken hat sich dazu eine sog. „Kurvenvisite", d. h. die Besprechung der Befunde nicht am Krankenbett, sondern in einem Konferenzraum zwischen allen beteiligten Ärzten bewährt. Diese läßt gleichzeitig Mängel in der Verlaufsschilderung erkennen.

Die *Aufzeichnung des Verlaufes* ist ein wichtiges Mittel auch der Diagnostik. Klinische Forschung benötigt mehr als alles andere Papier und Federhalter [167]. Es ist freilich unsinnig, wie es so oft in den Kliniken geschieht, in den Verläufen nochmals die Labordaten aufzuzählen, die ohnehin auf der Kurve stehen. Ursache ist meist ein lustloses „Nachtragen" nach Wochen, wenn die wichtigen unmittelbaren Beobachtungen am Krankenbett ganz oder teilweise vergessen sind. In den Verlauf gehören die Dinge, die nicht in anderer Form schon in die Unterlagen gelangt sind: Äußerungen des Kranken über sein Befinden, unmittelbar erhobene Befunde, differentialdiagnostische und therapeutische Erwägungen und Ergebnisse, Heilpläne. Die praktische Erfahrung hat gezeigt, daß es besser ist, während der Visite — dafür aber frisch — kurze Notizen auf den Kurven (bei uns z. B. auf der Rückseite) zu machen als längere im Krankenblatt — dafür verspätet und oberflächlich.

Bis die für eine Diagnose wichtigen Befunde eingetroffen sind, wird man im *Krankenhaus* mit diagnostischen Aussagen zurückhalten und möglichst Behandlungen unterlassen, die eine noch zu erwartende Diagnostik unmöglich machen. In der *Sprechstunde* führt das gewöhnlich zu einem zweiten Besuch. Man sollte aber in beiden Fällen für die Zwischenzeit schon alles an Behandlung einleiten, was die Diagnostik nicht in Frage stellt, dem Kranken Zeit und Geld spart, vielleicht sogar (besonders in der Sprechstunde) ex juvantibus zur Diagnose beiträgt (s. dazu auch Kap. 1.1).

Krankheitsverläufe sind in der Literatur häufig mit Theatervorstellungen verglichen worden: „Der Arzt kommt gewöhnlich erst im 3. Akt" [109]. Er wird über das schon Abgelaufene mehr oder minder fragmentarisch unterrichtet (Anamnese!). Ein weiser Theaterkritiker würde sich in solchen Fällen jeder Stellungnahme enthalten. Anders der Arzt: „Ungeachtet seiner begrenzten Übersicht kann er nicht nach Belieben mit seiner Meinung zurückhalten. Es geht um Leben oder Tod, und er hat gelernt, in jedem Akt seine Meinung zu sagen. Er kann das nur ohne Risiko tun, wenn er und die, welche seine Ansicht suchen, sich voll bewußt sind, daß Meinungen auf der Basis begrenzter Informationen vorläufige sind. Sie werden erst dann endgültig und schlüssig, wenn alle erforderlichen Informationen vorliegen" [54].

2.7. Empirie und Intuition

> „Der erfahrene Kliniker ist sich der intuitiven Rolle seines Verstandes wohl bewußt, mit dem er auf eine Hypothese losgeht — aber er vergißt manchmal, daß dies ein Allgemeinplatz jeder wissenschaftlichen Entdeckung ist. (P. B. Medawar, zit. n. [241])

Wie schon im 1. Teil dieses Buches betont wurde, ist die angewandte Diagnostik ebenso wie die Heilkunde als Ganzes keine echte Wissenschaft, sondern eine Art Legierung aus recht verschiedenartigen Elementen. Um im Bild zu bleiben: Sie ist überall im Gebrauch, ohne daß man sich gemeinhin Gedanken über die Zusammensetzung machte; auch wechseln die Mischungsverhältnisse beträchtlich.

Unbestritten an der Spitze der diagnostischen Elemente steht die *Erfahrung* (Empirie, von ἐμπειρία = Erfahrung). Im philosophischen Sinn handelt es sich selbstverständlich um eine praktische Erfahrung, nicht um die „wahre", von Vorurteilen und Fehlleistungen freie Erkenntnis. Wegen der großen Zahl der Krankheiten und ihrer verschiedenen Erscheinungsformen kann man die medizinische Erfahrung erst in vielen Jahren oder Jahrzehnten bis zu einer ausreichenden Beherrschung des Faches erwerben. Man muß alles wesentliche schon viele Male erlebt haben, um Analogieschlüsse ziehen zu können. Die persönliche Erfahrung wird ergänzt durch die Literatur, mit der zusammen — in einer untrennbaren und oft unmerklichen Mischung — sie die medizinischen Kenntnisse ausmacht. Wie ich an anderen Stellen des Buches mehrfach betont habe, besteht heute die Gefahr, daß selbst ein überdurchschnittliches Gedächtnis der immer schnelleren Zunahme des Erfahrungswissens nicht mehr gewachsen ist. Nicht zu trennen von den medizinischen Kenntnissen ist auch die richtige und kritische Selbsteinschätzung, gerade des diagnostischen Könnens. Nach einem bekannten Sprichwort [257] durchläuft jeder Arzt — mehr oder minder schnell, mehr oder minder bewußt — die folgenden Stufen:

1. unberechtigte Sicherheit;
2. berechtigte Unsicherheit;
3. unberechtigte Unsicherheit;
4. berechtigte Sicherheit.

Ein *Beispiel* aus vielen für diese Reihenfolge ist die Abgrenzung der stabkernigen von den segmentkernigen Granulocyten (diagnostisch wichtige Linksverschiebung!): Der Anfänger findet zuerst zu wenig, später zu viele „Stabkernige", bis sich das richtige Urteil eingependelt hat. Dabei führt bezeichnenderweise die genaue Anwendung der Definition (segmentkernig, wenn die Breite des Kernfadens an irgend einer Stelle weniger als die Hälfte der durchschnittlichen Breite beträgt) nicht genau zu den empirisch ermittelten „richtigen", weil konventionellen Zahlen.

Die genannten Analogieschlüsse zum bereits Erlebten oder bereits Gelesenen werden freilich überwiegend unbewußt vollzogen. Auch bei völlig gleichen Kenntnissen (einer rein theoretischen Unterstellung!)

werden verschiedene Ärzte in unterschiedlicher Schnelligkeit zu unterschiedlich guten Diagnosen kommen. Auch ist „nicht der fleißigste und beste Analytiker zugleich der beste Diagnostiker" [75]. Über die Kenntnisse hinaus bleibt somit noch etwas ganz Persönliches, die bereits erwähnte „Diagnose als schöpferische Leistung" [6]. Damit stoßen wir auf den Begriff der ärztlichen *Intuition*. Sie verdient es, eingehender behandelt zu werden: Nicht nur, weil die Meinungen darüber weit auseinandergehen — von entschiedener Ablehnung über rein naturwissenschaftliche Erklärungen als gewissen Assoziationen mit Erfahrungen bis zu einem unwägbaren und schwer zu formulierenden Rest in den Elementen der Diagnostik, einer Art ärztlichen Künstlertums. Mehr noch, weil gerade eine Auseinandersetzung mit der Intuition uns dem Verständnis der Diagnostik näher bringt.

Als ORTNER einmal nach der autoptischen Bestätigung einer glänzenden Diagnose gefragt wurde, wie er darauf gekommen sei, sagte er nach einigem Zögern: „Es war nur so ein Gedanke..." [362]. Gibt es also eine ärztliche Intuition, und was ist sie?

Der *Begriff der Intuition* entstammt der Philosophie und beinhaltet dort, etwa im Gebrauch von GOETHE — einem „Urintuitionisten der Naturwissenschaft" [137] —, BERGSON, HUSSERL, KLAGES und WILD u. a., eine innere geistige Schau, eine nicht durch Erfahrung oder verstandesmäßige Überlegungen gewonnene Einsicht [20, 112, 171].

Soweit ich sehe, hat der Scholastiker RAIMUNDUS LULLUS (1235—1315) als einer der ersten den Begriff der Intuition angewandt und dabei eine Art göttlicher Offenbarung gemeint, die wie ein übernatürliches Gesicht den auserwählten Geist von oben her erleuchtet — auch in seiner Naturerkenntnis [20]. Nach PARACELSUS (1493—1541) gewinnen wir in liebevoller Anschauung der Natur eine höhere Erfahrung über diese, die aus dem Dämonischen oder Göttlichen unserer Seele kommt. Diese Wurzel der Intuition aus übernatürlichen, außerhalb unserer Natur liegenden Einsichten ist für die Kritik des heutigen Begriffes und seiner Wandlungen wesentlich. Für DESCARTES (1596 bis 1650) ist die Intuition das ursprüngliche und schlechthin einzige Wissen, die schöpferische Erkenntnis für Axiome, seiner nicht mehr beweisbaren oder beweisbedürftigen „Aeternae veritates". Für J. LOCKE (1632 bis 1704) ist die schöpferische Intuition die unmittelbare Einsicht in die Wahrheit, der „Flash of illumination". Nach G. BERKLEY (1685—1735) setzt Intuition voraus, sich durch Emanzipation von den Sinnen zu „Ideen von göttlichem Geist" zu erheben. GOETHE spricht von einer „aus dem inneren Menschen sich entwickelnden Offenbarung". Man beachte, wie bei der Intuition im philosophischen Sinn vom Mittelalter bis zur Aufklärung der außergewöhnliche, von Wahrnehmung und Vernunft unabhängige Vorgang bleibt, nur Gott allmählich als Quelle verschwindet. Bei späteren Philosophen wird der Begriff allerdings uneinheitlicher und verschwommener: KANT unterscheidet die „diskursive (logische) Deutlichkeit durch Begriffe von der intuitiven (aesthetischen)

Deutlichkeit durch Anschauungen". Ähnlich trennt LEIBNIZ die intuitive Erkenntnis als das „totale Erfassen des Gegenstandes" von dem symbolischen Erkennen im diskursiven Denken und in logisch-begrifflicher Struktur, im „Lichte des Bewußtseins". Für BERGSON kann der Verstand nur die Relationen der Dinge erfassen, die Intuition ist dagegen eine intellektuelle Einfühlung, „kraft deren man sich des Inneren eines Gegenstandes, seines Einzigen und Unausdrückbaren bemächtigt".

Es leuchtet ein, daß diese *philosophischen Vorstellungen* über die Intuition sich nur teilweise mit der ärztlichen Intuition decken. Selbst wenn man unter *ärztlicher Intuition* mehr und anderes versteht als nur die Kombination von Beobachtungen und Untersuchungsergebnissen, so geht sie immerhin von diesen aus. Bezeichnenderweise heißt intueri: „genau hinsehen" und kommt somit dem ärztlichen Begriff der Intuition viel näher als dem philosophischen. Ganz unabhängig davon unterscheidet der amerikanische Psychologe MEEHL [95] zwei Arten von ärztlicher Intuition:

1. eine seltenere, die sich nicht auf unmittelbare, vom Kranken ausgehende, formulierbare Impulse bezieht, sondern gewissermaßen den inneren Ideen und Gedankenverknüpfungen des Arztes entspricht;

2. eine häufigere, deren Träger sich zwar oft auf nicht recht faßbare, aber vom Kranken her stammende Eindrücke, Empfindungen, Gefühle bezieht. Nach MEEHL handelt es sich um nichts anderes als um eine besondere Aufmerksamkeit gegenüber dem Kranken und seinem Verhalten.

Dies gilt darüber hinaus in weitestem Sinn und nicht, wie manchmal angenommen wird, nur für kleinere und scheinbar bedeutungslose Zeichen, von denen wie ein Blitz die diagnostische Erhellung (LOCKES „Flash of illumination" s. o.) ausgeht. BERNE [171] spricht in gleichem Sinn von „vorzugsweise unter der Bewußtseinsschwelle aufgenommenen und integrierten Sinneseindrücken".

In meiner Sicht handelt es sich somit bei der ärztlichen Intuition zunächst um die Fähigkeit des (bewußten und unbewußten) genauen Beobachtens, dann um die Verknüpfung dieser Beobachtungen mit Erfahrungen zu logischen Schlüssen, also genau um das, was im ersten Teil über die Elemente der Diagnostik ausgeführt wurde. Dabei wird ursprünglich formuliertes Wissen durch ständigen Gebrauch in unsere Person integriert und läuft so unter der Bewußtseinsschwelle ab [171]. JUNG (ibid.) spricht sinngemäß von einer „psychologischen Funktion, die Wahrnehmungen auf einem unbewußten Weg transportiert".

Die m. E. klarste Kennzeichnung der Intuition für die Naturwissenschaft (und für die Medizin!) hat M. HARTMANN [53] gegeben. Zu seiner Definition der Induktion und des „vierfachen Methodengefüges" sei auf Kapitel 4.1 dieses Buches verwiesen. HARTMANN schreibt: „Die Intuition ist nichts anderes als eine generalisierende Induktion. Einzelne Tatsachen und verschiedene Gesetzlichkeiten werden durch eine ‚Schau' plötzlich synthetisch in Beziehung gebracht, ohne daß die logischrationale Beziehung mittels des vierfachen Methodengefüges durchgeführt werden kann. Das ist besonders dadurch bedingt, daß die deduktiven Gesichtspunkte und Methodenglieder sich mangels genügender analytischer Daten nicht voll auswirken können. Eine solche intuitive Zusammenschau, eine Ganzheitsschau, zunächst ohne genügende logische Rechtfertigung, spielt nicht nur bei dem Schaffen eines Künstlers... und dem Handeln eines hervorragenden Arztes eine Rolle, sondern nicht minder bei den Ideen (generalisierenden Induktionen) bahnbrechender Naturforscher..." In meiner Sicht kann man diese Formulierung ohne Einschränkung auf die ärztliche Intuition übertragen. Man muß nur (mit HARTMANN) auch dem Arzt und seiner Diagnostik empfehlen, sich nicht mit der noch unbewiesenen „synthetischen Schau" zu begnügen, sondern die Erkenntnis durch „neues analytisches Tatsachenmaterial" logisch zu sichern [53]. Für Naturwissenschaften und Medizin gilt: „Die wesentliche Funktion einer Hypothese besteht darin, daß sie zu neuen Beobachtungen und Versuchen führt, wodurch unsere Vermutung bestätigt, widerlegt, modifiziert, kurz: die Erfahrung erweitert wird" [141]. Oder: „Die intuitive Diagnose entsteht nur auf dem Grunde eines geordneten und dadurch kontrollierten Erfahrungsschatzes" [23].

Unter diesen Aspekten braucht der Arzt sich nicht von der Kritik bewegen lassen, die einige Mathematiker und Computer-Ingenieure an der ärztlichen Intuition als solcher geübt haben. Er darf diese Kritiker auf ihr eigenes Fach verweisen. Schon der amerikanische Mathematiker STIBITZ [127] meinte: „Ich bemerkte früher, daß der Mathematiker vielleicht mehr Gebrauch von der Intuition macht als irgendein Künstler." Man könnte auch daran erinnern, daß gerade der von ihnen so viel zitierte BOOLE (s. auch Kap. 4.1) neben der direkten Beobachtung Wissen „aus einer unbestimmbaren und unsichtbaren Quelle" bezog — daß ferner H. POINCARÉ, vielleicht der letzte Universalist unter den großen Mathematikern und einer ihrer bedeutendsten Philosophen, meinte, daß ein mathematischer Beweis nicht einfach das Nebeneinander-Stellen von logischen Urteilen, sondern das intuitive Erfassen ihrer Reihenfolge sei [11]. Bekanntlich gibt es in der Mathematik auch eine ganze Schule der „Intuitionisten" (z. B. BROUWER, HEYTING, WEYL u. a.), die die reinen Begründungen aus Axiomen [3] verwerfen. An

---

[3] Unter *Axiomen* (Grundsätzen) versteht man in der Mathematik und in der formalen Logik Sätze, deren Wahrheit so evident ist, daß sie eines Beweises weder fähig noch bedürftig sind [115]. Die Gesamtheit der Axiome muß vollständig (d. h. jede spätere Erkenntnis auf eines der Axiome rückführbar), widerspruchsfrei (d. h. weder in sich noch in ihrer korrekten Ableitung einander widersprechend) und voneinander unabhängig (d. h. keines aus dem anderen ableitbar) sein [29]. Sätze, deren Wahrheit aus den Axiomen abgeleitet werden können, heißen *Theoreme*, Regeln oder Lehrsätze — die Schritte dahin *Operationen*. Dies mag zugleich als Anmerkung zu den Kapiteln 4.1 und 4.2 gelten.

die Stelle der Evidenz der Axiome tritt eine bei jedem Beweisschritt erforderliche „Intuition" [29, 88].

Betrachtet man das menschliche Gehirn als die derzeit beste Form einer diagnostischen Rechenanlage (s. Kap. 4.6), geht man weiterhin von der gleichfalls unbestrittenen Tatsache aus, daß es solche „Anlagen" in sehr verschiedener Ausführung gibt, so gibt es auch die mit dem Kennwort „Intuition" zu belegende Funktionsgruppe sehr wohl und in recht unterschiedlicher Ausprägung. Sie ist, wie andere Qualitäten unseres Berufes, in erster Linie eine Funktion der Anlagen und der Neigungen, in zweiter Linie ein Ergebnis steter Übung und Aufmerksamkeit. Auch HEGGLIN meint in einer neuesten Studie [305], daß die moderne Differentialdiagnostik neben der naturwissenschaftlichen Methodik die Intuition nicht entbehren kann. Allerdings gilt unverändert: „Der Unwissende und Unerfahrene wird gar nicht in die Lage kommen, von der Fähigkeit der Intuition Gebrauch zu machen. Mit der Einsicht in diese Abhängigkeit der Intuition von der Analyse ist aber nicht gesagt, daß die Intuition in demselben Maße wie der Bestand analytisch erworbener Kenntnisse wächst. Es führt auch kein Weg von der Analyse zur Intuition. Die Intuition setzt aber die Analyse voraus und zieht aus ihr Nutzen" [75].

2.8. Grenzen und Fehlerquellen der klassischen Methoden

„Wenn der Arzt durch Empirie ohne Theorie klug zu werden sucht, so bleibt er unwissend. Wenn er ohne Theorie die Empirie praktisch betreibt, so wird er schädlich."

(J. A. G. SCHÄFFER, 1817, zit. n. [367])

Auf den klassischen Methoden der Diagnostik liegen Licht und Schatten zugleich. Zu bemängeln sind vor allem ihre *Unverbindlichkeit*, ihre Schwäche im Schluß auf das Allgemeingültige, wie sie etwa in dem boshaften Satz zum Ausdruck kommt: „Die Einzelbeobachtung stimmt stets mit sich hinreichend überein" [382].

Der *interessante Fall*, die *kasuistische Sammlung* sind beispielhaft für diese Art von Diagnostik, auch wenn die Befunde mit naturwissenschaftlichen Methoden erhoben worden sind. Was soll der Einzelfall? Er kann uns nur zeigen, was möglich ist [182]. Entweder gilt er als besonders typisch für diagnostische Zusammenhänge, als „pars pro toto" — oder umgekehrt als eine der Ausnahmen, an deren Bedeutung in der Biologie immer wieder erinnert werden muß. Diese beiden ganz verschiedenen Richtungen kasuistischer Darstellungen werden in der Literatur zu wenig unterschieden.

So haben Generationen von Ärzten vor uns ganze Serien von *Krankheitszeichen* angesammelt. Sie stellen z. T. Musterbeispiele scharfsinniger Beobachtung dar, tragen aber zur (anderweitig gesicherten) Diagnose wenig bei. Gewöhnlich ist nicht einmal der positive Befund für eine Krankheit beweisend, viel weniger hat der negative Ausschlußkraft. Es wird eine der wesentlichen Aufgaben in der Weiterentwicklung der medizinischen Diagnostik sein, die vielen, weder für sich allein noch in einfachen Kombinationen pathognomonischen oder differentialdiagnostisch bedeutsamen Symptome im Sinne einer *Datenreduktion* zu eliminieren.

Als *Beispiele* sei nur an die zahlreichen, die Studenten auch noch durch die Eigennamen irritierenden Gefäßerscheinungen bei der Aorteninsuffizienz erinnert, die sämtlich Ausdruck der großen Blutdruckamplitude sind. Oder: Was sollen z. B. die vielen obsoleten Kavernensymptome bei der Perkussion und Auskultation nützen, die an Zuverlässigkeit im Negativen wie im Positiven mit einem Thoraxfilm und/oder einem Tomogramm auch nicht annähernd verglichen werden können. Ähnliches gilt für die vielen Augensymptome bei der Hyperthyreose.

Gerade in der Zeit der Beschränkung unseres Unterrichtsstoffes sollten wir den Mut haben, Symptome und Untersuchungsmethoden, die durch leistungsfähigere Feststellungen ersetzt wurden, aus unseren Lehrbüchern in die Werke der Medizingeschichte „umzubuchen".

Bezeichnenderweise findet diese Art von Erfahrung der klassischen Diagnostik selten ihren Ausdruck in *Zahlenangaben* oder gar in einer *Symptomenstatistik*. Ausdrücke wie „häufig", „manchmal", „gelegentlich", „nicht selten" usw. sind Kennzeichen dieser unsystematischen Empirie. Typische Vertreter solcher Aussagen sind im Schrifttum Sammlungen von diagnostisch-therapeutischen Merksätzen, in denen bedeutende Vertreter der Medizin die Ernte ihrer Erfahrungen in aphoristischer Form eingebracht haben. Sie sind jüngeren und älteren Kollegen als Anregung oder als Repetitorium sehr zu empfehlen, als differentialdiagnostischer Kompaß für sich allein aber wertlos. Ohne zahlenmäßige Überprüfung werden Incidenz und Koincidenz leicht überschätzt. Der „Eindruck" ist ein beliebtes Wort für solche Unverbindlichkeiten.

Als *Beispiel* mag das Durchmustern von Blut- und Knochenmarkausstrichen gegenüber dem Auszählen gelten: jeder Erfahrene weiß, daß dabei große oder sonstwie auffällige Elemente in ihrer Relation zur Gesamtheit und damit in ihrer diagnostischen Bedeutung überschätzt werden.

Gewiß ist der Arzt „zunächst Empiriker und zieht aus der Erfahrung bzw. den Erfahrungssätzen (Empiremen) praktisch brauchbare medizinische Erkenntnisse" [179]. In jede Erfahrungsbildung geht aber implizite eine Wahrscheinlichkeitskalkulation ein (weiteres dazu s. Kap. 4.2). ROTHSCHUH [109] spricht mit Recht von der notwendigen Weiterentwicklung der „alten rohen Empirie" zu einer systematischen und möglichst statistisch arbeitenden Disziplin.

Schon jetzt haben sich die in Jahrzehnten angesammelten Erfahrungen für die mathematisch-maschinell zu ermittelnden Wahrscheinlichkeiten als unzureichend erwiesen. Immer wieder lesen wir in Berichten

über die Diagnostik mit Rechenmaschinen, daß selbst in vielen Auflagen bewährte Lehrbücher für die Programmierung unbrauchbar waren. Die Schaffung großer Symptomenstatistiken wird daher in den nächsten Jahren eine vordringliche Aufgabe sein. Sie muß vor allem umfassen:
1. eine exakte Definition der Krankheiten und Symptome;
2. die Kenntnis der wechselseitigen Abhängigkeit und Ausschlußkraft der Symptome;
3. die Kenntnis der pathognomonischen Bedeutung der einzelnen Symptome [557].

Auch die „klassische Diagnostik" muß, wenn sie in der Auseinandersetzung mit einer technischen Diagnostik bestehen will, eine verbesserte wissenschaftliche Methodologie (z. B. [37, 241—243, 248—251]) entwickeln. Auch die Intuition genügt in der Diagnostik nicht, wenn ihre Ergebnisse nicht im Sinne des Kapitels 2.7 kontrolliert und mit naturwissenschaftlichen Methoden erwiesen werden. „Wir haben die Neigung, uns allzusehr auf dieses ‚Flair' (die Intuition, Verf.) zu verlassen, auf das wir mit Recht stolz sind, und darüber die Einzelheiten und die Systematik der Untersuchung zu vernachlässigen. Das Ergebnis ist, daß wir auf Irrwege gelangen, blind, wie wir durch unser dünkelhaftes Vertrauen in unsere Intuition geworden sind" [38].

3. Naturwissenschaftliche Methoden

3.1. Der Einbruch von Chemie und Physik

„Fakten und Theorien, die viele Dekaden lang allgemein anerkannt waren, verschwinden plötzlich im Hintergrund und werden allmählich vergessen. Nach einem halben Jahrhundert ändert sich der Kreislauf und die alten Konzeptionen kehren unter der Maske neuer Entdeckungen zurück. Es ist notwendig, mit dieser historischen Periode vertraut zu sein, denn die, welche sich nicht erinnern, sind dazu verurteilt, sie zu wiederholen."
(I. SNAPPER [121])

Eine naturwissenschaftlich orientierte, d. h. messende und registrierende Diagnostik gewann im 19. Jahrhundert zunächst langsam an Boden. So wurde der „instrumentell einfachste Meßvorgang in der medizinischen Diagnostik", die Bestimmung der Körpertemperatur, 1868 durch den Tübinger Kliniker WUNDERLICH erstmals überzeugend demonstriert. Die stürmische Entwicklung der naturwissenschaftlich orientierten Medizin fiel etwa in die Jahrhundertwende, zusammen mit den Fortschritten der „Paten": Physik, Chemie und Technik. Es wäre eine besondere Aufgabe, hier die zahlreichen Erfindungen und Entwicklungen aufzuzählen, die zu den heute teils schon selbstverständlich erscheinenden, teils noch bewunderten diagnostischen Verfahren geführt haben. Zu den frühen Marksteinen wären etwa zu rechnen: VESAL's „De humani corporis fabricia" (1543), HARVEY's „Exercitatio de motu cordis" (1628) im morphologischen Bereich — MORGAN's (an NEWTON orientierten) „Philosophical Principles of Medicine" (1725) im physikal. Bereich, die Jatrochemie von VAN HELMONT (1577—1644) und anderen im chemischen Bereich. Anders als bei den klassischen Methoden wäre auch zu trennen zwischen der Entwicklung der Grundlagen, der Entwicklung bestimmter Nachweis- oder Meßverfahren als solcher (gewöhnlich durch Physiker, Chemiker, Ingenieure) und ihrer Einführung in die klinische Diagnostik (gewöhnlich durch Mediziner). Die Herkunft unserer Biochemiker teils aus der Chemie, teils aus der Medizin, häufig aus einem Doppelstudium, läßt diese Brücke im personellen Bereich noch besonders gut erkennen.

Wie wir gesehen haben, standen um die gleiche Jahrhundertwende die klassischen Verfahren der unmittelbaren Diagnostik gerade in voller Blüte, z. T. vor ihrem letzten Ausbau. Schon daraus geht hervor, daß sich die beiden Prinzipien keineswegs wechselseitig ausschließen. Hier ist LAUDA [362] m. E. nicht zuzustimmen, wenn er meint, der Einbruch der Naturwissenschaften habe eine Krise in der medizinischen Diagnostik herbeigeführt: „Man wollte weg von der Intuition, von der Wahrscheinlichkeit und von dem viel bewunderten Fingerspitzengefühl einzelner und erstrebte eine Medizin als exakte Naturwissenschaft... Es war ein wahnwitziges Unterfangen, die Diagnostik mit ihrem Fingerspitzengefühl der großen Ärzte in eine exakte Wissenschaft verwandeln zu wollen." Die Summe der Erkenntnisse der letzten 50 Jahre über die Ursache und Entstehung, aber auch die Erkennung und Beurteilung, vor allem aber die Behandlung fast aller Erkrankungen spricht eine andere Sprache.

Die naturwissenschaftliche Methodik ist auf wenigstens zweifache Weise mit der praktischen Diagnostik verbunden:

1. unmittelbar über die Anwendung naturwissenschaftlicher und technischer Untersuchungsmethoden;
2. mittelbar über die Einbeziehung von Erkenntnissen der reinen Naturwissenschaften und der (fast ausschließlich mit naturwissenschaftlichen Methoden arbeitenden) klinischen Forschung in das Verstehen (Nosologie) und das Erkennen (Diagnostik) von Krankheiten.

Die „naturwissenschaftliche Periode" der Diagnostik läßt ebensowenig eine Ablösung erwarten wie die „klassische", da neue Entwicklungen immer wieder neue Nutzanwendungen auch in der Medizin bringen werden, ohne die bewährten Verfahren in ihr überflüssig zu machen.

Unverkennbar ist aber auch, daß sich zwischen der *Grundlagenforschung* der Chemie und Physik, ja selbst den der Medizin zugewandten Teilgebieten der Biochemie und Biophysik einerseits, der *praktischen Medizin* andererseits eine immer größere Kluft entwickelt. Man kann freilich (noch?) nicht von einem völligen Auseinanderleben sprechen, wie es SNOW [122] so eindrucksvoll — und zum Widerspruch reizend —

für Naturwissenschaften und Geisteswissenschaften beschworen hat. Die auseinanderstrebenden Richtungen werden weiterhin noch verklammert durch naturwissenschaftlich ausgebildete Mediziner, die in begrenzten Gebieten — als einer Art neuer Einheiten — das Naturexperiment der Krankheit bis in die Grundlagen hinein verfolgen („Problemspezialisten" [384]). Das wird auf die Dauer nicht ausreichen. Es wird vielmehr *institutioneller Bindeglieder* zwischen Grundlagenforschung und Kliniken bedürfen, etwa im Sinne einer *„angewandten"* oder *„klinischen"* Forschung.

Auf dem Gebiet der Arzneimittel gibt es — sowohl an den Hochschulen wie auch bei den großen pharmazeutischen Firmen — bereits eine durchlaufende Reihe: Organischer Chemiker — pharmazeutischer Chemiker — Pharmakologe — klinischer Pharmakologe — Kliniker. Im Bereich der Diagnostik könnten solche Bindeglieder etwa „klinische Chemie", „klinische Biophysik", „klinische Immunologie", „angewandte Kardiophysiologie" heißen. Dagegen bedeutet die *„Laboratoriumsmedizin"* als Ganzes in meiner Sicht bereits eine Zusammenfassung inhomogener Teile wie klinische Chemie, Bakteriologie, Cytologie, in den USA z. T. noch der Histologie, die in jedem Teilgebiet eine umfangreiche Ausbildung erfordern und, wie die praktische Erfahrung lehrt, selten gleichmäßig und ausgewogen beherrscht werden. Die sich anbahnende Teamarbeit großer diagnostischer Institute beweist die Sprengung des einheitlichen Rahmens.

3.2. Morphologische Untersuchungen

"As SZENT-GYÖRGI has said, there is no real difference between structure and function; they are two sides of the same coin. If structure does not tell us anything about function, it means we have not looked at it correctly... In human disease, the frequency of dissociation between abnormal structure and abnormal function has established our contemporary diagnostic practices in clinical medicine."
(A. R. FEINSTEIN [37])

Nach CHAVEZ [214] konnte einer jüngeren Generation von Forschern und Ärzten „der pathologisch-anatomische Vergleich allein nicht mehr genügen". Es wäre aber ganz abwegig, daraus einen Rückgang der Morphologie oder auch nur des „morphologischen Bedürfnisses" abzuleiten. Im Gegenteil! Während früher die pathologische Anatomie über die *autoptische Kontrolle* mehr indirekt auf die künftige Diagnostik wirkte und allenfalls über die (operative) *Probeexcision* unmittelbar die Diagnosen beeinflußte, ist sie über die sich ausbreitende *Organbiopsie* mehr und mehr in die unmittelbare Diagnostik eingeschaltet worden. Man muß die intravitale Biopsie — von CURSCHMANN [222] vor 20 Jahren noch abfällig als „Harpunierung von Organen" bezeichnet und in die unnötige Diagnostik eingereiht — geradezu als eine der Säulen der modernen Diagnostik bezeichnen. Sie ergänzt die biochemischen Funktionsprüfungen in fast idealer Weise. Bekanntlich sind die stofflich und energetisch erstaunlichen Leistungen gebunden an eine komplizierte celluläre Struktur und Ultrastruktur (d. h. Struktur außerhalb des Auflösungsvermögens eines Lichtmikroskopes). Die *Funktionsprüfungen* spiegeln die Funktion eines Organs als Ganzes wider. Dabei übertrifft die Kapazität (maximale Leistung, Leistungsreserve) fast aller chemischen und physikalischen Vorgänge im menschlichen Organismus den aktuellen Bedarf um ein Mehrfaches, so daß Krankheitserscheinungen erst bei der Unterschreitung einer kritischen Schwelle von 30—10% der vollen ursprünglichen Kapazität auftreten. Der für die Funktionsdiagnostik so wichtige Zwischenbereich kann entweder durch besonders empfindliche Prüfungen, Belastungstests, Vita-maxima-Bedingungen usw. erkannt oder überhaupt nicht erfaßt werden. In diesem Stadium lassen aber Veränderungen der *Struktur* oder *Ultrastruktur* bereits Abweichungen von der Norm erkennen.

Beispiel: Eine Lebererkrankung läßt sich durch eine „Batterie" moderner Tests (je nach den Ansprüchen und dem Normalbereich) mit 80—90% Wahrscheinlichkeit ausschließen; für den Rest von Sicherheit ist die zusätzliche Biopsie erforderlich.

Darüber hinaus sind die Funktionsstörungen, wie im Kapitel 1.5 ausführlich dargelegt wurde, relativ einförmig, unabhängig von den zahlreichen Erkrankungen und Krankheitsursachen. Die Organveränderungen sind teils *homogen*, teils *inhomogen*. Die Funktionsstörungen können durch eine akute Erkrankung, durch einen akuten Schub einer chronischen Erkrankung, einen chronisch-torpiden Verlauf oder durch einen Restzustand nach abgelaufenen Erkrankungen bedingt sein. In diesem Fall ist die bioptische Untersuchung für die *Aktivitätsdiagnose* unerläßlich. Die Untersuchung von (genügend großem) Biopsiematerial liefert somit entscheidende Beiträge nicht nur zur Differentialdiagnose und zur pathogenetischen Einordnung, sondern auch zur Prognose. Viele Fragen, die selbst der endoskopisch erfahrene Untersucher nicht oder nicht sicher zu beantworten vermag, entscheidet die Untersuchung der gezielt entnommenen Gewebsprobe. Eine wichtige Fehlerquelle dieser Verfahren liegt allerdings darin, daß die Entnahme aus technischen oder Sicherheitsgründen öfters im Randgebiet der krankhaften (etwa auf einen Tumor verdächtigen) Bereiche erfolgt, so daß statt des Carcinoms die entzündliche Reaktion der Umgebung festgestellt wird. Mit der Verfeinerung der Technik und den verbesserten apparativen Voraussetzungen dringen endoskopisch-histologische Untersuchungen sogar in die *Präventivmedizin* ein, etwa in der Frühdiagnose des Bronchialcarcinoms (z. B. „Bronchologische Untersuchungsstellen" in Nordrhein-Westfalen).

Der zunehmenden Einbeziehung des Pathologen in die klinische Diagnostik parallel ging die Ergänzung der histologischen Aufarbeitung durch moderne Verfahren einer *qualitativ-topischen und quantitativen Cytochemie und Histochemie* oder die Anwendung besonderer *optischer Kontraste* mittels Phasenkontrast, Interferenz, Polarisation, U.V.-

Mikroskopie u. a. Voraussetzung dieser Ausweitung der „klassischen" Histologie und Cytologie ist die heutige Möglichkeit einer intravitalen Punktion fast aller Organe.

Dazu gehören *Entnahmen*, die fast gefahrlos in jeder Praxis durchgeführt werden können, wie aus der Haut (Stanze!), vergrößerten subcutanen Lymphknoten, Muskulatur, Knochen und Knochenmark. Andere sind für den Geübten mit entsprechendem Instrumentarium und möglichst besonderem Raum relativ ungefährlich. Dazu gehören die Biopsien der Leber (vom Laparoskop oder „blind"), die des oberen Magen-Darm-Kanals bis in das Jejunum, des Rectums, der Schilddrüse, der Hoden, der Bronchien sowie die gynäkologischen Probeentnahmen. Als nicht ganz so gefahrlos — auch im Bereich der Klinik — müssen die Punktionen von Milz, Nieren, Lungen, Mediastinum, Myokard, Gehirn bezeichnet werden, die nur von Geübten mit besonderer Technik und evtl. in Operationsbereitschaft durchgeführt werden sollten.

Neben die Histologie ist (über den ursprünglichen Gebrauch der Gynäkologen hinaus) die cytologische Untersuchung von Einzelzellen oder von abgeschilferten Zellverbänden — die *Exfoliativcytologie* getreten. Die Präparate werden teils von Klinikern, teils von Pathologen beurteilt. Sie erfordern ein beträchtliches Maß an Erfahrung, fast eine Art „sechsten Sinnes", die den Anteil „falsch positiver" und „falsch negativer" Ergebnisse bestimmen. Die hier und dort geübte maschinelle „Vorsortierung", d. h. der Ausschluß eindeutig unauffälligen Materials erhöht zwar (in vertretbarem Umfang) die Fehlerquote, ermöglicht aber die zeitliche Bewältigung des oft riesigen Durchgangs und die besondere Hinwendung des erfahrenen Untersuchers auf die pathologischen und auf die zweideutigen Fälle.

In Leber, Milz und Lymphknoten werden die wichtigsten Erkrankungen histologisch besser erkannt. Die cytologische Untersuchung ergibt besonders im Lymphknoten zusätzliche Sicherheit. Im Knochenmark ist die Situation umgekehrt: Die cytologische Untersuchung läßt die „großen hämatologischen Erkrankungen" schneller und sicherer erkennen und differenzieren als die Histologie. Diese ist unerläßlich für die Erkennung von Gefäßveränderungen (z. B. bei Kollagenosen!), von Granulomen, ferner für die Zusammenhänge zwischen Knochen und Knochenmark.

Die *Schwierigkeit*, aus kleinen freien Zellverbänden oder gar aus Einzelzellen Diagnosen, z. B. die weitreichende Diagnose einer Malignität zu stellen, hat vielfach zu ambivalenten Formulierungen geführt, wie z. B. „Tumorzellen sehr wahrscheinlich — wahrscheinlich — verdächtig — möglich...". Diese Abstufungen sichern den Untersucher ab, sind aber für den Kliniker, der ja letzten Endes die Entscheidung einer Alternative benötigt, von geringem Wert. Solche Urteile können allenfalls Wiederholungen veranlassen, was von der subjektiven Unannehmlichkeit oder von der objektiven Gefährdung bei der Materialgewinnung abhängt. Cytologische Urteile sollten in meiner Sicht nur die

Kategorien: sicher — wahrscheinlich — nicht nachgewiesen — Material (aus technischen Gründen) nicht verwertbar — enthalten.

Einen wesentlichen Fortschritt brachte die an die Entwicklung der *Gewebezüchtung* sowie an gewisse cytologische Aufbereitungs- und Färbeverfahren gebundene *Chromosomenanalyse*. Hier wird gewissermaßen von den Krankheiten und angeborenen Anomalien her ein Riesenatlas obligater oder fakultativer Chromosomenveränderungen entwickelt, der in absehbarer Zeit auch umgekehrt von den Chromosomenanomalien her zur Differentialdiagnose beitragen dürfte.

Schon heute ist der Nachweis des sog. „Philadelphia-Chromosoms" das zuverlässigste Argument für eine chronische Myelose, vor allem in ihrer Abgrenzung gegenüber der Osteomyelosklerose und anderen myeloproliferativen Erkrankungen. In der Differentialdiagnose zwischen akuten Leukosen und reaktiven Veränderungen hat der Nachweis einer Aneuploidie beträchtliches Gewicht (für die Leukose): der Nachweis einer normalen Chromosomenzahl macht die Leukose unwahrscheinlich, schließt sie aber nicht aus.

3.3. Physikalische Untersuchungen

„Der Physikalismus ist die derzeit fruchtbarste Arbeitsweise in der Biologie einschl. der Medizin und wird es auf lange Zeit bleiben."
(C. F. VON WEIZSÄCKER [564])

Zu den strukturerkennenden Verfahren gehören letztlich auch die *Röntgendiagnostik* und die verwandten Untersuchungsmethoden. An den großen Kliniken ist die Röntgenologie für die Fächer der Inneren Medizin und der Chirurgie, z. T. der Neurologie oder der Gynäkologie, meist in die Hand von Röntgenologen (verschiedener Institutionalisierung) übergegangen, unter denen sich bezeichnenderweise hier und dort wieder die Therapeuten und die Strahlenbiologen von den Diagnostikern trennen. In den sog. „kleineren" Fächern wie Otologie, Ophthalmologie, Urologie, Orthopädie wird, soweit ich sehe, die Röntgendiagnostik überwiegend noch von den entsprechenden Klinikern ausgeübt.

Man erkennt immer wieder staunend, was *moderne Verfahren* wie Bildwandler- und Fernsehverstärker-Technik, gleichbleibende Filmqualität durch automatische Belichtung und Entwicklung, feinfokusierte Aufnahmen, sagittale und frontale Tomographie, Anwendung hochwertiger Kontrastmittel und/oder Insufflation von Luft, Kymographie, Serien-Kardiographie und Serien-Angiographie sowie Lymphangiographie an zusätzlichen diagnostischen Möglichkeiten eröffnet haben.

An verwandten Methoden sei das *Echo-Verfahren* zur intravitalen weiteren Feststellung von Form-Dichteveränderungen, besonders durch Blutungen oder Tumoren sowie bei Herzanomalien, erwähnt. Mittels besonderer — aber nur im Bereich der Schilddrüse quasi spezifisch aufgenommener — *Isotopen* können Speicherungs- und Ausscheidungsvorgänge über verschiedenen Organen einerseits quantitativ gemessen, andererseits zur Darstellung von Strukturen (Szintigraphie) benutzt werden.

Beispiele: In der *Tumordiagnostik* können — je nach Muttergewebe, Tumorvascularisation und Technik — Neubildungen als Aussparung bei der Szintigraphie normaler Gewebe oder durch Anhäufung von schweren Aggregaten von Isotopen erfaßt werden. Die Ganzkörperszintigraphie läßt die Organverteilung markierter Testsubstanzen erkennen, auch das Schicksal therapeutisch oder diagnostisch einverleibter Isotope.

Bei der Isotopen-Thorakographie können z. B. mit einer „Gamma-Retina" (KNIPPING u. Mitarb.) radioaktive Gase in ihrer Strahlenemission und damit in ihrer Anreicherung über verschiedenen Lungenabschnitten erfaßt werden. Neuere Verfahren bevorzugen eine Art selektiver Darstellung der Lungengefäße, z. B. mit ^{131}Jod-Albumin oder ^{99m}Technetium.

Zu den *Isotopenmethoden im Grenzbereich der klinischen Chemie* gehört schließlich die Messung von Umsatzgrößen durch markierte Testsubstanzen, mit dem wichtigsten Anwendungsbereich der Schilddrüsendiagnostik. Mit der Markierung ganzer Zellen (in vivo- oder in vitro-Markierung) können die Lebensdauer und der bevorzugte Abbauort, etwa von Blutzellen, ermittelt werden. Die *Autoradiographie* erlaubt es, den Generationscyclus von Zellen und Geweben, z. B. Tumoren, festzulegen. Für das *zirkulierende Volumen* des Plasmas und der Erythrocyten haben ^{131}Jod-markiertes Albumin bzw. ^{51}Cr markierte Erythrocyten die früheren Farbstoffverdünnungen mit ihrer Umrechnung und ihrer nicht immer guten Verträglichkeit fast ganz verdrängt. Es sei aber nicht verschwiegen, daß eine schnelle, schonende und beliebig wiederholbare Bestimmung der zirkulierenden Blutmenge für den klinischen Routinegebrauch immer noch aussteht, daß auch heute noch die Beobachtung von Puls, Blutdruck und Aussehen des Kranken die wichtigsten Kriterien bei einem Volumenkollaps — z. B. durch innere oder äußere Blutungen — geblieben sind.

Die neueste Entwicklung stellt wohl die Abstufung einer großen Zahl von Bildpunkten auf einem Röntgenfilm mittels Kathodenstrahlen dar. Die Meßwerte können über Analogrechner (s. Kap. 4.4) in Strukturbilder, über Digitalrechner in bis zu 99 ziffermäßige Abstufungen von Schwarz über Grau bis Weiß umgewandelt werden [404, 405, 583].

Sofern der Internist oder andere Fachärzte ihre Röntgendiagnostik nicht selbst betreiben, ist eine enge *Zusammenarbeit mit dem Röntgenologen* unerläßlich, am besten in Form regelmäßiger gemeinsamer Diskussion der problematischen Bilder. Auch hier gilt: Der Röntgenologe kann nur Fragen beantworten, die man ihm stellt. Das gilt besonders auch für Untersuchungen auf zusätzliche Erkrankungen (z. B. Diagnose: Ulcus ventriculi, gewünschte Aufnahme: Beckenübersicht!). Je prägnanter und gezielter man fragt, um so besser sind die Antworten. Daß das Ausfüllen von Röntgenanforderungen durch eine Schwester oder eine Sekretärin (die durchaus mittels Matrizen oder Druckschrift die Personalien ausfüllen können) solche gezielten Fragen ausschließt, versteht sich.

Umgekehrt neigen einige Röntgenologen oder Pathologen dazu, ihre Diagnosen durch anamnestische Befragung, Einbeziehung von Labordaten usw. zu spezifizieren und abzusichern. Dieses Verfahren hat im Rahmen der Gesamtdiagnostik *Vor- und Nachteile*: Niemand kann und will diese Fachleute daran hindern, ihre Treffsicherheit zu überprüfen und zu erweitern. Die erste Beschreibung und Beurteilung sollte aber unvoreingenommen „rein röntgenologisch", „rein histologisch" usw. sein, d. h. nur sagen, was man an Veränderungen sieht und welche Deutungen sich in rein röntgenologischer (pathologisch-anatomischer) Sicht anbieten.

Beispiel: Eine Magensaft- oder Sputumuntersuchung soll nur einmal in die Differentialdiagnose eingehen, nicht einerseits als Beitrag zur Röntgendiagnose, andererseits als Teil der klinischen Gesamtdiagnose!

Wir begegnen hier einem Prinzip, das im Kapitel 2.5 bereits bei den Konsultationen angesprochen wurde und das im Grunde für jeden diagnostischen Beitrag dritter gilt: Ihr *Urteil* soll „unvoreingenommen" und aus den Aussagemöglichkeiten ihrer *Methodik* heraus abgegeben werden. Sie sollen zunächst, d. h. bis zu einer letzten Stellungnahme, nur über die Fragestellung als solche, möglichst wenig über ergänzende Daten und nicht über bereits vorliegende differentialdiagnostische Deutungen verfügen. Sonst besteht wahrscheinlichkeitstheoretisch die Gefahr der Mehrfachbewertung (und damit der falschen Gewichtung) von Einzelbefunden, psychologisch die Gefahr der „unconscious equalization of results".

Zu den neueren physikalischen Verfahren der Diagnostik gehören ferner die Ableitungen feinster Ströme (auf einer nur durch die Größe des Apparates und durch den praktischen Bedarf begrenzten Zahl von Kanälen) in der *Elektrokardiographie, Elektroencephalographie, Elektromyographie,* ferner die Verstärkung und Registrierung feinster Erschütterungen durch Schallwellen oder Druckschwankungen in der *Phonokardiographie, Oszillographie, Ballistokardiographie, Druckmessung über Katheter* u. a. Soweit hier schon Erfahrungen mit Digital- oder Analog-Rechnern vorliegen, werden diese im Kapitel 4.5 angesprochen.

Ein kleiner Sender, die „Heidelberger Kapsel", sendet in Abhängigkeit von den Acidität sverhältnissen Kurzwellen aus und ermöglicht so die fortlaufende, sondenfreie Registrierung der Magensaftverhältnisse [428]. Das Verfahren hat gegenüber der konventionellen Fraktionierung Vor- und Nachteile.

An weiterentwickelten physikalischen Verfahren im Dienste der medizinischen Diagnostik seien nur stichwortartig schließlich *Leitfähigkeitsmessungen, Messungen der Wärmeabstrahlung, Thermosonden* sowie *Infrarotspektrographie* erwähnt.

Sozusagen auf der Grenze zwischen physikalischen und chemischen Methoden stehen die *Lungenfunktionsprüfungen*. Sie dienen einerseits der Beurteilung der Leistungsfähigkeit des kardio-pulmonalen Systems, z. B. in der Diagnose und Prognose von Erkrankungen, bei der Festsetzung von Erwerbsminderungen, bei der Auswahl von Operations- und Narkoseverfahren, andererseits der Differenzierung von Lungenfunktionsstörungen, etwa nach den Hauptgruppen der Ventilationsstörungen, Verteilungsstörungen, Diffusionsstörungen, Perfusionsstörungen. Unter Einbeziehung fortlaufender Registrierung (Ruhespirometrie), definierter Belastungen — durch Arbeit oder durch bestimmte Gasgemische (Ergospirometrie) — ermöglichen sie ausreichend genaue Aussagen über den Funktionszustand der Lunge, allerdings unter der gerade in der Begutachtung oder bei ängstlichen Personen keineswegs immer gegebenen Voraussetzung einer vollen Mitarbeit der Probanden. Relativ einfach, leistungsfähig und den Kranken wenig belästigend ist die Ganzkörperplethysmographie (Bestimmung des Bronchialwiderstandes und des intrathorakalen Gasvolumens) mit gleichzeitiger Registrierung der Atemschleifen.

Der Aufwand der vollen Ergospirometrie oder anderer, umfassender Lungenfunktionsprüfungen ist immerhin beträchtlich und deshalb auch in großen Kliniken einem beschränkten Kreis von Kranken vorbehalten. Was noch weithin fehlt — und darin bei der Atmung nur beispielhaft für viele andere Organfunktionen genannt sei — ist sozusagen eine „*Mittelklasse von Funktionsprüfungen*", die einerseits die klinisch wichtigen Parameter, also quantitative Daten liefert, andererseits überall und mit vertretbarem Aufwand durchführbar ist.

Für die Lunge wäre das etwa: eine Funktionsprüfung in der Mitte zwischen dem großen spirographischen Programm und dem Atemstoß gegen die Hand des Untersuchers bzw. der Frage nach dem „Ausblasen der oberen Christbaumkerzen". Die alte Bestimmung der „Vitalkapazität" kann für sich allein keinesfalls als Lungenfunktionsprüfung angesehen werden und bedarf mindestens der Ergänzung durch zeitbezogene Methoden wie etwa dem Atemzeitvolumen oder dem Atemgrenzwert. Selbst beim Ruhespirogramm steht die Aussagekraft in keinem vernünftigen Verhältnis zum Zeitaufwand.

Hand in Hand damit gehen die Bestimmungen von *Kohlensäure- und Sauerstoffpartialdruck* sowie von *Sauerstoffsättigung* des Blutes. Zusammen mit der Bestimmung der Elektrolyte (im Blut, für differenziertere Fragestellungen auch Bilanzierung im Urin!) und der wichtigsten *Parameter des Säurebasenhaushaltes* (Blut-pH, P_{CO_2}, aktuelles oder Standardbicarbonat, Base-Exceß usw.) lassen sie die für fast alle Körperfunktionen so wichtigen Abweichungen von der *Isotonie* (gleichbleibende Konzentration der Gesamtelektrolyte), *Isoionie* (gleichbleibende Zusammensetzung der Elektrolyte) und Isohydrie (Konstanz der aktuellen Wasserstoffionen-Konzentration) zeitgerecht erkennen und ausgleichen. Fast alle auf den sogenannten Intensivpflege-Wach- und Dialyse-

Stationen üblichen Behandlungsverfahren sind mit der fortlaufenden Überwachung dieser diagnostisch-therapeutisch wichtigen Parameter untrennbar verknüpft.

3.4. Chemische Untersuchungen

„Falsche Daten sind schlechter als keine Daten. Auch die beinahe richtigen sind nur wenig besser. Sie verwischen nur die Grenzen zwischen Gesundheit und Krankheit." (SELIGSON, zit. n. [187])

Den größten relativen Zuwachs innerhalb der Diagnostik dürften die chemischen Bestimmungen aufweisen. Nach vorsichtigen Schätzungen [187] betreffen rd. 25% aller ärztlichen Anordnungen die Bestellung von Labordaten. Die jährliche *Zuwachsrate* wird mit 20—30% angenommen [464]. In den medizinischen Universitätskliniken werden heute ziemlich einheitlich 2—5 Laboruntersuchungen/Patient/Tag durchgeführt. Von 3 Ergebnissen fallen 2 im dezimalen System, eines als Alternative (binär, s. auch Kap. 4.1) an. In einer modernen medizinischen Klinisch werden täglich 30—50 verschiedene Arten klinisch-chemischer Untersuchungen durchgeführt, weitere 50—100 an bestimmten Tagen, auf besondere Anforderung oder als Beitrag von Speziallaboratorien für die Routinediagnostik.

Neben einer Ausdehnung bereits eingeführter Tests werden fast täglich *neue Tests* empfohlen, die mit beträchtlichen apparativen Investitionen verbunden sein können. Ähnlich wie in der Therapie braucht man hier nicht jede Mode mitzumachen.

Ein *Beispiel* sind die sog. Leberfunktionsprüfungen, auf einen Zeitraum von 20 oder 30 Jahren rückschauend betrachtet, ebenso zahlreich empfohlen wie wieder verlassen.

Nicht selten zeigt auch die spätere Ausdehnung auf Personen mit anderen Krankheiten oder Varianten (etwa im Rahmen eines labordiagnostischen „Fächers" s. u.) zunächst nicht erwartete falsch positive Ergebnisse.

Jeder neue Test ist etwa, wie folgt, zu prüfen:
1. Was bringt er an zusätzlichem Erkenntniswert, an höherer Zuverlässigkeit, an größerer Schnelligkeit?
2. Wiegen die Fortschritte die Preisgabe der Erfahrung mit der bisherigen Methodik auf?
3. Lohnt sich eine Übergangsperiode der Unsicherheit und der Parallelbestimmungen?
4. Lohnen sich die Investitionen?

An Labortests stellt man gewöhnlich — in klinischer Sicht — 3 Forderungen:

1. hohe *Empfindlichkeit,* d. h. Erkennung auch leichter Störungen;

2. hohe *Zuverlässigkeit,* d. h. geringe methodische Streuung und geringe Störanfälligkeit;
3. hohe *Spezifität,* d. h. für eine oder nur wenige Krankheiten typische Normabweichungen.

Wie leicht ersichtlich, lassen sich diese 3 Idealforderungen so gut wie nie vereinigen, ja, sie schließen sich bis zu einem gewissen Grad gegenseitig aus. Man muß also bei der Auswahl eines Laborprogamms von den wichtigsten praktischen Bedürfnissen ausgehen, bei der Interpretation der Ergebnisse am Krankenbett vom diagnostischen Wert (Dignität) der untersuchten Kriterien.

Für die Klinik besonders wichtig ist die häufig anzutreffende *Polarität von Spezifität und Empfindlichkeit:* Sehr empfindliche Methoden sind überwiegend wenig spezifisch und umgekehrt (zu den Definitionen siehe Fußnote in Kap. 1.2). Diese Einseitigkeit wird mehr und mehr verschwinden, wie etwa die Beispiele der modernen (enzymatischen) Glucose- oder Harnsäurebestimmungen zeigen. Für die Fragestellung, ob überhaupt eine Störung vorliegt, etwa im Rahmen „nichtdiskriminierter Programme" (s. u.), ist darüber hinaus hohe Spezifität gar nicht erwünscht. Man will ja vielmehr im Rahmen eines breiten „diagnostischen Fächers" möglichst viele Störungen erfassen und nimmt lieber falsch positive als falsch negative Resultate in Kauf.

Heute können die meisten diagnostisch wichtigen *Enzymaktivitäten Metaboliten, Proteine, Ionen* in den Körpersäften und in den Körperzellen quantitativ bestimmt werden.

Aus Gründen der Materialgewinnung, der Methodik, des technischen Aufwandes sind solche Untersuchungen in den Körperzellen von Kranken bisher fast nur für die Blutzellen und auch hier nur für die Aufklärung hereditärer Störungen in die Routinediagnostik eingeführt worden *("Biochemische Hämatologie").*

Größere praktische Bedeutung haben die Untersuchungen im Blutplasma, im Urin, in den Sekreten von Magen und Pankreas usw., die im Unterschied zu den Gewebsproben aber nur einen mittelbaren Einblick in den Stoffwechsel der Organe geben. Besonders die Untersuchungen der *„Enzym-Entgleisungen" im Blutplasma* — m. W. eingeleitet von WRÓBLEWSKY — hat große praktische Bedeutung erlangt (Übersichten u. a. bei [61, 105, 356]). Besondere Anwendungsbereiche sind die Differenzierung und Verlaufskontrolle der Lebererkrankungen, die Pankreasdiagnostik, die Differentialdiagnose des Herzinfarktes, die Erkennung und Differenzierung von Osteopathien sowie von endokrin abhängigen Tumoren u. a. m.

Diese (indirekte) Bestimmung von Enzymverlusten geschädigter Gewebe hat allerdings einige *grundsätzliche Schwierigkeiten* erkennen lassen:

1. Der Anstieg eines Enzyms im Plasma hat um so höhere klinische Dignität, je niedriger sein Spiegel unter normalen Bedingungen und je

niedriger seine Konzentration in allen Blutzellen (nicht nur in den Erythrocyten!) ist. Dies gilt übrigens auch für Ionen mit starkem Gefälle von den Zellen zum Plasma, z. B. Kalium oder Phosphat. Sonst können schon leichte Hämolysen bei der Entnahme und Aufarbeitung das Ergebnis verfälschen. Am leistungsfähigsten sind von dieser Seite her Enzyme, deren Konzentration im Plasma von Gesunden bei 0 liegt. Einen weiteren Parameter stellt die Korrelation zwischen dem Anstieg der Enzymaktivität und dem Ausmaß des zellulären Schadens dar.

Beispiele organspezifischer Enzyme sind die Kreatin-Phosphokinase oder die Myokinase in der Differentialdiagnose des Herzinfarktes oder der Anstieg der Sorbitdehydrogenase bei Leberparenchymschäden.

2. Es hat sich gezeigt, daß gewisse Enzyme im Blutplasma (z. B. Milchsäuredehydrogenase, Phosphatasen) aus ganz verschiedenen Organen stammen und dabei gleiche oder ähnliche Aktivität gegenüber Testsubstraten, aber verschiedene eiweißchemische Eigenschaften aufweisen *(Isoenzyme)*. Die globale Bestimmung ihrer Aktivität besagt damit wenig über ihre Herkunft und ihren Umsatz. Die Differenzierung mit chromatographischen Methoden führt zu hoher Spezifität der Aussagen, ist aber für die Routinediagnostik z. Z. noch zu aufwendig. Es mehren sich allerdings die Versuche, aus geringen Unterschieden, etwa in der Substratempfindlichkeit, in der Beeinflussung durch zugesetzte Inhibitoren, in den Michaeliskonstanten usw. auch für die breite Anwendung verwertbare Differenzierungen zu ermöglichen.

3. Theoretische Erwägungen und erste praktische Erfahrungen zeigen, daß gerade bei den Enzymen (ähnlich, wie dies auf Zellebene etwa die Schule von BÜCHER durchgeführt hat) die Relation einzelner Enzyme zueinander empfindlichere und spezifischere Aussagen ermöglicht. Der einfachste Ausdruck dafür wären *Quotienten*. So soll der Quotient von DE RITIS (GOT/GPT, normal bei 1,3) in der Leberfunktionsdiagnostik noch Parenchymschäden erkennen lassen, wenn beide Transaminasen für sich allein noch im Normalbereich liegen. Auch in der Unterscheidung kardiogener und hepatogener Transaminaseerhöhungen ist der Quotient wesentlich.

Es kann keinem Zweifel unterliegen, daß die diagnostischen Möglichkeiten solcher Quotienten in der klinischen Praxis noch nicht annähernd ausgeschöpft sind. Andererseits droht hier eine zunehmende Unübersichtlichkeit der (diagnostischen) Enzymologie. Schon heute bekommt man auf Kongressen und Fortbildungskursen Quotienten „vorgesetzt", deren Normalbereich und Bedeutung den meisten Zuhörern nicht klar werden kann, ja oft nicht einmal angegeben wird. Auch täuschen solche Relationen dem Unerfahrenen eine größere Genauigkeit vor, während in Wirklichkeit alle Fehler der Einzelbestimmungen eingehen, z. B. nach der Formel

$$s = \sqrt[n]{s_1^2 + s_2^2 \cdots + s_n^2}. \tag{1}$$

Hier sollte erwähnt werden, daß es bis heute — soweit ich sehe — keine auch nur halbwegs ausreichend empfindliche und spezifische Methode zur *Frühdiagnose des Krebses* aus dem Blut gibt. Das gilt für biochemische wie für immunologische Untersuchungen. Auch die Gründe sind ersichtlich: Bisher wurde keine Eigenschaft entdeckt, die die Tumorzellen als solche *qualitativ* von den normalen Körperzellen unterscheiden würde. In jüngster Zeit mehren sich zwar die Ansätze, solche Besonderheiten zu entdecken, doch fehlt es mindestens noch an der breiten klinischen Bestätigung oder an der Allgemeingültigkeit der Ergebnisse. *Quantitative* Unterschiede gibt es zahlreich, doch streuen sie von Tumor zu Tumor (wie auch innerhalb verschiedener Normalgewebe) beträchtlich und führen bei kleiner Ausdehnung oder geringer Vascularisation noch nicht zu Blutveränderungen im Sinne der Frühdiagnose. Pathophysiologische Erwägungen über die mindestens zeitweilig exponentiellen,

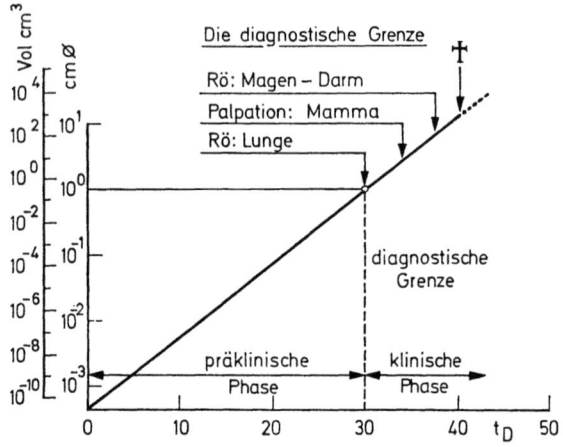

Abb. 1. Schematische Darstellung des (ganz oder teilweise exponentiellen) Wachstums von Tumoren mit Kennzeichnung der klinisch stummen und der klinisch manifesten Phase. Die Ordinate gibt das Tumor-Volumen bzw. den Tumordurchmesser (in cm³ bzw. cm), die Abszisse die (von Tumor zu Tumor wechselnde) Verdopplungszeit=t_D wieder. (Nach GERSTENBERG [614]). (Mit freundlicher Genehmigung des Autors)

aber von Tumor zu Tumor wechselnden Wachstumsphasen lassen leicht erkennen, daß eine Kontinuität vom auch morphologisch kaum oder nur zufällig erkennbaren invasiven Wachstum weniger Zellen bis zur Störung von Organfunktionen oder nachweisbarer Metastasierung führt, in die irgendwann die klinische Erkennung oder der positive Ausfall allgemeiner Suchtests (*"Manifestation"*) fallen (s. Abb. 1). Es gibt unter den gebräuchlichen Laboruntersuchungen derzeit auch kein *Entzündungskriterium,* das nicht von einem Tumor imitiert werden könnte (Reaktion des Organismus auf Nekrosen, sekundäre Entzündungen usw.!). Für Klinik und Praxis sind immer noch Blutsenkung, elektrophoretische Auftrennung der Serumeiweißkörper, evtl. auch die Bestimmung der Milchsäuredehydrogenase und des Eisens im Serum, die relativ verläßlichsten Suchmethoden im Blut.

Ähnliches gilt sinngemäß für die praktisch nicht minder wichtige Gesamtheit der *thrombotischen und embolischen Erkrankungen*. Innerhalb der 3 großen pathogenetischen Faktoren der Thrombose nach VIRCHOW (veränderte Zusammensetzung des Blutes, Schädigung der Gefäßintima, verlangsamte Zirkulation) sind nach vielen Argumenten die beiden letzteren — laborchemisch z. Z. nicht erfaßbaren — die wichtigeren. Unsere derzeit empfindlichsten Untersuchungen der Blutgerinnung und der Plättchenfunktion zeigen zwar bei Thrombosen im Mittel von größeren Beobachtungsreihen signifikante Veränderungen, jedoch nicht für die Diagnose des Einzelfalles ausreichende positive oder negative Abweichungen. Es handelt sich um ein Modellbeispiel der in Kapitel 3.7 besprochenen Überschneidung der Verteilungen.

Nicht zuletzt sollen die *Fortschritte in der klinisch-chemischen Methodik als solcher* erwähnt werden [105, 187, 205, 238, 332, 339, 344, 355, 499, u. a.]. Dazu gehört in erster Linie die Einführung physikalischer oder physikochemischer Meßmethoden; heute werden etwa 80% der klinisch-chemischen Untersuchungen photometrisch durchgeführt [205]. Die neuesten Entwicklungen lassen sich in die Gruppen Mikroanalytik, Instrumentierung, Mechanisierung und Automation zusammenfassen [187]. *Mikromethoden* verringern den Betrag an Material, etwa von Blut, bei gleichbleibender oder verbesserter Bestimmungsqualität, um 1 oder 2 Zehnerpotenzen. *Instrumentierung* bedeutet die Übertragung manueller Verrichtungen, etwa des Pipettierens, auf Instrumente. Durch die *Mechanisierung* werden volle Arbeitsschritte, wie etwa das Messen, ganz oder teilweise auf selbständig arbeitende Systeme verlagert. Dazu gehören selbstregistrierende Photometer mit Küvettenwechselmechanik oder Autoanalyzer. Die letzteren werden gewöhnlich für die häufigsten Bestimmungen wie Blutzucker, Kreatinin, Elektrolyte, Enzymaktivitäten eingesetzt. Die Rentabilität dürfte bei 30—50 Bestimmungen einer Art pro Tag liegen. Durch sinnvolle Kombinationen („Autoanalyzer-Denken" [344]) läßt sich oft schon mit einem einfachen Satz der besondere Bedarf der jeweiligen Laboratorien decken. Die volle Ausnutzung eines Satzes von Autoanalyzern macht darüber hinaus eine elektronische Auswertung mit entsprechender Übermittlung und gegebenenfalls Korrektur der anfallenden Ergebnisse wünschenswert (weiteres s. Abschnitt 4.52). In diesen Bereich gehören auch die zunehmende technische und begriffliche Normierung im Laboratorium und bei anderen physikalisch-chemischen Meßverfahren (s. z. B. [191]) sowie die Standardisierung und Definition der Bezugsgrößen (s. z. B. [34]).

Erst die Leistungsfähigkeit der neueren analytischen Verfahren unter Einschluß isotopenmarkierter Substanzen hat es ermöglicht, in die Diagnostik in breitem Umfang *Funktionstests* und *Belastungsproben* einzuführen. Sie prüfen letzten Endes die „Homoiostase" [27], d. h. die Aufrechterhaltung des dynamischen biologischen Gleichgewichts. Krankheiten können so schon im klinisch latenten oder symptomarmen Stadium erkannt werden — eine unvorstellbare Perspektive für die Periode der klassischen Diagnostik. Letzte Entwicklungen sind die *„in vivo-*

Laboruntersuchungen", d. h. nach dem Prinzip der extrakorporalen Zirkulation fortlaufende Analysen, die z. B. besondere Schwankungen, Tagesrhythmik, Behandlungseinflüsse, Entgiftungsvorgänge usw. viel genauer zu erfassen gestatten [332, 344, 536].

Auf der anderen Seite hat auch die klinische Chemie in jüngster Zeit ihre *„Bedside-Methoden"* entwickelt (neuere Übersichten bei [82, 358]): Teststreifen und Testtabletten ermöglichen mit überwiegend hoher Spezifität ausreichende qualitative und halbquantitative Aussagen über Blut-, Harn- und Stuhlproben. Entgegen dem allgemeinen Gebrauch und einer weit verbreiteten Meinung beschränken sich diese Untersuchungsverfahren keineswegs auf den Nachweis von Eiweiß oder Glucose im Harn, sondern ermöglichen eine Orientierung über viele — fast alle — chemischen Daten, die in der Praxis in erster Annäherung interessieren könnten.

In den meisten europäischen Kliniken werden alle diesen Methoden nur gezielt *(„diskriminiert")*, d. h. auf der Grundlage einer vorausgegangenen unmittelbaren Krankenuntersuchung — allenfalls systematisch aufgrund gewisser epidemiologischer Studien oder anderer Forschungs- und Präventivprogramme durchgeführt. Beispielsweise in den USA kann man aber heute schon in diagnostischen Instituten ein klinisch-chemisches „Check up" oder seine „Blood Chemistry" mit 20—30 automatisierten Standardbestimmungen und evtl. elektronischer Datenverarbeitung durchführen lassen. Solche Routineprogramme bezeichnet man als *„nicht diskriminierte"* Untersuchungen.

Als *Beispiel* seien die Erfahrungen von COLLEN [218, 219] wiedergegeben. In seinem kalifornischen Institut werden z. Z. — im Rahmen einer „mehrphasigen Gesundheitskontrolle" — etwa 30 000 Probanden im Jahr untersucht. Das standardisierte Programm wird als eine Art „erster Phase" neben einer routinemäßigen Untersuchung durch einen Internisten oder durch andere Fachärzte (einschl. gynäkologischer und proktologischer Untersuchungen) angesehen. Der Proband füllt einen Fragebogen über seine Gesundheit in Gegenwart und Vergangenheit aus, sortiert weitere 207 Karten mit Fragen über seinen Gesundheitszustand in „ja"- und „nein"-Fächern für die maschinelle Auswertung, evtl. weitere über 200 Karten mit ähnlichen Alternativen psychologischer Fragen. Während die Maschine die Karten schon sortiert und auswertet, werden kurzfristig untersucht:
EKG mit 6 Ableitungen und gleichzeitigem Phonokardiogramm in 2 Ableitungen — Kreislauftest mit Puls und Blutdruck am Kipptisch — Größe und Gewicht sowie andere anthropologische Maße — Thorax-Kleinbildaufnahme — Mammographie in 2 Ebenen bei Frauen — Bestimmung des intraoculären Druckes — Aufnahme der linken Retina — Vitalkapazität total und innerhalb einer Sekunde — Schmerzreaktionstest — Hörtest für 6 Frequenzen — Glucose, Kreatinin, Albumine, Gesamtprotein, Cholesterin, Harnsäure, Calcium, Glutamat-Oxalazetat-Transaminase, sämtliche im Serum — Leukocytenzählung — Hämoglobinbestimmung — Blutgruppenbestimmung — Serumtests auf Lues sowie Rheumafaktoren, dann pH, Glucose, Eiweiß, Blutkörperchen im Urin — halbquantitative Reaktion auf Bakterien im Urin.

Nur die Kardiogramme, die Röntgenaufnahmen und die Netzhautphotographie werden von Ärzten einzeln beurteilt, alle anderen Kriterien auf einer Gross-Rechenanlage nach der Methodik von NEYMAN (s. Abschnitt 4.33) automatisch ausgewertet. Die Maschine gibt aufgrund vorgespeicherter Programme auch etwaige Kontroll- und Ergänzungsuntersuchungen an. Auch der Ausdruck eines Berichtes mit Vorschlägen usw. erfolgt nach maschinell vorgegebenen „Beschlußvorschriften".

COLLEN schätzt die Betriebskosten pro Proband und Untersuchung auf etwa 15 Dollar (rd. 60 DM). 40—50% dieser Auslagen kommen durch wissenschaftliche Programme und Aufträge Dritter zurück.

Die Untersuchungen wurden deshalb in allen Einzelheiten wiedergegeben, weil COLLENs Programm nach Umfang der bisher untersuchten Personen und Anzahl der erfaßten Kriterien das bisher größte an ein einzelnes Institut gebundene Schema von Vorsorgeuntersuchungen und zugleich einer automatisierten Datenverarbeitung sein dürfte. Der Wert solcher „Check up's" für die Präventivmedizin kann nicht hoch genug eingeschätzt werden. Zum unmittelbaren Wert für die untersuchten Personen und Personengruppen kommt darüber hinaus ein Riesenmaterial epidemiologischer Natur, für die Aufstellung von Normalwerten, für Korrelationsrechnungen usw. zusammen, die indirekt wieder der Vorbeugung und der Frühdiagnose zugute kommen.

Wenn kein gut eingespielter automatischer Apparat hinter solchen Untersuchungen steht, bedeutet aber die routinemäßige („nicht diskriminierte") Bestellung von Labordaten einen beträchtlichen finanziellen und personellen Mehraufwand. Man muß bei größeren Standardprogrammen auf Krankenabteilungen (nicht etwa bei Vorsorgeuntersuchungen!) mit rd. 80% normaler Einzelbefunde rechnen. SCHOEN [508] spricht von einer „kostspieligen Unsitte in Kliniken und Polikliniken...", ganz besonders bei den Gutachten", LÖFFLER [382] noch schärfer von einer „Ziffernmedizin und einem ungeheuren Leerlauf". BESKE [172] formulierte: „Hilfsmittel muß Hilfsmittel bleiben" und darf nicht an den Anfang der Untersuchung gestellt werden.

Andere Autoren (z. B. [260, 332]) weisen aber mit Recht darauf hin, daß bei weitgehender Automation im Laboratorium ein einleitendes Programm von 20—30 Routine-Tests die Belastung für das Laboratorium, das Personal und vor allem für den Kranken (Blutentnahmen!) geringer macht als die anhand der eingehenden Befunde immer neu angeforderten (diskriminierten) Untersuchungen. In vielen Fällen führt dieser indiskriminierte Fächer von Tests auch schnell zu einer Hauptdiagnose, weist auf Nebendiagnosen hin, vermindert die Fehldiagnosen und verkürzt die „Irrwege" [332]. Ein weiterer Vorteil solcher Untersuchungen liegt in der Ermittlung von *„Individualwerten"* zum Vergleich mit künftigen Untersuchungsergebnissen. Damit wird die Problematik des „Normalbereiches" s. u.) für diese Fälle vereinfacht.

Die Entscheidung zwischen diskriminierter und indiskriminierter Bestellung von Labordaten ist im Grunde schon gefallen: Die bei uns gebräuchliche Kombination von Blutsenkung, evtl. Elektrophorese, Lues-Reaktionen, Blutbild, Urinstatus ist bereits ein Klein-Modell indiskriminierter Untersuchungen. Alles weitere ist nur noch eine Frage der Quantität, hier: der Laborkapazität.

Solche breitfächrigen Suchtests („Screening"-Programme) werden durch die modernen 10- oder 12-Kanal-Autoanalyzer begünstigt. Man muß aber an diese Verfahren einige Forderungen stellen, die z. Z. nur zum Teil erfüllt werden:

1. Die Methoden müssen genügend empfindlich, leistungsfähig und störungsfrei sein (Probleme der „Spezifität" und „Sensibilität").
2. Auch hier gelten die im Kapitel 3.7 niedergelegten Grundsätze über die Normalwerte. Vor allem sind zu große Normalbereiche (zu viele falsch negative Ergebnisse) bei den in Frage kommenden unklaren oder zweifelhaften Fällen besonders gefährlich, da sie zunächst die wahre Diagnose verschleiern können.
3. Die Auswahl der Tests muß — bei festen Programmen — den häufigsten oder im Sinne der Optimierung (Kap. 1.1) wichtigsten Krankheiten bei uns entsprechen. Zum Beispiel sind einige nach amerikanischen Erfahrungen aufgestellte Programme für unsere Verhältnisse nicht als optimal zu bezeichnen.

Die breiten Fächer indiskriminierter Untersuchungen in der Präventivmedizin und in der Klinik haben ein neues diagnostisches Problem geschaffen: den *unerwartet pathologischen Befund bei subjektivem Wohlbefinden oder negativer Anamnese*. Dabei soll unterstellt werden, daß in den betreffenden Laboratorien durch Qualitätskontrollen systematische Fehler und Grobfehler weitgehend ausgeschaltet sind. Die verbleibenden pathologischen Werte eröffnen ein neues Feld der Diagnostik, im Sinne einer „gezielten Präventivdiagnostik", oder besser: Frühdiagnostik. Gerade in dieser Monographie sei besonders betont, daß solche „Patienten" außerhalb der Reichweite der „klassischen Methoden der Diagnostik" lagen und liegen. Ihre Erfassung zeigt augenfällig den mit naturwissenschaftlichen Methoden erreichten Fortschritt. Jedem Erfahrenen ist klar, daß sich unter solchen „Zufallsbefunden" viele früh erkannte echte Erkrankungen befinden, aber auch Menschen, deren gleichbleibendes Wohlbefinden bei kontrollierten pathologischen Tests aller medizinischen Erkenntnis trotzt. Sie leiden — etwa mit ihrer erhöhten Blutharnsäure oder ihrer ursächlich unklaren γ-Dysproteinämie, ja „benignen" Paraproteinämie — allenfalls an der Kenntnis dieser „Krankheit". Die Eröffnung der Befunde ist nur vertretbar, wenn sie diagnostische (ergänzende Untersuchungen, Kontrollen), prophylaktische oder therapeutische Konsequenzen hat.

Hängen die Anamnese und die unmittelbare Untersuchung im wesentlichen von der Erfahrung und von der verfügbaren Zeit ab, so kommt bei den technisierten Methoden entscheidend die *apparative Ausstattung* dazu — ihrerseits wiederum eine Funktion der Investitionen. In diesem Sinne gibt es z. B. ganz verschiedene Arten von Röntgendiagnostik und chemische Labors von ganz unterschiedlicher Leistungsfähigkeit und Zuverlässigkeit. Der Arzt muß die Möglichkeiten und Grenzen der ihm zur Verfügung stehenden Einrichtungen nicht nur in der Ausführung, sondern auch in ihren Grundlagen kennen und diese in seine diagnostischen Überlegungen einbeziehen.

Versendung nach auswärts bedeutet über die häufig nicht berücksichtigte Beeinträchtigung des Materials hinaus immer einen Zeitverlust. Man sollte sich zunächst genau über die jeweils erforderlichen Entnahme-, Zusatz- und Versandbedingungen unterrichten. So selbstverständlich dies klingt, so oft wird dagegen verstoßen; die Folgen sind unbrauchbare Ergebnisse und wechselseitige Enttäuschung. Gerade der Arzt, der sich zu einer von ihm selten durchgeführten Untersuchung, etwa einer Biopsie oder einer besonderen blutchemischen Bestimmung, entschließt, sollte ein solches Verfahren nicht für eine „diagnostische Panazee" [508] halten und zusätzliche technische Mängel bei der von ihm selten vorgenommenen Materialgewinnung dieser Art in Rechnung setzen. Aus langjähriger Erfahrung möchte ich fast sagen: Je seltener solche Einsendungen erfolgen, um so höher gewöhnlich die Erwartungen, um so geringer die Qualität des eingesandten Materials.

Alles in allem sind somit die *Durchführung der Untersuchung* und die *Plausibilitäts-Kontrollen* Angelegenheit des Laborleiters (in der Klinik) oder des diagnostischen Instituts (für Praxen). Der mit dem Kranken selbst befaßte und letztlich diagnostisch verantwortliche Arzt hat die *Ergebnisse* vor allem nach den nachfolgenden Gesichtspunkten zu beurteilen:

1. Wie empfindlich ist die von mir veranlaßte Untersuchung (Anteil der falsch negativen Ergebnisse) — oder: Mit welchem Gewicht spricht dieser oder jener negative Laboratoriumsbefund gegen eine vermutete Diagnose?

2. Wie spezifisch ist die von mir veranlaßte Untersuchung (Anteil der falsch positiven Ergebnisse) — oder: Welche differentialdiagnostische Einengung bringt mir das Ergebnis?

3. Ist das Ergebnis in den Rahmen der übrigen Befunde einzufügen?

4. Erklärt die arbeitshypothetisch oder abschließend angenommene Diagnose das Ergebnis oder nicht? Wenn nein: Sind weitere unabhängige Krankheiten oder Folgezustände oder Komplikationen anzunehmen bzw. muß die Diagnose berichtigt werden?

3.5. Immunologische Untersuchungen

„Alles kommt in der Wissenschaft auf das an, was man ein Aperçu nennt, auf ein Gewahrwerden dessen, was eigentlich der Erscheinung zugrundeliegt." (J. W. GOETHE, Farbenlehre)

Die in der Tumordiagnostik z. Z. noch in den Anfangsgründen steckende Immunologie und Serologie haben auf anderen Gebieten entscheidende diagnostische Möglichkeiten vermittelt. Dazu gehören die Entdeckung und Charakterisierung zahlreicher Blut- und Gewebseigenschaften, die nicht nur für die Bluttransfusionen und für die Organtransplantationen wichtig sind, sondern in jüngster Zeit auch zu Mitteilungen über die Koinzidenz und Korrelation mit bestimmten Erkrankungen geführt haben. Darüber hinaus ist es heute möglich, bei *allergischen Cytopenien des Blutes* den Nachweis des ursächlichen Zusammenhangs mit körpereigenen Stoffen (Auto- und Isoantikörper) und mit Fremdstoffen (Allergene als Haptene = Halbantigene) zu führen. In vitro sind dazu subtile, nur von Spezialisten beherrschte und häufig nur kurzfristig nach Krankheitsbeginn positive Untersuchungen erforderlich. Belastungen in vivo (intracutan, subcutan, oral, per inhalationem usw.) sind nicht ungefährlich und daher gleichfalls nur vom Fachmann durchzuführen. Eine Brücke zwischen in vitro- und in vivo-Tests bilden Tierversuche unter standardisierten Bedingungen.

Die *Rheumaserologie* hat mit der Bestimmung verschiedener gegen Streptokokkenbestandteile gerichteter Antikörper (Antistreptolysin, Antistreptokinase, u. a. m.) zur Erkennung des rheumatischen Fiebers, rheumatischer Karditiden, akuter Glomerulonephritiden, zur Differenzierung des Erysipels und des (plurikausalen) Erythema nodosum wesentliches beigetragen. Hohe Titer an Streptokokkenantikörpern lassen auch manche ätiologisch zunächst unklaren Herzbeschwerden oder EKG-Veränderungen bei jüngeren Kranken differenzieren und einen Teil der so oft angenommenen und so selten bewiesenen *"Fokaltoxikosen"* einordnen. Bei *primär chronischer Polyarthritis* — nach heutiger Auffassung einer Autoaggressionskrankheit — kann der sog. Rheumafaktor, ein Gammaglobulin, qualitativ oder halbquantitativ bestimmt werden. Ähnliches gilt für die der primär chronischen Polyarthritis nahestehenden und gleichfalls als Autoaggressionskrankheiten aufgefaßten *Kollagenosen* (Lupus erythematodes dissem., Panarteriitis nodosa, Dermatomyositis, diffuse Sklerodermie, Sjögren-Syndrom) mit ihren oft schweren, manchmal aber auch oligosymptomatischen oder atypischen Krankheitserscheinungen.

Zahlreiche weitere Erkrankungen werden wahrscheinlich oder möglicherweise durch Autoantikörper hervorgerufen und sind daher den bereits genannten *Autoaggressionskrankheiten* zuzuordnen. Der Nachweis der Antikörper ist bei den Erkrankungen des Blutes (z. B. immunhämolytische Anämien, primäre idiopathische Thrombocytopenie = Werlhofsche Erkrankung) relativ oft, wenn auch keineswegs zuverlässig zu führen. Für die Erkrankungen anderer Organe wie Schilddrüse, Hoden, Darm, Leber, Nieren, Herzmuskel, Nervensystem stecken die grundsätzlichen Untersuchungen und vor allem die Entwicklung von Tests für die Routinediagnostik noch in den Anfängen. Eine „Autoaggressionskrankheit" ist leicht zu postulieren, aber schwer zu beweisen! Über die grundsätzliche Bedeutung dieser Gruppe sind sich alle einig, nicht aber über ihre praktische.

3.6. Bakteriologische und virologische Untersuchungen

"The object of opening the mind as of opening the mouth is to shut it again on something solid."
(K. G. CHESTERTON, zit. n. [217])

Für praktisch alle bakteriellen, für viele Pilz- und Virusinfekte gibt es heute serologische Nachweise durch *agglutinierende* oder *komplementbindende Reaktionen*. Bei ätiologisch unklarem Fieber ist es heute üblich geworden, ganze Batterien solcher Tests durchführen zu lassen. Neben eindeutig negativen und eindeutig positiven Ergebnissen liegen die praktischen Schwierigkeiten in den nicht so selten „grenzwertigen" Titerstufen, in der Mitagglutination bei einer anderen Erkrankung, unter dem Einfluß früherer Schutzimpfungen u. a. m. Neben späteren Kontrollen zur Erkennung der wichtigen Veränderung eines Titers gibt es eine Anzahl verfeinerter serologischer Methoden der Absorption, der Vorbehandlung u. ä. zum Ausschluß unspezifischer, d. h. fälschlich positiver Reaktionen. Für manche dieser Untersuchungen gilt, daß ihre Dignität für die Erkennung einer einzelnen Erkrankung so groß ist, daß sie nicht durch andere Symptome oder Befunde ersetzt werden können. Dann bleibt nur die — evtl. mehrfache — Wiederholung, die bei einer stochastisch normalen Verteilung auch zum richtigen Ergebnis führen muß [320]. Bei der Fülle der angewandten Tests und bei den von Labor zu Labor stark wechselnden methodischen Einzelheiten und damit Normalbereichen darf der einsendende Arzt erwarten, daß ihm zum Titer auch die Beurteilung mitgeliefert wird. Was ihm das bakteriologisch-serologische Laboratorium nicht abnehmen kann, sind die richtige Behandlung und vor allem der richtige zeitliche Einsatz der Proben. Der untersuchende Arzt, nicht sein Laborkollege, müssen wissen, wann welche Reaktionen überhaupt eine Ausbeute, wann sie die beste erwarten lassen. Es soll selbst in Universitätskliniken vorkommen, daß die Diagnose etwa eines Typhus aufgrund einer negativen Gruber-Widal-Reaktion in der ersten Fieberwoche verfehlt wird. Das hat nichts damit zu tun, daß man so früh wie möglich auch Seroreaktionen mit abnimmt: Der weitere Titeranstieg kann beweiskräftiger sein als dessen absolute Höhe.

Während die *Züchtung von Erregern* aus Sputum, Urin, Stuhl gewöhnlich keine Schwierigkeiten macht, ist die Ausbeute im Blut auch bei mehrfachen Kulturen weit weniger ergiebig. Entnahmen mit einem Fieberanstieg, Vermeidung oder Berücksichtigung der vorgegebenen Antibiotica, Ergänzung der venösen Kulturen durch arterielle oder sternale, lassen am ehesten positive und eindeutige Resultate erwarten. Wegen der Kautelen für Entnahmen, Aufbewahrung und Transport (besonders wichtig bei quantitativen Bestimmungen der Keimzahl, etwa im Urin!) setzt man sich am besten mit den untersuchenden Laboratorien in Verbindung. Ähnliches gilt für virologische, mykologische und parasitäre Untersuchungen, für die eine einfache Versendung des Materials gewöhnlich nutzlos ist. Positive Erreger-Nachweise sollten möglichst durch gezielte serologische Untersuchungen abgesichert werden.

So bedeuten eine Lungeninfiltration und der gleichzeitige Nachweis von Candida albicans im Sputum noch lange keine Soorpneumonie. Koinzidenz heißt — wie schon mehrfach betont — noch nicht: ursächlicher Zusammenhang!

3.7. Fragen des Normalbereiches

„Einen schwächeren Menschen könnte das ja veranlassen, seinen Glauben zu überprüfen — zumindest seinen Glauben an das Gesetz der Wahrscheinlichkeit."
(T. STOPPARD in „Rosenkrantz and Guildenstern are dead")

3.7.1. Allgemeines

Im Kapitel 2.4 waren die Grenzsituationen zwischen Gesundheit und Krankheit, zwischen normal und pathologisch, schon angesprochen worden. Dort handelte es sich um Symptome aus der Anamnese und aus der unmittelbaren Krankenuntersuchung — also überwiegend um alternative, oft randunscharfe Merkmale. In diesem Kapitel geht es um die gleiche Abgrenzung der Norm für Meßwerte, also für quantitative, klinisch-chemische Daten, für die z. T. andere Gesichtspunkte gelten. Die meisten Ärzte neigen dazu, *Zahlen*, deren Entstehung sie nicht kennen, in ihrer Bedeutung zu *überschätzen*.

Vielleicht liegt die wichtigste Funktion der vielgeschmähten wissenschaftlichen Arbeit zur Erlangung des Doktorgrades in der Medizin für die jungen Kollegen darin, einmal selbst die systematischen Fehler bei der Ermittlung von Daten, ihrer Berechnung und Bewertung erlebt zu haben.

Ebenso verbreitet ist eine *Unterschätzung der Schwankungsbreite der Norm*. Zu diesen mehr subjektiven und abstellbaren Fehlern kommen aber grundsätzliche Probleme des Normalbereiches, die auch heuristisch noch keineswegs als gelöst gelten können. Man kann für die Medizin die berühmte Frage nach der Wahrheit abwandeln in die Frage nach den Grenzen der Norm! Was nützen noch so genau ermittelte klinischchemische Daten, wenn ihre Interpretation an der entscheidenden Frage versagt: normal oder pathologisch?

Streng genommen müßte man für die Einordnung eines Meßwertes als „normal" oder „pathologisch" die Ergebnisse nicht nur aus einer genügend umfangreichen Stichprobe von Gesunden, sondern auch von Personen mit der jeweils infrage stehenden Krankheit kennen. Das wird sich für viele Tests aus Gründen des methodischen Aufwandes oder der Belästigung bzw. Gefährdung der Kranken kaum verwirklichen lassen.

IMMICH (zit. aus [116]) forderte darüber hinaus, den Normalbereich aus beliebigen Meßwerten Gesunder und Kranker zu ermitteln, da Gesunde allein eine Selektion aus der Grundgesamtheit darstellen. Das führt aber zur späteren Elimination der pathologischen Werte, z. B. im Wahrscheinlichkeitsnetz, und bringt damit wiederum ein subjektives Ermessen in den Normalbereich.

Bestimmte Parameter, wie z. B. *Alter und Geschlecht,* sind bei einigen Bestimmungen für die Festlegung des Normalbereiches unerläßlich, bei anderen entbehrlich. Mit anderen Worten: Je größer die Veränderungen allein schon durch den normalen Lebensablauf sind, um so enger müssen die Klassen der Normalbereiche gewählt werden.

Beispiele: Die Ausscheidung von Keto- oder Oxysteroiden eines 18jährigen Mädchens kann nicht vor dem Hintergrund des gleichen Normalbereiches beurteilt werden wie etwa bei einem 50jährigen Mann. Bei der Bestimmung des Serumkreatinins als Kriterium der Nierenfunktion liefern Frauen im Durchschnitt um 0,2—0,3 mg-% niedrigere Werte als Männer. Bei einer ausgeprägten Niereninsuffizienz pflegt das keine Rolle zu spielen, da die Abweichungen der Urämie diese Differenz bei weitem überspielen. Für die Ermittlung von Verdachtsfällen ist ein Kreatininwert etwa von 1,1 mg-% bei Männern noch als durchaus normal, bei Frauen schon als verdächtig auf eine leichte Einschränkung der Nierenfunktion anzusehen.

Weiter sind *örtliche, zeitliche* und *epidemiologische Unterschiede, vorausgegangene Krankheiten* und *Impfungen* zu berücksichtigen, wie sie bereits in den Kapiteln 1.5 und 3.6 erwähnt wurden. Bei den meisten immunologischen Tests spielen z. B. Alter und Geschlecht keine wesentliche Rolle, um so mehr die zuletzt genannten Faktoren. Auch die Art der *Ernährung* ist wesentlich.

Nach reichlichem Fleischgenuß kann z. B. ein Harnstoffwert im Serum von 50 mg-% durchaus noch normal sein, was bei fleischarmer Kost nicht zutrifft. Oder: die Calciumausscheidung im Urin wird so sehr von der Calciumaufnahme beeinflußt, daß jede Bestimmung ohne bilanzierte Kost und Getränke wertlos ist.

3.7.2. Probenfehler

Wie schon bei den einzelnen Methoden erwähnt wurde, fallen die Ergebnisse z. T. als Zählwerte oder als Meßwerte an, die eine verschiedene Behandlung erfordern. Zählwerte sind alternativ, diskret, diskontinuierlich („Wie oft?" „Entweder-Oder") — Meßwerte stetig, kontinuierlich („Wie lang?" „Wie schnell?" usw.). Immer aber entstehen Analysenergebnisse aus mit irgendwelchen Fehlern behafteten Messungen; sie tragen daher selbst einen Fehler [31].

Zunächst muß der subjektive Fehler bei der Ablesung und Beschreibung der Resultate ausgeschaltet, also Objektivität angestrebt werden. Die *Objektivität* wird heute zu einem Teil, aber keineswegs vollkommen, durch Automation (automatisch registrierende Geräte) erreicht. Hohe *Präzision* (englisch: Precision) einer Untersuchung bedeutet, daß sie bei wiederholter Durchführung unter gleichen Bedingungen immer das „gleiche" Resultat liefert, d. h., daß die Einzelergebnisse möglichst wenig um einen Mittelwert streuen. Eine Probe kann niemals zuverlässiger sein als sie objektiv ist [373]. Der Begriff der *Zuverlässigkeit* (englisch: Reliability) schließt aber alle weiteren der Analyse als solcher innewohnenden Fehler mit ein. *Zufallsfehler* sind gewöhnlich klein und unregelmäßig verteilt, sinngemäß auch nach beiden Seiten vom wahren (unbekannten) Wert hin wirksam. Die in Abschnitt 3.7.4 angegebenen Streuungsmaße — bei symmetrischer Verteilung am besten die Standardabweichung — sind daher ein gutes Maß für den Zufallsfehler.

Fehler, wie sie durch personelle oder apparative Störungen verursacht werden und prinzipiell vermeidbar sind, werden als *systematische Fehler* bezeichnet. Dazu gehören falsche Aufarbeitung, falsches Einwiegen, unreine Reagenzien, falsche Standardlösungen, falsche Ansätze, Glasfehler oder nachgedunkelte Küvetten, Stromschwankungen, apparative Defekte u. a. m. Sie beeinflussen das Meßergebnis gewöhnlich in einer Richtung. Die systematischen Fehler können konstante oder regellose (veränderliche) Abweichungen vom wahren Wert bewirken. Ihre Erkennung und Elimination stellt manchmal die höchsten Ansprüche an den Laborleiter; sie ist fast schon eine „Diagnose" für sich. Die systematischen Fehler beeinflussen die *Richtigkeit* (englisch: Accuracy) der Ergebnisse. Von groben Abweichungen („Grobfehler") abgesehen, läßt sich die Richtigkeit nur durch ein kompliziertes System — meist von Korrelationsrechnungen — beweisen. Der retrospektive Vergleich der Tests auf ihre Aussagekraft am Kranken spielt dabei nach wie vor eine entscheidende Rolle.

Rechnerisch charakterisiert man den systematischen Fehler (absolut) durch die Abweichung dx (des gemessenen Wertes x) vom wahren Mittelwert μ.

$$dx = \mu - x \quad \text{oder relativ} \quad \frac{dx}{\mu} \quad [31, 205]. \tag{2}$$

Da μ in der Regel nicht bekannt ist, darf man unter der Voraussetzung nicht zu grober Abweichungen die Einzelmessung x oder das Mittel aus einer Anzahl von Messungen ($\bar{x}$) auch anstelle des wahren Mittelwertes einsetzen. $dx/\bar{x}$ kann durch Multiplikation mit 100 in % ausgedrückt (s. auch die „relative Streuung" im Abschnitt 3.7.4).

Die Probleme des „Normalbereichs" lassen sich in vier Gruppen einteilen:

1. Probleme des Mittelwertes;
2. Probleme der Streuung;
3. Probleme der Verteilung;
4. Beurteilung von Einzelwerten.

3.7.3. Mittelwerte

Gerade für den Mittelwert gelten die in 3.7.1 genannten Abhängigkeiten von Alter, Geschlecht, Jahreszeit, Ernährungsgewohnheiten usw. Darüber hinaus gibt es ganz verschiedene Arten von Mittelwerten. Keiner kann für unser Problem des Vergleichs zwischen Gesunden und Kranken als „ideal" bezeichnet werden.

Das *arithmetische Mittel*

$$M_A = \frac{x_1 + x_2 \cdots + x_n}{n} \qquad (3)$$

(künftig aus Vereinfachungsgründen als M bezeichnet), ist leicht zu errechnen und leicht vorstellbar. Es berücksichtigt alle Werte, wird aber durch Extremwerte ungebührlich stark beeinflußt und ist daher für kleine Gruppen von Gesunden oder Kranken oft nicht repräsentativ.

Das *geometrische Mittel*

$$M_G = \sqrt[n]{x_1 \cdot x_2 \cdots x_n} \qquad (4)$$

erfordert komplizierte Rechenoperationen und ist mit mehr als drei Gliedern schwer vorstellbar. Es kann durch Transformation der Meßwerte in die dekadischen Logarithmen ermittelt werden. Dann gilt

$$\lg M_G = \frac{\sum_{i=1}^{n} \lg x_i}{n}$$ d. h. der Logarithmus des geometrischen Mittels ist

das arithmetische Mittel der logarithmischen Einzelwerte. Das geometrische Mittel berücksichtigt alle Glieder und läßt Extremwerte weniger ins Gewicht fallen als das arithmetische Mittel. Es ist anzuwenden, wenn (wie häufig in der Medizin) eine sogenannte logarithmische Normalverteilung („log-normale Verteilung") vorliegt. Es kann nicht verwendet werden, wenn ein Meßwert $= 0$ ist.

Das *harmonische Mittel*

$$M_H = \frac{n}{\frac{1}{x_1} + \frac{1}{x_2} \cdots + \frac{1}{x_n}} \quad \text{oder} \quad \frac{n}{\sum_{i=1}^{n} \frac{1}{x_i}} \qquad (5)$$

erscheint in den Lehrbüchern der Statistik selten. Neben dem Nachteil komplizierter Rechnung wird es ebenfalls gering vom Extremwert beeinflußt und eignet sich auch für Kurvenglättungen. Praktisch wichtig ist vor allem, daß durch die Transformation $1/\infty = 0$ auch die Einbeziehung von „unendlichen" Meßwerten möglich wird, also die häufige Situation, wo ein erwartetes Ergebnis, etwa die Auspressung von Serum aus einem Blutkuchen oder die Kontraktion eines Muskelstreifens, innerhalb einer vernünftigen Beobachtungszeit überhaupt nicht eintritt.

$1/\infty = 0$ gilt zwar schon seit GAUSS als mathematisch nicht korrekt, kann aber für die geschilderten Meßverfahren mit ausreichender Sicherheit benutzt werden.

Der *Median (Zentralwert,* Md) teilt die Beobachtungsreihe in zwei gleich große Kollektive $\frac{2m+1}{2}$. Er ist in diesem Sinn der mittelste Wert einer nach der Größe der Meßwerte geordneten Reihe. Bei ungerader Zahl der Meßwerte (2 m + 1) ist der Median der (m + 1)-te Wert, bei gerader Zahl (2 m) das arithmetische Mittel aus dem von jeder Seite her erreichten m-ten Wert. Der Median wird neben dem arithmetischen Mittel zweifellos am häufigsten verwendet. Er wird durch Extremwerte definitionsgemäß am wenigsten, für die Praxis vielleicht zu wenig beeinflußt. Liegt eine Normalverteilung vor, so fallen — wie bei allen symmetrischen Verteilungen — arithmetisches Mittel und Median zusammen (Abb. 2). Bei asymmetrischer Verteilung kann der Median für ein Kollektiv von Gesunden am ehesten als repräsentativ angesehen werden.

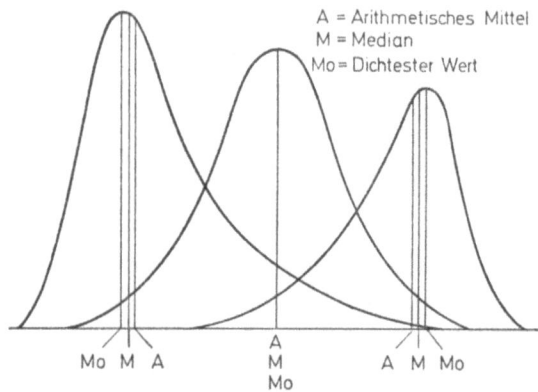

Abb. 2. Fechner's „Lagegesetz der Mittelwerte" bei symmetrischer linksschiefer (linkssteiler) sowie rechtsschiefer (rechtssteiler) Asymmetrie. (Nach KLEZL-NORBERG [615])

Der *Modus (Modalwert)* stellt den am dichtesten besetzten („wahrscheinlichsten") Wert in einer Reihe von Einzelwerten dar. Obwohl relativ selten verwendet, kommt er bei asymmetrischen Verteilungen durchaus in Betracht.

3.7.4. Streuungen

In den meisten Fällen, darunter auch beim Problem des „Normalbereichs", reicht die Angabe des Mittelwertes allein nicht aus. Dieser kann innerhalb weiter Grenzen schwankende oder eng zusammen liegende Einzelwerte repräsentieren. In Verbindung mit dem Normalbereich interessiert aber gerade, was „noch bei Gesunden" vorkommt. Ebenso selbstverständlich eignen sich dafür nicht die jeweils niedrigsten und höchsten bei Gesunden gemessenen Werte („Variationsbreite",

„Spannung der Extremwerte"). Wir wissen ja nie sicher, ob diese Probanden wirklich alle „gesund" waren. Wir müssen vielmehr bei steigender Probenzahl mit solchen unbekannten Krankheitsträgern rechnen und würden mit den Extremwerten den Normalbereich zu weit ausdehnen. Die absolute Zahl und das Ausmaß der Extremvarianten nimmt mit steigender Zahl der Untersuchungen zu, ihre relative Häufigkeit ab.

Der Mittelwert muß also durch ein Streuungsmaß näher charakterisiert werden, das seinerseits wieder Erkenntniswert hat, z. B. beim Vergleich der Leistungsfähigkeit zweier Untersuchungsmethoden.

Streuungsmaße gibt es viele. Am gebräuchlichsten ist — unter der Voraussetzung einer Normalverteilung — die Standardabweichung:

$$s = \sqrt{\frac{\sum_{i=1}^{n}(x_i - \bar{x})^2}{n-1}}, \tag{6}$$

wobei $\bar{x}$ den Mittelwert, x_i jeden einzelnen beliebigen Meßwert darstellt.

Man kann, wie in allen Wahrscheinlichkeitsrechnungen, die Ansprüche an den *Zufallsbereich* willkürlich verschieden hoch ansetzen. Per definitionem wird gewöhnlich der Bereich $\pm 2s$ als Normalbereich angesehen. Damit fallen rd. 95 % (genauer: 95,45 %) der Werte in den Normalbereich (mit $\pm 1s$ wären es rd. 68 % [68,27 %], mit $\pm 3s$ über 99 % (99,73 %). Einzelergebnisse, die in den Bereich von $M \pm 2s$ fallen, gelten als „zufällig" vom Mittelwert abweichend (nicht signifikant erhöht oder erniedrigt, in unserem Zusammenhang also als „normal"). Werte außerhalb dieses Bereiches als „wesentlich" vom Mittelwert abweichend, signifikant verändert, in diagnostischen Fragestellungen als pathologisch.

Diesem — mangels besserer einheitlicher Maßstäbe — allgemein benutzten Normalbereich oder Vertrauensbereich haften einige *Mängel* an:

1. In der Praxis sind M und s häufig nur aus relativ wenig Messungen ermittelt, sie stellen also mehr arbitrarisch-rechnerische als tatsächliche Grenzen der Norm dar.

2. Durch den Mangel an gesunden Probanden werden diese Werte in Krankenhäusern ganz überwiegend an „in dieser Richtung unverdächtigen" Kranken ermittelt. Damit wird a priori unterstellt, daß zwischen den testempfindlichen und den übrigen Erkrankungen keine wechselseitige Beeinflussung besteht, was aber vielfach nicht zutrifft oder mindestens unbekannt ist.

3. Das Verfahren setzt eine Normalverteilung voraus. Gerade dies trifft aber in der menschlichen Pathologie verhältnismäßig oft nicht zu (s. dazu Abschnitt 3.7.5).

4. Der arbitrarische Bereich von $\pm 2s$ beinhaltet, wie jeder andere, falsch positive oder falsch negative Resultate. Mit einem engen Normalbereich wachsen die falsch positiven, mit einem weiten die falsch negativen Ergebnisse.

Tabelle 6. *Bestimmung des Calciums im Blutserum als Beispiel für die Präzision einer klinisch-chemischen Methodik.* Die unter (A) genannten Zahlen geben das Mittel aus den Variationskoeffizienten der jeweils mit einer bestimmten Methodik teilnehmenden Laboratorien (insgesamt 1186) wieder. Unter (B) sind die entsprechenden Werte der besonders sorgfältig ausgewählten sog. „Referenz-Laboratorien" aufgeführt. (Nach einer Feststellung des College of American Pathologists im Report zum National Comprehensive Laboratory Survey 1965, zit. nach MERTEN [613]). Mit freundlicher Genehmigung des Autors

Angewandte Methoden	Zahl der Teilnehmer	Variationskoeffizienten in % (als Mittelwerte)	
		(A)	(B)
Alle Methoden	1142	7,1	3,70
Flammenphotometer (Coleman)	405	6,9	2,00
Flammenphotometer (andere)	5	8,7	—
Oxalatfällung mit Permanganattitration (Clark und Collip)	119	7,0	1,14
Chloranilatfällung + EDTA (Ferro und Ham)	250	7,0	2,41
EDTA-Titration mit Murexid, Calcein, Calred	167	14,8	2,67
EDTA-Bindung + Dialyse (Auto-Analyzer)	16	7,7	—
Farbbindung + Dialyse + Komplexon	47	8,9	—
Phosphatfällung	12	16,6	—
Andere Methoden	128	14,2	4,08

Legte man allein $M \pm 2s$ zugrunde, so wären z. B. 5% aller Menschen krankhaft groß oder krankhaft klein, was gewiß niemand unterstellen wird. Einen Grenzfall sinnloser und sinnvoller Anwendung stellt auch das schon erwähnte Körpergewicht dar, für dessen „Normalbereich" eine zugleich einfache und die Konstitution berücksichtigende Formel noch ihres Erfinders harrt.

Wie bei allen statistischen Größen handelt es sich auch beim Normalbereich um einfache „Markierungstafeln", die einer logischen Interpretation bedürfen. Keine Bezugsgröße zu haben ist gewiß schlechter als eine „störungsanfällige". Man sollte sich aber der Grenzen bewußt bleiben.

Gerade bei Meßwerten versucht man die Streuung in eine gewisse Beziehung zur absoluten Größe des arithmetischen Mittels zu bringen („*relative Streuung*"). Die einfachste Formel stellt der *Variabilitätskoeffizient* (oft — nicht ganz zu Recht — auch als Variationskoeffizient bezeichnet) dar:

$$V_K = \frac{s\,100}{M}. \tag{7}$$

Über seine Vorzüge gegenüber der Standardabweichung sind die Meinungen geteilt (s. z. B. [329]). BÜTTNER [205] gibt für den Vertrauensbereich klinisch-chemischer Analysen die Formel

$$\bar{x} - \frac{\lambda}{\sqrt{n}} \sigma < \mu < \bar{x} + \frac{\lambda}{\sqrt{n}} \sigma \qquad (8)$$

an. Dabei ist μ das Mittel der Norm, σ die Analysenpräzision (Präzision von Tag zu Tag), n die Zahl der Einzelbestimmungen, λ der Faktor für die Vertrauensgrenzen (für 1%=2,58, für 5%=1,96). Letzten Endes handelt es sich bei allen diesen Größen um Quotienten. Statistisch sind sie sinnvoll, wenn die Regression geradlinig durch s läuft [350].

3.7.5. Verteilungen

Unter Verteilung versteht man die Häufung von Maß- oder Zahlenwerten entlang einer Wertreihe. Wie schon betont, setzen die in der praktischen Medizin meistbenutzten Streuungsmaße eine *Normalverteilung* voraus, was aber gerade hier häufig nicht der Fall ist. Die Normalverteilung nach GAUSS-LAPLACE („Gauss-Verteilung") gehört zu den stetigen Verteilungen (zu den Begriffen diskret und stetig s. Abschnitt 3.7.1). Vorgänge, die einem Grundgesetz gehorchen und nur zufällig davon abweichen, häufen sich bei genügender Zahl der Ereignisse nach der von GAUSS angegebenen Glockenkurve (s. Abb. 3).

Interferierende Einflüsse, wie sie in der Medizin häufig vorkommen, können zu asymmetrischen Verteilungen führen. Der wichtigste und biologisch häufigste Sonderfall ist die *logarithmische Verteilung*. Sie ist linksschief [linkssteil, linke Asymmetrie (s. dazu Abb. 2)]. Sie kommt z. B. zustande, wenn nach der Injektion einer Testsubstanz die Verteilung im Blut sich „eingependelt" hat (dichtester Wert), wobei der Anstieg zur höchsten Konzentration relativ steil verläuft und die Unterschreitung eines zeitlichen Minimums unwahrscheinlich ist. Der Abfall erfolgt langsam (flacher Kurvenschenkel), weil verschiedene Einflüsse in der Ausscheidung usw. zu Zeitverlängerungen führen. Andere Ursachen asymmetrischer Verteilungen sind die Annäherung des Normalbereiches an 0 oder eine vorgegebene geringe Regulationsmöglichkeit nach unten hin (s. auch Abb. 4). BECKENKAMP und MARTIN [163] kamen zu folgender *Zusammenstellung asymmetrischer Verteilungen* in medizinischen Befundreihen:

1. logarithmische Verteilung (s. o.);
2. andere asymmetrische Verteilungen ohne heuristische Bedeutung;
3. die Ergebnisse sind die Summe von 2 getrennten Kollektiven oder Wirkungen, die getrennt behandelt werden müssen;

4. Extremwerte (außerhalb der 3s-Grenzen) beeinflussen das arithmetische Mittel entweder als methodische Irrtümer in der Messung bzw. Bewertung oder als reale Extremvarianten;

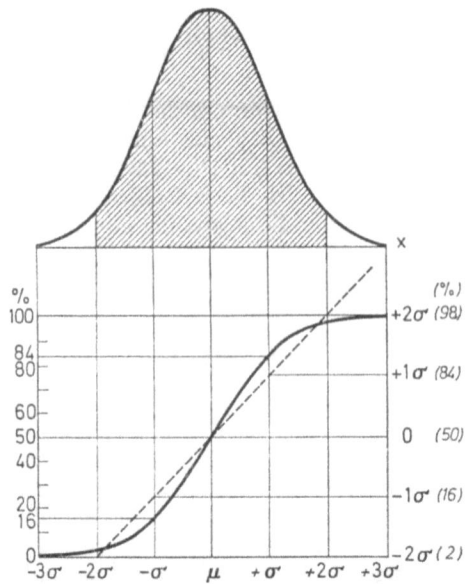

Abb. 3. Normalverteilung nach GAUSS (oberer Teil). Der Bereich von 2s=95,45% der Gesamtfläche (von 2,27%—97,73% reichend) ist schraffiert. Der untere Teil der Abbildung zeigt die Summenprozentkurve zur Gauss-Verteilung, dazu die durch Transformation der Ordinatenskala gewonnene Gerade (sogen. Hazen-Gerade). Die Ordinatenachse zur Geraden entspricht der Ordinatenachse auf dem sog. Wahrscheinlichkeitspapier. (Nach 2 Abbildungen von ERNA WEBER [136]. (Mit freundlicher Genehmigung des Autors)

Asymmetrische Verteilungen sind durch die üblichen Mittelwerte und Streuungsgrößen unzureichend gekennzeichnet. Für den praktischen Gebrauch können sie behandelt werden:

1. durch Transformation (z. B. bei logarithmischer Verteilung);
2. durch verteilungs- und parameterfreie Rechenoperationen (dazu wird der Kliniker gewöhnlich die Hilfe des Biometrikers in Anspruch nehmen müssen).
3. durch quantile Verteilungen (z. B. als Decentile, Percentile, „Standard-Nine-Verfahren" u. ä. [373]). So können statt der erwähnten doppelten Standardabweichung ($\pm 2s$) auch die Percentile ($\pm 5\%$) als Normgrenze benutzt werden [128, 348]. Prinzip der letztgenannten Methoden ist es, die Ergebnisse in eine Flächenverteilung zu transformieren, indem vom Mittelwert gleiche Einheiten auf der x-Achse abgetragen und auf der y-Achse die relative Häufigkeit angegeben wird.

Für den zu prüfenden Meßwert kann dann abgelesen werden, wie groß die Wahrscheinlichkeit ist, in den Streubereich der Gesunden zu fallen. Man kann auch ein sogen. Wahrscheinlichkeitsnetz (Wahrscheinlichkeitspapier, s. auch Abb. 3) benutzen, dessen Ordinate nach dem Gauss'schen Wahrscheinlichkeitsintegral geteilt ist. Für Normalverteilungen wird Papier mit arithmetischer, für log-normale Verteilungen Papier mit logarithmischer Unterteilung der Abszisse verwendet.

In der Praxis wird häufig von der unzutreffenden Voraussetzung einer Normalverteilung ausgegangen und darauf die übliche Berechnung aufgebaut.

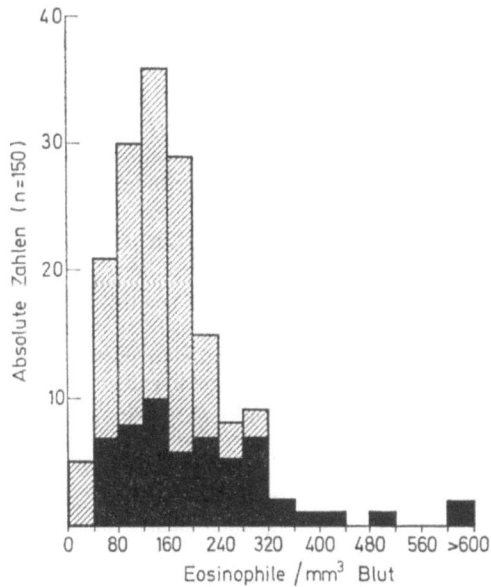

Abb. 4. Verteilung der eosinophilen Leukocyten im Blut bei 150 Gesunden (97 Frauen und 53 Männer = schraffierte Säulen). Die Abbildung ist ein Beispiel linksschiefer Verteilung des Normalbereiches gegen 0 hin. Der schwarze Anteil der Säulen zeigt die Häufigkeitsverteilung bei den Personen, die entweder allergische Erkrankungen in der eigenen oder in der Familienvorgeschichte aufwiesen bzw. vergrößerte Gaumen- oder Rachenmandeln bzw. frühere Tonsillektomien oder Entfernung von Nasenpolypen. Die schwarzen Säulen zeigen, wie bereits scheinbar belanglose anamnestische oder klinische Abweichungen von einer streng gefaßten Norm zu einer wesentlichen Veränderung der „Normalverteilung" führen. (Zahlen aus RUD [110])

3.7.6. Prüfung einzelner Meßwerte

Die meisten statistischen Analysen haben es mit mehr oder minder großen Kollektiven zu tun, deren Unterschied einem Prüfverfahren unterworfen wird. Es ist dann eine Ermessensfrage, welchen Grad von

Sicherheit man verlangen und welche Irrtumswahrscheinlichkeit man für zumutbar erachten will. In bestimmten Gebieten (z. B. in der Sozialmedizin) bestehen sogar die günstigen Voraussetzungen großer Zahlen. Mindestens aber sind die zu vergleichenden Gruppen annähernd gleich groß. Ganz andere Voraussetzungen gelten für die Beurteilung von diagnostischen Ergebnissen: Hier muß eine Einzelbestimmung — mit ihrer ganzen Fragwürdigkeit — mit den Meßwerten eines Kollektivs von Gesunden verglichen werden. Die Fragestellung lautet (im Unterschied zu Problemen der klinischen Forschung) ja nicht, ob zwischen Gruppen von Gesunden und Kranken signifikante Unterschiede — z. B. hinsichtlich des Blutbildes — bestehen, sondern ob ein einzelnes Blutbild noch normal ist oder nicht. Eine außerordentlich häufige Situation ist die folgende: Zwischen den Gesunden und den Kranken bestehen zwar statistisch gesicherte Unterschiede, gewöhnlich in Abhängigkeit von der Zahl der untersuchten Probanden. Die beiden Verteilungskurven überschneiden sich aber in einem größeren oder kleineren Bereich (s. Abb. 5). Ein in diesen Doppelbereich fallender Meßwert kann einer Erkrankung entsprechen oder nicht. Der Überschneidungsbereich enthält so in gewissem Sinn die falsch positiven ebenso wie die falsch negativen Ergebnisse. Je größer der Überschneidungsbereich, um so höher der Anteil der zweifelhaften Ergebnisse, um so geringer die Brauchbarkeit der entsprechenden diagnostischen Methodik. Das Problem wird dadurch zusätzlich erschwert, daß über die Verteilung der Werte bei Kranken gewöhnlich keine genügend umfangreichen Ergebnisse vorliegen. In vielen Fällen gibt es daher keine befriedigenden statistischen Lösungen.

In meiner Sicht gibt es nur folgende *praktische Handhabung:* Nach Ausschluß systematischer Fehler (s. Abschnitt 3.7.1) gibt der Laborarzt seinem Ergebnis eine der nachfolgenden Beurteilungen:
1. sicher normales Ergebnis;
2. fraglich pathologisches Ergebnis (grenzwertiger Befund);
3. sicher pathologisches Ergebnis.

Mit dem zunehmenden Angebot von originalen Labordaten, Quotienten, Korrelationen usw. ist über kurz oder lang eine Art von „Informationskrise" für den Kliniker oder Praktiker zu erwarten, die die Verarbeitung der Ergebnisse am Krankenbett innerhalb einer vernünftigen Zeit erschwert. Aufgabe des Laborleiters wird es dann zusätzlich sein, die Schlüsseldaten auszuwählen, hervorzuheben, evtl. in ihrer Dignität zu kennzeichnen. Er wird umgekehrt darauf achten, daß die so leicht „bestellten" Untersuchungen sich — unabhängig, ob diskriminiert oder indiskriminiert (s. o.) — in einem vernünftigen Rahmen halten.

Man kann selbstverständlich die Vertrauensgrenzen für (1) und für (3) beliebig festlegen. Nach den in diesem Kapitel gegebenen Definitionen wird man in der Regel vom 95%-Bereich ausgehen und geringe Abweichungen vom Grenzwert nach oben und unten noch als fraglich bezeichnen. Diese Untersuchungen werden wiederholt, durch gleichsinnige Untersuchungen ergänzt oder als solche in den differentialdiagnostischen Kalkül einbezogen.

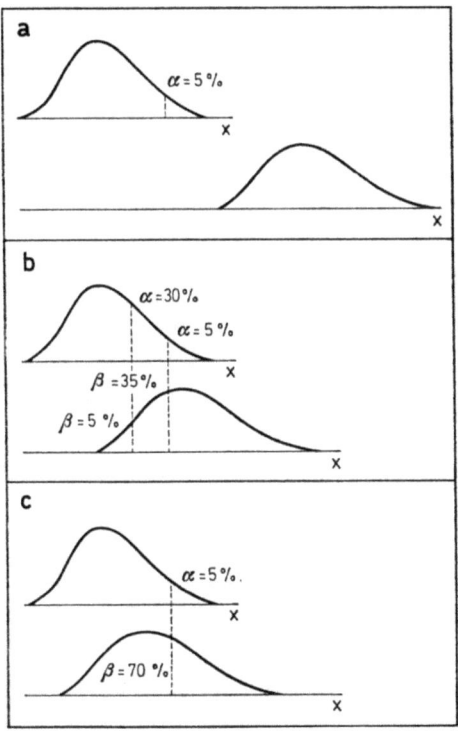

Abb. 5. Überschneidung der Verteilungskurven von Kollektiven gesunder und kranker Versuchspersonen (nach KOLLER [348]). Im oberen Teil a liegen die Kranken (rechte Kurve) außerhalb der Verteilungskurve der Gesunden (linke Kurve). Die Abtrennung der pathologischen Werte ist mit weniger als 5% Irrtumswahrscheinlichkeit gesichert. In den mittleren Kurven (b) liegt eine beträchtliche Überschneidung vor: Mit einer Irrtumswahrscheinlichkeit für die Gesunden von 5% kämen rd. 40% der Kranken in den Normalbereich zu liegen (falsch negative Ergebnisse). Der Streubereich der Gesunden reicht für diese Abgrenzung nicht aus. Mit einer Irrtumswahrscheinlichkeit von 5% für die Kranken würde der Anteil der Gesunden mit falsch positiver Diagnose (theoretisch) auf 35% ansteigen. In den unteren Kurven (c) ist die Überschneidung noch weitgehender. Selbst wenn ein signifikanter Unterschied in den Mittelwerten zu errechnen wäre, ließe die Häufigkeitsverteilung eine Abtrennung von normal und krankhaft nicht zu. (Mit freundlicher Genehmigung des Autors)

Als *Beispiel* für die Problematik des „Normalbereichs" seien die Leukozyten angeführt. HEILMEYER und BICK [307] fanden für Jena 1941 im Mittel einer großen Zahl von Gesunden 7000/cmm, als Extremwerte 4000 und

11 000/cmm. Als Normalbereich gelten meist 4000—10 000/cmm (s. z. B. [138]). Dabei sind die unteren Grenzen nach neuesten Untersuchungen eher niedriger als früher anzusetzen [400]. Nur eine so weite Fassung des Normalbereichs läßt die großen Schwankungen nach Rasse, Lebensgewohnheit, Tages- und jahreszeitlichen Schwankungen, Untersuchertechnik usw. einigermaßen auffangen. Mit diesem Bereich und mit der alleinigen Alternative „normal" oder „pathologisch" wird aber die Leukozytenzahl als ein Indiz entzündlicher Vorgänge entwertet: Für zahlreiche Probanden, deren persönliches Blutbild man aus früheren Untersuchungen kennt („Individualwert", s. o.) sind 10 000/cmm, ja 9000/cmm, schon eine Leukozytose von diagnostischer Bedeutung. Es bleibt nichts anderes übrig, als arbitrarisch festzustellen: 5000—9000/cmm = „sicher" normal; 3000—5000/cmm sowie 9000—11 000/cmm fraglich pathologisch, unter 3000 und über 11 000/cmm = „sicher" pathologisch.

Im Bereich der klinischen Enzymologie wies umgekehrt die Arbeitsgruppe um SCHMIDT [253] kürzlich darauf hin, daß man durch Einengung des Normalbereichs auf 12 I.E. obere Grenze die Empfindlichkeit der beiden Serumtransaminasen GOT und GPT als Leberfunktionsprüfung beträchtlich steigern kann. Die meisten Laboratorien nehmen 18 oder sogar 20 I.E. als obere Normgrenze. Man erhöht mit dem engen Normalbereich auch die Zahl der falsch positiven Resultate.

3.8. Grenzen und Fehlerquellen der Laboratoriumsdiagnostik

"A knowledge of the history of ideas has a moderating influence... it helps to keep a balance between undue dogmatism on the one hand and undue scepticism on the other ... it inculcates a humility which is the surest shield against intellectual arrogance."

(H. COHEN [604])

Wie in den vorausgegangenen Kapiteln bereits ausgeführt, haften allen Laborergebnissen Bestimmungsfehler an. Die Ergebnisse geben somit nicht den wahren (gesuchten) Wert, sondern eine Näherung wieder. Wie gleichfalls schon erläutert wurde, handelt es sich bei diesen Laborfehlern um zufällige und um systematische.

Die *zufälligen Fehler* betreffen die Streuung der Meßwerte um den wahren Wert, sind unvermeidbar und beeinflussen die Ergebnisse nach beiden Richtungen hin. Sie sind umgekehrt proportional der Präzision und werden durch die Standardabweichung charakterisiert. Sie können durch Vielfachbestimmungen relativ genau gegeben werden, wenn auch nicht eliminiert werden.

Die *systematischen Fehler* geringeren oder stärkeren Ausmaßes („Grobfehler") sind vermeidbar und beeinflussen die Ergebnisse meist nach einer Richtung hin. Sie bestimmen die *Richtigkeit* (Gültigkeit) der Laborergebnisse.

Es gibt eine Reihe moderner Verfahren, solche Fehler zu eliminieren oder doch möglichst niedrig zu halten, die sog. *Plausibilitätskontrollen* [187, 237, 339, 550] und andere Untersuchungen zur Qualitätskontrolle. Dazu gehören:

1. *Echte* Doppelbestimmung mit getrennter Materialgewinnung und Materialübersendung (bei gleichem Ausgangsmaterial handelt es sich nur um eine Kontrolle der methodischen Streuung, deren Kosten und Aufwand in keinem Verhältnis zur zusätzlichen Sicherheit stehen).
2. Einschalten von Kontrollproben bekannter Zusammensetzung oder mit Vorgabe der zu testenden Substanz (als einfache Blindbestimmung).
3. Beobachtung auf Extremwerte, die mit dem Leben nicht mehr zu vereinbaren wären (z. B. ein Serumchlorid von 40 mval/L) oder von Tag-zu-Tag-Schwankungen, deren Sprünge nicht mehr im biologisch möglichen Bereich liegen (z. B. Kreatininanstieg um über 1 mg%, Harnstoffanstieg um über 30 mg% pro Tag [238]).
4. Ermittlung und Vergleich von Tagesmittelwerten (nur möglich bei großem und relativ homogenem Eingangsmaterial).
5. Ermittlung der Korrelation zu anderen gleichzeitig bestimmten Meßgrößen mit wechselseitiger Abhängigkeit.

Moderne Datenverarbeitungsanlagen liefern nicht nur ausgedruckte Ergebnisse und errechnen Plausibilitätskontrollen, sondern geben auch selbständig Korrekturen der Ergebnisse anhand von Trendberechnungen [238]. Es gilt allerdings aus verschiedenen Gründen als besser, Fehlerursachen zu eliminieren statt die Ergebnisse durch nachträgliche Korrekturfaktoren zu „berichtigen" [31].

Für ein gut arbeitendes Labor ist die *Verwechslung von Proben oder Ergebnissen* heute die größte Gefahr, ganz besonders bei Automation. Personelle, serielle oder maschinelle Identifikationskontrollen sind erforderlich [339]. Darüber hinaus sind und bleiben die Untersuchungen im Blut „Analytische Chemie unter erschwerten Bedingungen": die meist geringe Konzentration des gesuchten Stoffes steht hohen Konzentrationen des häufig störenden Eiweißes gegenüber [204, 205].

Mit der Ausschaltung oder wenigstens Kenntnis der eigentlichen Bestimmungsfehler sind aber die Hauptprobleme des *diagnostischen Einbaues von Laborwerten* noch keineswegs erschöpft, wie die vorausgegangenen Abschnitte gezeigt haben dürften. Für die klinische Diagnostik kommt dazu die Bewertung ihrer *Dignität*. Im Grunde gelten hier die gleichen Probleme, wie sie für die Wahrscheinlichkeit oder Unwahrscheinlichkeit von Krankheiten beim Einzelnen im Kapitel 4.7 erörtert werden. Freilich sind Einzelbefunde nicht so schwerwiegend wie ganze Diagnosen. Als Maßstab kann gelten, daß einzelne Laborergebnisse den Wert eines Symptoms haben (zu deren unterschiedlicher Spezifität auf Kap. 4.2 verwiesen wird).

Da die meisten am Krankenbett tätigen Ärzte heute ihre Proben entweder außer Haus oder einem Laboratorium unter besonderer Leitung geben, hängt viel — wenn nicht alles — an der guten *Zusammenarbeit* und den wechselseitigen Hinweisen auf Fehlermöglichkeiten, selbstverständlich auf der Basis der kollegialen Wertschätzung. Die *Verantwortung des Laborleiters* endet, wie wir im letzten Kapitel sahen, mit den Plausibilitätskontrollen und mit dem Hinweis, ob ein Wert als „normal", „grenzwertig" oder „pathologisch" anzusehen ist. Alles Weitere ist Sache des Diagnostikers am Krankenbett oder in der Praxis.

Gerade aus diagnostischen Instituten kommen mit dem Resultat nicht selten *differentialdiagnostische Hinweise*. Diese mögen von dem einen oder anderen Kollegen als wertvoll empfunden werden. Sie stammen aber letztlich aus differentialdiagnostischen Lehrbüchern und Tabellen, also sozusagen vom grünen Tisch. Keinesfalls können sie die eigenen Kenntnisse und die eigene Interpretation am Krankenbett ersetzen [288]. Die schablonenmäßige Übernahme einer beigefügten Diagnose oder diagnostischen Möglichkeit kann zu schwerwiegenden Irrtümern führen. In diesem Sinne ist SCHULTEN [117] zu verstehen, wenn er meinte, daß viele Ärzte oft gar nicht mehr die Grenzen und Beschränkungen der Labordaten übersehen, so daß „ihre Anwendung manchmal mehr Verwirrung als Nutzen" stiftet.

Die klinischen oder praktischen Ärzte haben aber keinen Anlaß, sich über ihre Kollegen in den Laboratorien zu erheben: Manche glauben nur die Ergebnisse, die in ihre differentialdiagnostischen Vorstellungen passen, alles andere ist „falsch".

GARLAND [265] meinte in gleichem Sinn: „Manche Kliniker leben mit dem Vorurteil, daß Labor- und Röntgenuntersuchungen zu falschen Ergebnissen führen können, nicht aber ihre eigenen Beobachtungen". Diese Einstellung ist geradezu ein Schulbeispiel autistisch-überheblichen Denkens in der Medizin [16]. Daran ändert die Feststellung [54] nichts: „Trotz der überragenden Bedeutung der Hilfsmethoden in manchen Fällen scheint es uns wichtig, zu betonen, daß differentialdiagnostisches Geschick nicht bestimmt wird durch die Fähigkeit, Laboratoriumsergebnisse zu sammeln und zu korrelieren".

Die meisten Laborfehler entstehen zweifellos in Krankennähe, d. h. in der Praxis und auf den Stationen (z. B. durch mangelhafte Technik bei der Blutentnahme, falsche Mischung mit Antikoagulantien, unzureichenden Luftabschluß, unzureichende Kühlung bei bestimmten Spezialuntersuchungen, Haemolysen durch falsche Behandlung oder Versendung von Proben, zu langes Stehenlassen, verspätete Einschleusung in den Laborbetrieb, falsche oder unzureichende Beschriftung, primäre Verwechslungen (s. Tab. 6). In neuerer Nomenklatur spricht man von *Fehlern bei der „Probennahme"* und *„Probenbewahrung"*. Sie werden fast immer (fälschlich) den Laboratorien unterstellt. Mangelndes Vertrauen in die Ergebnisse sollte zur Aussprache zwischen Laborarzt und Kliniker führen (einem wichtigen Teil der Plausibilitätskontrollen!), nicht aber zur Ignorierung von Daten!

Die Diagnostik am Krankenbett und die Laboratoriumsmedizin sind keine Gegensätze (der Kliniker LAUDA [362] sprach von einem „Krieg", der Kliniker und Mathematiker FEINSTEIN von einem „Schisma" [247], andere sogar von der Labordiagnostik als „Decerebrierter Medizin"

[149] oder von „Apparätchendrehern" (zit. bei [3]). Schon G. von BERGMANN [13] klagte: „Ganz unmöglich ist es für die Ärztegeneration der Gegenwart, sich einzubilden, ihre Betätigung sei einzig und allein angewandte Naturwissenschaft, und über diese hinaus, d. h. über die mechanische Betrachtung am Objekt, gäbe es keine Aufgabe". REGAU [103] schrieb: „Daß aber irgendein Test je die menschliche Begegnung ersetzen oder gar an diagnostischer Sicherheit überflügeln könne, ist ein Irrtum". FEINSTEIN [251] kritisierte manche „modernen" Universitäten, die „magnetisiert vom molekularen Anliegen der Grundlagenforschung das Studium der Zellen vor das der Symptome, das der Chemie vor das der sozialen Bezüge, den mikroskopischen Bereich vor den menschlichen" gestellt haben.

In meiner Sicht entwickelt eine moderne Diagnostik beide Richtungen — Untersuchungen am Krankenbett und Untersuchungen im Laboratorium — gleichmäßig und vorurteilsfrei, prüft ihre Möglichkeiten und Grenzen, füllt die Lücken der einen Seite durch die andere. Je weniger Einseitigkeit, je mehr Ergänzung, je mehr wechselseitige Kontrolle, um so besser für alle — nicht zuletzt für den Kranken. „In den letzten Jahren zeigt sich immer deutlicher, daß gerade die klinische Beobachtung, durch systematische Ausnutzung einer fein abgestimmten Laboratoriumstechnik ergänzt, eine eindrucksvolle Wiedergeburt auf einer weit höheren Ebene als zuvor erfahren hat" [368].

3.9. Probleme der Spezialisierung

„Ein Spezialist ist ein Mensch, der auch nicht den kleinsten Fehler macht, während er auf den großen Trugschluß zusteuert."
(M. MCLUHAN [92])

Hinter den geschilderten mehr technischen Problemen der naturwissenschaftlichen Methoden in der Diagnostik steht ein schwerwiegenderes, grundsätzliches: die Spezialisierung — sozusagen der Preis für den Fortschritt der Wissenschaft.

Im Bereich der Medizin kann man für jeweils 10 Jahre etwa mit einer Verdopplung der Kenntnisse rechnen [484]. LEIBNER [369] kam sogar auf folgende Progression der Verdopplung: 1800—1900, 1900 bis 1950, 1950—1960, 1960—1966. Da das menschliche Gehirn über eine begrenzte Kapazität verfügt, die auch durch Übung oder Rationalisierung nicht beliebig erweitert werden kann, muß jede Verbreiterung unserer Kenntnisse letztlich zu Lasten der Vertiefung gehen und umgekehrt.

Man kann das im engeren medizinischen Bereich boshaft auf 2 Infinitesimalgleichungen zurückführen: Der praktische Arzt weiß von immer mehr immer weniger; das theoretische Ende wäre, daß er von allem nichts weiß. Der Spezialist weiß von immer weniger immer mehr; das theoretische Ende wäre, daß er von nichts alles weiß.

Gerade aus den großen und nur noch schwer übersehbaren Gebieten der Chirurgie und der inneren Medizin spalten sich z. Z. immer neue, meist an einzelne Organe gebundene Spezialitäten ab und streben nach der Legitimation des Facharztes — im Bereich der inneren Medizin z. B. Kardiologie, Hämatologie, Gastroenterologie, Endokrinologie, Pulmonologie u. a. Diese Zweige neigen („mit zunehmender Spezialisierung") wiederum zur weiteren Fragmentierung. So parodierte MOSSE [608] kürzlich die Entwicklung: Internist — Kardiologe — Spezialist für Koronarverschlüsse — Spezialist für die linke Koronararterie... In den USA hat seit 1960 jeder 6. Spezialist seinen Bereich eingeengt! [608].

Werfen wir bei den vielen um die Anerkennung als eigenes Fachgebiet bemühten Spezialitäten zuerst einen Blick auf den *„(Fach)Arzt für Allgemeinmedizin"* (siehe z. B. bei [534]).

In der Bundesrepublik wird — nach neuesten Äußerungen des Ärztekammerpräsidenten FROMM — der „Arzt für Allgemeinmedizin" in seiner besonderen Struktur entwickelt, während hier und dort im Ausland noch an einer Art Facharzt-Status festgehalten wird — schon sprachlich einer contradictio in adjecto. Speziell und generell, Vertreter eines besonderen Faches und Vertreter der allgemeinen Medizin, sind nun einmal Antithesen.

Man muß diese und ähnliche Vorschläge wohl als einen Protest der praktischen Ärzte gegen die ganz *unberechtigte Verschiebung der Wertskalen* — etwa im Versicherungs- und Abrechnungswesen — auffassen und auf eine *mangelnde Berücksichtigung der spezifischen Merkmale der Allgemeinpraxis* zurückführen. Dabei wird nichts den praktischen Arzt in absehbarer Zeit mehr fördern als die sich breit machende Überspezialisierung, die „Verteilung der Organe". Man wird wieder nach der ärztlichen Persönlichkeit rufen, wenn „die Untersuchung zum technischen Fließband, die Diagnose zur Montage" [103] geworden ist. Vielleicht werden die praktischen Ärzte bald als einzige noch die vollständige Anamnese von ihren aufgeklärten und nach Fachgebieten auswählenden Kranken zu hören bekommen (z. B. bei den Medikamenten). Je mehr die Zerstreuung wächst, um so lauter werden auch die Rufe nach einer „Ganzheitsmedizin" von neuem erschallen. Dabei braucht nicht besonders betont zu werden, daß schon unser Vorsorge- und Versicherungssystem dem „Hausarzt" immer die folgenden Funktionen erhalten wird: (Erst)Versorgung akut bedrohlicher Erkrankungen und Unfälle — verantwortliche Beurteilung und Behandlung leichter somatischer Störungen — Weiterbehandlung chronischer Erkrankungen — Betreuung in psychophysischen Schwierigkeiten und Fehlleistungen. Dabei können sich die *Aufgaben des praktischen Arztes* durchaus (allmählich) im Sinne einer Präventivmedizin — einer Gesundheitssicherung, Gesundheitsüberwachung, Frühdiagnostik, einer Auslese für gezielte Untersuchungen — verschieben, wie das SCHAEFER [495] kürzlich entwickelt hat. „Allgemeinmedizin ist alles, was zwischen den schmalen Bereichen der Spezialisten liegt; es ist außerdem von jedem Spezialfach ein übergangsloser Ausschnitt des Alltäglichen und Wichtigsten... Die Ausrichtung wird immer eine allgemeine sein, wenn auch die Ausbildung wissenschaftlich, sogar quasi spezialistisch sein sollte" [267]. „Der Praktiker kann nicht am Ende einer Reihe zunehmender Verdünnung gesehen werden. Ist er Fortsetzer der klinischen Medizin mit anderen Mitteln, so sind diese Mittel anders — jedoch weder minder- noch höherwertig" [384].

Das genannte lawinenartige Anwachsen des Wissensstoffes muß unvermeidlich zur Schaffung neuer Spezialfächer führen, die alsbald lautstark nach angemessener Vertretung im Unterricht und in den Prüfungen rufen.

Nichts charakterisiert unsere Situation besser als das Paradoxon, daß die Vertreter aller Fachdisziplinen über die erforderliche Verkürzung der ärztlichen Ausbildung einig sind (nebenbei: der für das nächste Jahrzehnt allein wirksamen Methode zur Bewältigung der Überfüllung unserer Ausbildungsstätten!), gleichzeitig aber für sich einen stärkeren Anteil an den Pflichtvorlesungen und an den Prüfungen verlangen.

Es soll keineswegs bestritten werden, daß in der *Forschung* — auch innerhalb der Kliniken — nur noch die Beschränkung auf einen kleinen, ja winzigen Ausschnitt aus einem der großen Fächer Erfolg verspricht. Wer von uns wollte solche Riesengebiete auch nur literarisch einigermaßen übersehen?

In der *Lehre* ist die Sache schon problematischer: Zwischen den Extremen in sich hervorragender, aber unter sich zusammenhangloser, didaktisch uneinheitlicher Darstellungen — und der Erklärung „aus einem Guß", nach didaktisch einheitlichen und übergeordneten Gesichtspunkten, aber um den Preis des nicht mehr erreichbaren Optimums in den einzelnen Teilen, wird die Entscheidung schwierig, ein Kompromiß die Regel sein. HEILMEYER [306] formulierte viel schärfer: „Soll der Student, statt die große synthetische Vorlesung über die Klinik innerer Erkrankungen zu hören, sein Wissen bei 15 Spezialisten für Organkrankheiten erwerben? Wie sieht es dabei um die Erfassung der großen Zusammenhänge aus, auf die es am Krankenbett in erster Linie ankommt... wo bleibt die Zusammenschau? Wo bleibt die Fähigkeit, das Wesentliche zu erkennen?". Nach einer eigenen Umfrage bei Medizinstudenten der mittleren klinischen Semester (schriftlich, anonym, $n=97$) zogen 84% eine einheitliche Hauptvorlesung in der inneren Medizin der Darstellung durch die jeweils zuständigen Spezialisten vor.

In der *praktischen Diagnostik* kann m. E. eine hohe Spezialisierung — mit ihrer Beherrschung gerade auch der Hilfsmethoden — die einseitige Betrachtung des Kranken unter einem Organ oder Funktionskreis nicht aufwiegen. Spezialisten sehen gewöhnlich ein Symptom nur im Rahmen ihres begrenzten Gebietes. Es kann zwar aus dem von ihnen beherrschten Gebiet stammen. Vielleicht aber weit eher aus einem Bereich, den sie nicht kennen und an den sie nicht denken. Ähnlich äußert sich REGAU [103]: „Die Beschränktheit des Spezialisten tritt vor allem zutage, sobald er seine Bereiche verläßt. Im Bewußtsein seiner lokalen Meisterschaft übersieht er zumeist, daß er schon die Fragen, die er mit spezialistischer Raffinesse beantwortet, falsch gestellt hat".

Beispiel: Gemeinsame Kongresse von Chirurgen, Internisten und Gynäkologen lassen immer wieder erkennen, wie häufig etwa beim „akuten Abdomen" Fehldiagnosen dadurch zustandekommen, daß jeder nur in seiner „Kategorie" denkt. Wie werden sich die Dinge entwickeln, wenn künftig statt des Bauchchirurgen — etwa weil er gerade Dienst hat — der Gefäßchirurg, statt des Internisten der Kardiologe, wenn statt des Gynäkologen der „gynäkologische Endokrinologe" zum Konsilium über ein „akutes Abdomen" erscheinen?

Zur Zeit haben die Spezialisten der einzelnen Organe gewöhnlich noch eine solide Ausbildung in ihrem Mutterfach, wie etwa der Chirurgie, der inneren Medizin usw. Wie wird es mit der nächsten Generation sein? BOCK [185] meinte: „Wo überspezialisierte Institutionen geschaffen werden, frage man sich immer wieder, was aus den Schülern der Schüler werden soll...". Und HEILMEYER [306]: „Wenn der Arzt seinen Kranken nur noch durch die Röhre eines eingeengten Spezialistentums sieht, entstehen schwerwiegende Irrtümer, die den Vorteil eines hochgezüchteten Wissens wieder zunichte machen". In der inneren Medizin weisen die Beschwerden in höchstens 50—60% auf ein einzelnes Organ hin. Zahlreiche Systemerkrankungen treten vielortig und vieldeutig auf. An welchen Organspezialisten soll etwa ein Kranker mit einer Panarteriitis, einer Porphyrie oder auch nur einer vegetativen Dystonie sich wenden? Am besten gleich an ein Team! Er braucht dann nur noch einen Arzt der Synthese (einen „Facharzt für Koordination"), der über seinem Einzelbeitrag zur Differentialdiagnose den Kranken im Auge behält. Das mag als überspitzt empfunden werden: Immerhin ist heute schon denkbar, was man sich gestern nicht vorstellen konnte.

Aber: Eine Ausnahme machen schon die *seltenen Erkrankungen*. Sie sind nur noch in Teilgebieten der Medizin wirklich übersehbar und erfordern den Spezialisten. Die Indikation für diese Spezialuntersuchungen muß allerdings von einem Arzt gestellt werden, der ein breiteres Ursachenspektrum der jeweiligen Beschwerden übersieht. Problematischer ist, daß gerade auch in der Diagnostik nur noch der Spezialist eines engen Gebietes den Informationsstrom voll übersehen und ausnutzen kann. In einem Test PIRTKIENS [100] konnten 17 voll ausgebildete Ärzte (innerhalb einer Viertelstunde) rd. 33% aller Symptome des Magenkarzinoms angeben, aber nur 5% der Symptome der Whipple'schen Krankheit.

Hier stoßen wir erneut auf den hoffnungslosen Dualismus von Breite und Tiefgang. Kennzeichnet man das *diagnostische Potential* mit GABRIELI und PESSIN [261] etwa durch den Quotienten: Individuelle

Kenntnisse/Medizinische Kenntnisse überhaupt, so lag dieser Quotient zur Zeit unserer Großväter vielleicht noch nahe bei 1. Heute sinkt er immer mehr ab, weil die Gesamtheit des Wissensstoffes in immer steilerer Progression anwächst, die Kapazität des Einzelnen aber unverändert bleibt. LEIBER [370] spricht mit Recht von einer „Krise der Information" und von unserem progressiven Unvermögen, aus den als solchen bekannten Tatsachen jeweils die optimalen diagnostischen und therapeutischen Konsequenzen zu ziehen. Dem immer kleiner werdenden Quotienten Individuelle Kenntnisse/Medizinischer Erfahrungsschatz ist allerdings mit Spezialisierung auch nicht abzuhelfen: Sie verschiebt lediglich den Zähler von einem kleinen Teil eines großen Gebietes auf den großen Teil eines kleinen Gebietes. Ähnliches gilt von dem Trend, aus dem (disziplingebundenen) *Fachspezialisten* den (interdisziplinären) *Problemspezialisten* zu schaffen [384] — einer oft fruchtbaren und manchmal notwendigen Modifikation, die aber am Grundproblem nichts ändert.

Man pflegt gegen solche Betrachtungen gewöhnlich einzuwenden, daß sich die Nachteile einer zu starken Spezialisierung ausbildungsmäßig durch gemeinsame Kollegs und Konferenzen, am Krankenbett durch intensive wechselseitige Konsultationen auffangen lassen. Darin liegen zweifellos Möglichkeiten des künftigen Fortschrittes, zugleich aber eine neue Hypothek auf das, was uns am meisten fehlt: Zeit. Man sollte auch nicht außer Acht lassen, daß die Menschen (jedenfalls zunächst) die gleichen bleiben, und daß damit der ohnehin schon komplizierte und schwer zu synchronisierende Apparat unserer modernen Kliniken und Praxen noch aufwendiger wird. Mit den Schlagworten der „Integration" oder „integrierten Klinik" ist jedenfalls das Problem noch lange nicht gelöst.

Auch den Hinweisen auf das erfolgreiche Funktionieren solcher Einrichtungen in den USA dürfen wir mit Skepsis begegnen: Das Problem ist ein internationales, ein Problem unserer Zeit, für das kein einzelnes Land „Patentlösungen" bereithält. Amerika ist ein weites Land mit m. W. rd. 90 Medical Schools, in dem es praktisch für alle „Modelle" Beispiele gibt. Man darf sich vor allem nicht allein an einigen wissenschaftlich führenden Medical Schools mit ihrem riesigen apparativen und personellen Aufwand orientieren. Auch die bissigste Kritik der Überspezialisierung stammt aus diesem Land. Vor allem sollte man sich hüten, eigene Wunschvorstellungen in die Verhältnisse anderer Länder zu projizieren, wie das so oft geschieht.

Verfielen die Ärzte des Altertums leicht in den Fehler, statt Beobachtung und Analyse ihre philosophischen Systeme in die Kranken zu projizieren — so neigen sie z.Z. zur reinen Analyse, die „Diagnostik in wissenschaftliche Teilprobleme auflöst und damit zum Selbstzweck wird" [96]. „Unsere gegenwärtige Medizin ist fragmentarisch, unkoordiniert, reich an Fakten und arm an Theorien. Früher gab es viele Theorien und zu wenig Tatsachen, sie zu stützen..." [214].

Das Problem ist so schwierig, weil es sich nicht auf die Medizin beschränkt. Der Soziologe W. HOFMANN [312] schrieb dazu: „Der Sinn der wissenschaftlichen wie aller Arbeitsteilung schlägt hier in sein Gegenteil um: Die fachliche Beschränkung bedeutet nicht einmal mehr erhöhte Effizienz; der ständige Zuwachs an Detailkenntnis, der produziert wird, geht einher mit bildungsmäßiger Verarmung des wissenschaftlichen Spezialarbeiters". Auch macht „merkwürdigerweise die Automation die Allgemeinbildung erforderlich..." [92]. Diese Erkenntnis ist übrigens nicht neu. Schon LICHTENBERG meinte: „Wer nichts als Chemie versteht, versteht auch die nicht recht" [599]. Auch meinte ORTEGA Y GASSET [98] bereits vor mehr als 30 Jahren: „Es muß der heutigen Zersplitterung und Kompliziertheit der wissenschaftlichen Aktivität Einhalt geboten werden. Es handelt sich hier um die Konzentrierung und Vereinfachung des Wissens. Und es muß für die Synthetisierung ein ganz besonderer Talenttyp herangezüchtet werden. Das ist für das Schicksal der Wissenschaft entscheidend."

Der uns in der Wissenschaft wie in der praktischen Medizin aufgegebene *Dualismus zwischen Tiefe und Breite* wird sich eigengesetzlich weiter entwickeln. Alle Versuche zu Lösungen sollten ermutigt und vorurteilsfrei beurteilt werden — aber vor dem Hintergrund ihrer wirklichen Leistungen, nicht nach der Lautstärke ihrer Ansprüche. Reformen haben sich an erhöhter Produktivität zu orientieren, nicht an einem naiven Wettlauf um die „fortschrittlichste Ordnung". Die Überlegenheit eines Systems ist gegenüber fortbestehenden Einrichtungen durch die höhere Leistung (z. B. in der Heranbildung einer großen Zahl praktisch tätiger Ärzte — in der Entwicklung von Forschern — in der Qualität mehr als in der Quantität der Publikationen) zu erweisen, nicht durch dogmatische Proklamationen. Warum sollten hier plötzlich die wissenschaftlichen Maßstäbe des Experimentes und des Vergleiches keine Gültigkeit mehr haben? Eine Neuordnung „darf nicht ‚Modelle' oder ‚Pläne' verabsolutieren, sie darf nur einen Rahmen schaffen, in welchem eindeutig überholtes beseitigt wird und Experimente möglich gemacht werden" [326].

Es ist möglich — wenn auch z. Z. vielleicht noch nicht übersehbar — daß durch die kybernetischen und damit zusammenhängenden Entwicklungen eine Richtungsänderung eintreten wird. Im Bereich der Diagnostik könnten sie etwa so aussehen: Entwicklung neuer, mehr wissenschaftlich-taxonomischer statt historisch-traditioneller Krankheitseinheiten — maschinengerechte Begriffe und Sprachen sowie zahlenmäßige Systematik der Symptome und Korrelationen — abgewogenes System von Spezialisten und Allgemeinmedizinern — Entlastung durch Automation und Datenverarbeitung in mehr oder minder großen Teilaufgaben der diagnostischen (und therapeutischen) Anforderungen. „Das sublime Paradoxon des Computers ist es, daß er den Klinikern die Chance gibt, das wissenschaftliche Ansehen der klinischen Kunst wiederherzustellen" [252]).

4. Mathematisch-maschinelle Methoden

4.1. Logische Grundlagen der Diagnostik

„Irrtümer aus falschen Voraussetzungen bei logischer Ableitung sind aufdeckbar, Irrtümer aus Konfusion nie."

(K. ROTHSCHUH [109])

Gültige Schlußfolgerungen („Konklusionen") aus gegebenen Voraussetzungen („Prämissen") bezeichnen wir im täglichen Sprachgebrauch als „logisch". In diesem Sinne arbeitet auch jede Diagnostik implicite mit Hilfe der Logik. Es hat sinngemäß auch früher nicht an Erörterungen über die logischen Grundlagen der Diagnostik gefehlt (z. B. 15, 17, 93). Die Darstellung an dieser Stelle sollte auch keineswegs so aufgefaßt werden, als ob Logik nur etwa für die mathematisch-maschinelle Behandlung diagnostischer Fragen erforderlich wäre. Im Gegenteil: *Ohne Logik keine Art von Diagnostik!* COHEN [217] zitierte sogar: „Das beste Lehrbuch der Medizin ist Jevons (1835—1882) Grundriß der Logik".

Logik ist ein vielbenutzter und vieldeutiger Begriff. Als Wissenschaft umfaßt die Logik so verschiedenartige Bereiche wie die aristotelische Syllogistik, die scholastische Disputationskunst, die transzendentale Logik der Kantschen Vernunftkritik, die dialektische Logik Hegels, die formale bzw. mathematische Logik.

Im Bereich der medizinischen Diagnostik spielt wohl die formale Logik (mathematische Logik, symbolische Logik, Logistik), im besonderen die Aussagelogik die wichtigste Rolle. Sie geht in ihrer heutigen Form — nach dem „ersten mathematischen Logiker" G. W. LEIBNIZ (1646 bis 1716) [17, 115] mit seinem (posthum veröffentlichten) „Calculus ratiocinator" — vor allem auf G. BOOLE („The mathematical Analysis of Logic", 1847, und: „An Investigation of the Laws of Thought, on which are founded the mathematical Theories of Logic and Probabilities", 1854), sowie auf G. FREGE („Grundlagen der Arithmetik", 1884, und „Grundgesetze der Arithmetik", 1893) [131], zurück. Die moderne, formale oder mathematische Logik führt, wie die Mathematik selbst, ihre Operationen primär an Zeichen (daher die Synonyme der mathematischen oder symbolischen Logik!) und nicht am Inhalt durch. Gegenüber diesen formalistischen Systemen tritt die natürliche Sprache in den Hintergrund. Sie wird erst sekundär bei der Übertragung der Ergebnisse eingeführt. Nicht nur die Variablen (wie schon bei Aristoteles), auch die Konstanten werden durch Zeichen wiedergegeben (Verfahren der Abstraktion). Dadurch sind vielgliedrige Operationen (Sequenzen) zwischen Prämissen und Konklusionen möglich, ohne daß die Zwischenglieder im verbalen Sinn erhalten bleiben müssen. Auch lassen diese Operationen das logische Gerüst viel deutlicher hervortreten als etwa die Umgangssprache. Auch „die wissenschaftliche Sprache hört in vollkommener

Reinheit auf, eine Sache der Wörter zu sein und verwandelt sich in Mathematik" (A. Huxley [65]). Abbildung 6 zeigt eine *logische Zeichensprache* und die dazu gehörigen Figuren *("Venn'sche Diagramme")* nach dem englischen Logiker und Mathematiker J. Venn („Symbolic Logic", 1894). Boole benutzte eine etwas andere Zeichensprache, für die auf die Literatur verwiesen sei [17, 315]. Praktisch am wichtigsten sind die Oder-Verknüpfung (Adjunktion, Disjunktion, erste Reihe in Abb. 6), und die Und-Verknüpfung (Konjunktion, zweite Reihe in Abb. 6) und die Nicht-Verknüpfung (Negation, dritte Reihe in Abb. 6).

Sprache	Venn'sche Diagramme	Algebr. Form	Logische Form
C ist A oder B (logische Summe, Adjunktion)		$C = A + B$	$C = (A \vee B)$
C ist A und B (logisches Produkt, Konjunktion)		$C = A \cdot B$	$C = (A \wedge B)$
B ist nicht A (einfache Negation, Komplementation)		$B = \overline{A}$	$B \neg A$
C ist weder A noch B (doppelte Negation)		$C = \overline{A + B}$	$C \neg (A \vee B)$
C ist nicht A und B zugleich (Exclusion)		$C = \overline{A \cdot B}$	$C \neg (A \wedge B)$
A und B sind identisch (Äquivalenz, Bijunktion)		$A = B$	$A \leftrightarrow B$
Wenn A, so auch B (Implikation, Subjunkt.)			$A \rightarrow B$

Abb. 6. Vergleich der wichtigsten Aussagen in sprachlicher Form, in Venn'schen Diagrammen, algebraischer Form und logischer Form. In den Venn'schen Diagrammen ist C repräsentiert durch den Überschneidungsbereich der beiden Kreise. (Teilweise unter Benutzung einer Abb. von Evans [33])

Dabei ist die Oder-Verknüpfung der Logik (gegenüber der Umgangssprache) nicht als ausschließende (im Sinne des lateinischen „aut" = entweder-oder), sondern als einschließende (im Sinne des lateinischen „vel" oder = die Wahl lassend) aufzufassen [100].

Boole'sche Algebren (Funktionen) eignen sich fast ideal für moderne Rechenmaschinen, da beide nach dem binär-digitalen System (s. Tab. 7) arbeiten. Die Stellenwerte der einzelnen Ziffern entsprechen Potenzen der Basiszahl 2. In der Sprache der Logik bedeutet 0 = falsch, 1 = wahr, in der Sprache der Mathematik, 0 = nicht vorhanden, 1 = vorhanden (bei Boole selbst „Universum", d. h. jede denkbare Art von Gegenständen). *Computer-Diagnosen* sind (ebenso wie „konventionelle" Diagnosen!) letztlich logische Kombinationen (logische Modelle) oder Boole'sche Funktionen mit einer begrenzten Zahl von Variablen.

Sogar der Begriff der Wahrscheinlichkeit und der Wahrscheinlichkeitsrechnung als solcher lassen sich in der Sprache der Boole'schen Algebren formulieren. Nach JAGLOM und JAGLOM [69] ist die Wahrscheinlichkeitsrechnung nichts anderes als die Untersuchung einer Gesamtheit von Objekten, die normierte Boole'sche Algebra bilden. Diese Objekte heißen Ereignisse, die Norm p(A) eines Ereignisses A ist seine Wahrscheinlichkeit.

Tabelle 7. *Beispiel für die Übertragung der dezimalen Zahlen 0—16 in ein binäres (duales) Zahlensystem*

Dezimal-	2^4	2^3	2^2	2^1	2^0	Basis
Wert	16	8	4	2	1	Stellenwert
0	0	0	0	0	0	
1	0	0	0	0	1	
2	0	0	0	1	0	
3	0	0	0	1	1	
4	0	0	1	0	0	
5	0	0	1	0	1	
6	0	0	1	1	0	
7	0	0	1	1	1	
8	0	1	0	0	0	
9	0	1	0	0	1	
10	0	1	0	1	0	
11	0	1	0	1	1	
12	0	1	1	0	0	
13	0	1	1	0	1	
14	0	1	1	1	0	
15	0	1	1	1	1	
16	1	0	0	0	0	

Seit Aristoteles und damit dem Beginn der formalen Logik ist diese kontradiktorisch („Tertium non datur" = *Satz vom ausgeschlossenen Dritten*). In dieser Logik gibt es somit nur die Begriffe „wahr" (W oder 1) oder „falsch" (F oder 0). Eine andere Logik, in der das „Tertium non datur" nicht als Schlußweise benutzt wird, ist der (im Kap. 2.7 schon erwähnte) Intuitionismus von BROUWER. In neuerer Zeit wurden mehrwertige Logiken entwickelt. LUKASIEWICZ [91] führte z. B. in seiner „dreiwertigen Logik" den Begriff des „möglichen" (M) ein, der aber nur in Form einer *Skala von Möglichkeitsgraden* („Prospensitäten", von prospensity = Geneigtheit) praktische Bedeutung erlangt hat [57].

Solche *Abstufungen* reichen etwa von „unmöglich" (=0) über „fast unmöglich", „unwahrscheinlich", „möglich", „wahrscheinlich", „fast sicher" bis „sicher" (=1). Der medizinische Leser erkennt unschwer die verschiedenen Wahrscheinlichkeitsansprüche nicht nur in der Diagnostik, sondern auch in der Begutachtung [etwa die Unterschiede zwischen der Wahrscheinlichkeitsforderung des Bundesentschädigungsgesetzes (BEG) und der des Bundesversorgungsgesetzes (BVG), ferner die Analogie zu den in Kapitel 1.8 aufgeführten Symptom-Krankheits-Beziehungen wie „nie", „sehr selten", „selten", „gelegentlich", „häufig", „sehr häufig", „stets" (s. dazu auch Tab. 8)].

Tabelle 8. *Wahrscheinlichkeitsgrade, wie sie in der Begutachtung benutzt werden.* (Nach einer Tabelle von LEITHOFF bei [47].) (Mit freundlicher Genehmigung des Autors)

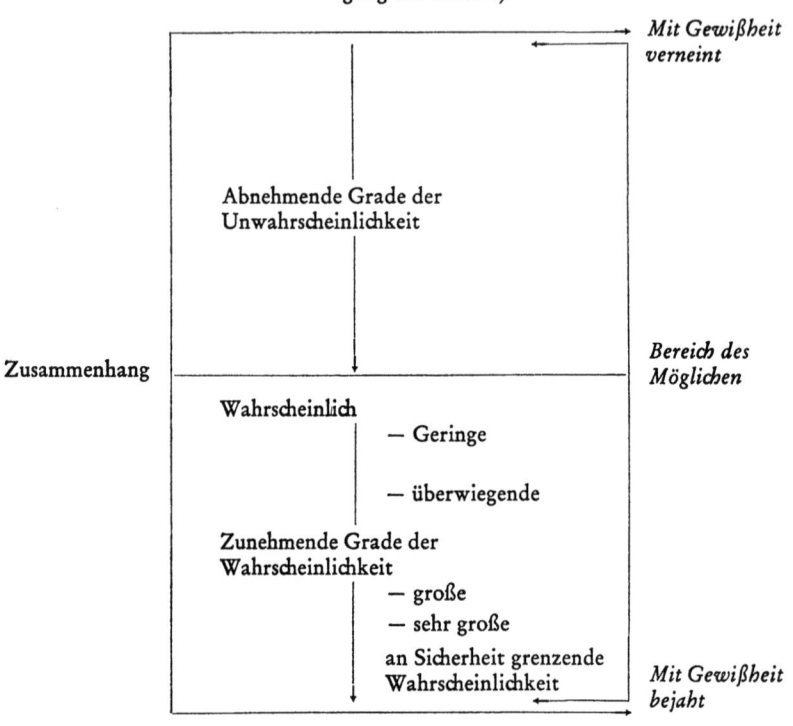

Abstufungen würden im diagnostischen Bereich (etwa mit „mild", „mittelstark", „heftig" usw.) den tatsächlichen Gegebenheiten sehr entgegenkommen — während das binäre System zu neuen Kategorien zwingt (und damit in praxi häufig die wirklichkeitsfremde Aufteilung der Kontinuität erfordert). Dieser Nachteil muß aber aus mathematischen und technischen Gründen in Kauf genommen werden.

Wie die (medizinische) *Statistik* versucht, derartige *(retrospektive) Erfahrungen* schärfer, d. h. in Zahlen anzugeben, so bemüht sich die *Wahrscheinlichkeitstheorie,* das gleiche mit *(prospektiven) Erwartungen* zu erreichen. Erfahrung und Erwartung sind eng verknüpft, wenn auch nicht identisch (s. Kap. 4.2).

Die Übertragung der logischen Algebren von LEIBNIZ, BOOLE u. a. auf elektrotechnische Schaltungen hatte wohl VALTAT im Jahre 1931 erstmalig vorgeschlagen. Die praktische Übertragung erfolgte durch SHANNON (1938) sowie durch MCCULLOCK und PITTS (1943). Von SHANNON wurde auch erstmalig der Begriff der Information im modernen (kybernetischen) Sinne geprägt. In Deutschland hatte ZUSE bereits 1934—1938 eine entsprechende Rechenanlage gebaut. Zur gleichen Zeit (1936) gab der englische Psychologe TURING der Datenverarbeitung entscheidende Impulse. Einen Markstein für die weitere Entwicklung bedeuteten dann die 1947 von WIENER in seinen „Cybernetics" [142] aufgestellten Postulate für Elektronenrechner und besonders für Rückkopplungsschleifen („Feed back loops", weitere Hinweise zur Geschichte auch der Informationstheorie bei [41] sowie [126]). Im Schnitt erfordern binäre Systeme — bei allen logischen und elektrotechnischen Vorzügen — etwa 3mal so viele Rechenoperationen wie das geläufige Dezimalsystem (s. auch Tab. 7).

Ein einfaches *Beispiel* (Modif. nach [127]) soll das Vorgehen erläutern: bei einer Krankheit K kämen die Symptome S_1, S_2 und S_3 vor. Die Krankheit läge entweder vor, wenn S_1 und S_3 oder wenn S_2 und S_3 oder wenn S_1, S_2 und S_3 vorhanden sind (0=nicht vorhanden, 1=vorhanden). Dann ergibt eine Aufzählung aller denkbaren Kombinationen die Tabelle 9.

Tabelle 9. *Einfachstes Beispiel der Feststellung einer Krankheit anhand von 3 voneinander unabhängigen Symptomen mittels Boole'scher Algebra.* (Nach STIBITZ [127]). (Mit freundlicher Genehmigung von Autor und Verlag)

S_1	S_2	S_3	K
0	0	0	0
0	0	1	0
0	1	0	0
0	1	1	*1*
1	0	0	0
1	0	1	*1*
1	1	0	0
1	1	1	*1*

In der Symbolik der logischen Algebra ausgedrückt, würde die Tabelle, wie folgt aussehen: $(S_1 \vee S_2) \wedge S_3 \rightarrow K$.

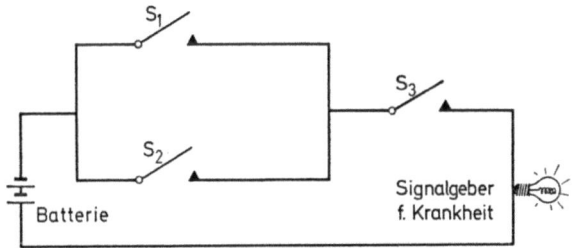

Abb. 7. Einfaches Schaltschema zu Tab. 9. (Nach STIBITZ [127]). (Mit freundlicher Genehmigung von Autor und Verlag)

Abb. 7 zeigt das gleiche Ergebnis in einer einfachen Schaltung mit einem Signalgeber. Wir haben damit ein ganz primitives Modell einer maschinellen Diagnostik. Die in der Abbildung angedeuteten binären Schaltungen können Markierungen auf Lochkarten, elektronische Schaltungen, Impulse, Relais, Leitfähigkeit von Transistoren, magnetische Induktionen u. a. m. darstellen. S_3 ist im Sinne der Ausführungen eine „Und“-Schaltung (Konjunktion), S_1 und S_2 eine „Oder“-Schaltung (Adjunktion).

Abb. 8 zeigt — nach LEDLEY [364] — ein differentialdiagnostisches Schema mit 14 möglichen Symptomen (Reihen) und 8 Krankheiten (Spalten).

	Reihennummer	1	2	3	4	5	6	7	8	9	10	11	12	13	14	15	16	
Vorgeschichte	S_1	1	1	1	1	1	1	1	1	1	1	1	1	1	1	1	1	Symptomkomplexe
	S_2	1	1	1	1	1	1	1	1	1	1	1	1	1	0	0	0	
	S_3	1	1	1	1	1	1	1	1	1	1	1	0	0	1	1	0	
Unmittelbare Befunde	S_4	1	1	1	1	1	1	1	1	1	0	0	0	1	1	0	0	
	S_5	1	1	0	0	0	0	0	0	0	1	1	1	0	0	0	0	
	S_6	1	1	0	0	0	0	0	0	0	0	0	0	1	1	1	1	
Blut-Untersuchungn.	S_7	1	1	1	1	1	1	0	1	0	1	1	1	1	1	1	0	
	S_8	1	1	1	1	1	1	1	0	1	1	1	0	0	0	0	1	
	S_9	1	1	1	1	1	0	1	0	0	1	0	1	1	0	0	1	
	S_{10}	1	1	1	1	0	1	0	0	0	0	0	0	0	1	0	0	
	S_{11}	1	1	1	0	0	0	0	0	1	0	0	0	1	0	0	0	
	S_{12}	1	1	1	0	1	1	0	0	1	1	0	0	0	0	0	1	
Knochenmark	S_{13}	1	0	1	1	0	0	0	0	0	1	1	1	0	0	0	0	
	S_{14}	1	1	0	0	1	1	1	0	0	0	0	0	1	1	1	1	
	Krankheiten	K_1	K_2	K_3		K_4	K_5			K_6		K_7		K_8				

Abb. 8. Beispiel einer Krankheitsdiagnose im hämatologischen Bereich nach der Art einer Boole'schen Algebra mit 14 Symptomen (S 1—S 14) und 8 Krankheiten (K 1—K 8). Die Symptome sind nach dem Schwierigkeitsgrad der Erhebung (Vorgeschichte — unmittelbare Untersuchung — Blutuntersuchungen — Knochenmarkbiopsie) aufsteigend geordnet. Die getönten Felder geben jeweils die für die weitere Differentialdiagnose ausscheidenden Spalten an. Weitere Einzelheiten siehe Text. (Nach LUSTED [332]). (Mit freundlicher Genehmigung des Autors)

Die Symptome oder Symptomkomplexe sind nach dem Grad ihres diagnostischen Aufwandes absteigend geordnet. Symptom 1 kommt in diesem Schema bei allen 8 Krankheiten vor und leistet nichts zu ihrer Unterscheidung. Der Kranke zeige die Symptome S_2 und S_3, dann scheiden die Krankheiten unter den Spalten [12—16] aus (getönte Bezirke). Die physikalische Untersuchung mit dem positiven Nachweis (=1) des Symptoms S_4 und dem Fehlen von S_5 (=0) engt die möglichen Diagnosen weiter auf die Spalten [3—9] ein. Das Fehlen von S_6 bringt keine zusätzliche differentialdiagnostische Information. Von den Blutuntersuchungen S_7—S_{12} sind nur 3 für die weitere Differenzierung dieser Situation wesentlich: S_9 (=1), S_{10} (=0), S_{12} (=1). Damit verbleibt nur eine Säule mit einer Krankheit: K_4. Diese ist andererseits durch eine Symptomkombination hinreichend definiert, während andere, z. B. K_8, bei verschienenen Symptomkombinationen möglich sind. Eine Untersuchung des Knochenmarks ist für die Diagnose K_4 nicht erforderlich. Wären S_4 und S_5=1, so blieben nur die Spalten (1) und (2), zwischen denen die Bluttests S_7—S_{12} keine Unterscheidung ermöglichten. Das Kriterium S_{13} des Knochenmarks wäre heranzuziehen.

Die anspruchsvollen und an elektronische Technik gebundenen Programme und Maschinen ergeben sich einerseits aus einem Vielfachen von Symptomen und Krankheiten, andererseits aus der Einführung von Gewichten für die einzelnen Symptome und der Ermittlung der Wahrscheinlichkeit bestimmter Diagnosen. Solche Symptom-Krankheits-Matrices geben bei m Symptomen und n Krankheiten 2^{m+n} Kombinationen, aus denen sich gewöhnlich eine Anzahl als von vornherein undenkbar eliminieren läßt.

Im vorgezeigten Sinne lassen sich ganze differentialdiagnostische Tabellen mit Hilfe einer Boole'schen Algebra aufstellen oder durchrechnen. Dabei kann — wie in Abbildung 8 — auch das *Fehlen von Symptomen* ($\neg$ oder $\bar{S}$) mit Ausschlußkraft herangezogen werden. Diese Möglichkeit tritt in der praktischen Medizin allerdings seltener ein als in der reinen Aussagenlogik, da in der Medizin negative Befunde gewöhnlich wenig besagen und schon gar keine Ausschlußkraft haben. Mit anderen Worten: Der Fall, daß das Fehlen eines Symptoms eine oder mehrere Krankheiten sicher ausschließt, ist relativ selten (s. auch Abschnitt 4.3.3). Boolesche Algebren dienen in der medizinischen Diagnostik:

1. zur Ermittlung genügend gesicherter Diagnosen;
2. zur Ermittlung einer begrenzten Anzahl in Betracht kommender Differentialdiagnosen.

Formulieren wir die im Teil 1 entwickelten Elemente der Diagnostik nochmals in der allgemeinen Sprache der *naturwissenschaftlichen Erkenntnistheorie* [53], so benötigen wir auch im speziellen Fall der Diagnostik:

1. *Die Analyse:* sie legt Art und Zusammenhang der Merkmale und Vorgänge in begrifflich möglichst eindeutiger (randscharfer) Form dar.
2. *Die Synthese:* sie setzt die ermittelten Teile (Befunde) zu begrifflichen Einheiten zusammen und macht damit zugleich Aussagen über die wesentlichen (bestimmenden) Elemente.
3. *Die Induktion:* sie schließt vom Einzelvorgang auf allgemeine Begriffe und Gesetzmäßigkeiten. Im diagnostischen Sinne überträgt sie die Befunde aus (1) und (2) in anerkannte Krankheiten (nosologische Einheiten).
4. *Die Deduktion:* sie schließt aus allgemeinen Erkenntnissen und Erfahrungen („Prämissen") auf den besonderen Fall. Prämissen, aus denen auf den Einzelfall geschlossen wird, sind im Falle der Diagnostik für den einzelnen Arzt die Summe seiner persönlichen Erfahrungen und seine Literaturkenntnisse, für die Maschine die eingespeicherten Programme.

In der Naturwissenschaft überwiegt der induktive Schluß, d. h. der Versuch, aus dem Einzelfall, aus dem Zufälligen das Allgemeingültige, das Gesetzmäßige herauszuarbeiten. Wie schon CLAUDE BERNARD betonte, ist es im medizinischen Bereich schwierig, zwischen induktiven und deduktiven Schlüssen zu unterscheiden. Im diagnostischen Bereich sind daher induktive und deduktive Schlüsse weithin als Syllogismen aufzufassen [38].

Alle Schlüsse nach (3) und (4) beziehen sich auf ein im Idealfall genügend großes, in der Medizin aber oft kleines Erfahrungsmaterial. Damit werden alle solche Schlüsse im streng logischen Sinn aus unvollständigen Informationen gezogen [57]. Sie sind deshalb mit einer gewissen Unsicherheit behaftet — mit anderen Worten: ihr Sicherheitsgrad wechselt und muß deshalb kritisch beurteilt werden. Hier sei auch — im Vorgriff auf die Kapitel 4.4 und 4.6 — schon angefügt, daß Computer nach den bisherigen Erfahrungen deduktive Schlüsse (im Rahmen der eingespeicherten Programme) praktisch unbegrenzt, induktive nur in begrenztem Umfang ziehen können [242].

4.2. Wahrscheinlichkeitstheoretische Grundlagen der Diagnostik

> „Wir sehen...daß die Lehre von der Wahrscheinlichkeit im Grunde genommen nur der in Zahlen umgesetzte gesunde Menschenverstand ist; sie läßt uns mit einiger Genauigkeit abschätzen, was verständige Gemüter durch eine Art Instinkt ahnen, häufig ohne sich darüber Rechenschaft ablegen zu können."
> (P. S. LAPLACE, zit. n. [11])

4.2.1. Entwicklung und Begriffe

Im Unterschied zu den naturwissenschaftlichen Methoden (Teil 3) führt die mathematische Behandlung keine neuen Befunde in die Diagnostik ein, sondern nur eine schärfere, bewußtere und schnellere Verarbeitung der bereits angefallenen Symptome, Merkmale usw. Das gilt allerdings nur im Prinzip: die Einschaltung einer elektronischen Datenverarbeitung kann in vernünftiger Zeit aus einem Urmaterial wie EKGs, Szintigrammen usw. Daten von zusätzlichem diagnostischen Wert liefern, auf die man sonst aus Gründen des Zeitaufwandes verzichten müßte.

Lange vor Einführung der modernen mathematisch-maschinellen Behandlung der Diagnostik hatten Medizintheoretiker wie R. KOCH [75] betont, daß die ideale Diagnose immer auch den Grad ihrer Wahrscheinlichkeit enthalten müsse (s. auch Kap. 1.2).

Theorien der Wahrscheinlichkeit gab es schon im Altertum [460]. Die moderne, für die Diagnostik so wichtig gewordene *Wahrscheinlichkeitstheorie oder Logik der Wahrscheinlichkeit* geht auf Anfragen zurück, die Glücksspieler Mathematikern wie PASCAL oder FERMAT vorlegten [10, 11]. Wesentliche Beiträge lieferten später die verschiedenen Mitglieder der Baseler Gelehrtenfamilie BERNOULLI, besonders der erste Jakob („Ars conjectandi", 1713). *Die klassische Definition* gab wohl LAPLACE („Theorie analytique des probabilités", 1820): Die Wahrscheinlichkeit P_E für das Eintreten eines Ereignisses E ist der Quotient aus der Anzahl der „günstigen" (positiven) Fälle n und der Anzahl aller möglichen Fälle N oder

$$P_E = \frac{n}{N}. \tag{9}$$

Dabei ist sinngemäß $P=1$ die Sicherheit, $P=0$ die Unmöglichkeit. Durch Multiplikation mit 100 läßt sich die Wahrscheinlichkeit in Prozent angeben, was in der Praxis oft vorgezogen wird.

Die Wahrscheinlichkeit läßt sich somit definieren als relative Häufigkeit, oder besser: als der *Grenzwert der relativen Häufigkeit*, den diese für eine entsprechend große Zahl von Versuchen bzw. Ereignissen erreichen würde [136, 141].

Die gegebene Definition setzt voraus, daß alle Möglichkeiten die gleiche Chance haben oder, anders ausgedrückt: „Es steckt in ihr als apriorische Grundlage ein Maßvergleich von Möglichkeiten" [141]. Ähnliches gilt sinngemäß für die Grundrechnungen der Wahrscheinlichkeit wie die Additionsregel (A oder B treffen ein) und die Multiplikationsregel (A und B treffen ein). Im ersteren Fall müssen sich die Ereignisse A und B gegenseitig ausschließen, im zweiten Fall voneinander unabhängig sein. Schon hier sei festgestellt, daß diese Prämissen in der praktischen Diagnostik oft nicht gegeben sind.

Der moderne, kybernetische Informationsbegriff bezieht sich ebenfalls auf die Wahrscheinlichkeit: Während die Umgangssprache mit „Informationen" meint, daß gewisse Tatbestände sprachlich oder durch Zeichen (Semantik) repräsentiert sind und in dieser Form einem Empfänger zur Verfügung stehen, ist in der Kybernetik der Informationsgehalt (eines Vorkommnisses, Symbols, Signals usw.) gleichbedeutend mit einer quantitativen Angabe über die Wahrscheinlichkeit seines Auftretens [301].

Die Wahrscheinlichkeitstheorie — die zum Teil mit Begriffen aus der Mengenlehre arbeitet — führt somit zu *stochastischen* (von στοχάζεσθαι = nach etwas zielen, vermuten, schätzen), d. h. den Zufall berücksichtigenden *Aussagen*. In einem „stochastischen Prozeß" können ganze Sequenzen (Glieder oder Zeichen) durch Wahrscheinlichkeiten verbunden sein. Der Gegensatz zu stochastisch ist *deterministisch* (eine allein richtige, jede andere Möglichkeit ausschließende Aussage) und gilt etwa für die klassische Mathematik und Physik. Doch gestattet, wie bereits erwähnt, die moderne Mathematik auch die Behandlung stochastischer (indeterministischer) Prozesse. Bei sehr großen Zahlen werden einige stochastische Probleme praktisch zu deterministischen — umgekehrt bei kleinen Zahlen auch deterministische Aufgaben zu stochastischen. Es bedarf wohl keiner Erläuterung, daß die Biologie und damit die medizinische Diagnostik fast ausschließlich mit stochastischen Vorgängen zu tun haben. Auch „normal" ist, wie wir gesehen haben, ein stochastischer Begriff.

Dagegen seien zum *Zufall* einige Bemerkungen gemacht: Wir arbeiten mit diesem Begriff — wie mit so vielen alltäglichen — unter recht ungefähren Vorstellungen. In der Aussagenlogik ist Zufall das Mögliche, aber nicht Notwendige [403]. Im strengen Sinn des Wortes gibt es in unserer auf dem Prinzip von Ursache und Wirkung aufgebauten Welt keinen „Zufall". Er kann als ein Zusammentreffen von zwar ursächlich ablaufenden, aber in ihren Zusammenhängen unübersehbaren Ursachen und Wirkungen aufgefaßt werden [56]. Solche Einflußgrößen können gerade in der Medizin besonders zahlreich und undurchsichtig sein. Das Ereignis wird dadurch nicht mehr vorhersehbar, „zufällig".

Ein Herzinfarkt kann beispielsweise durch eine Fülle von exogenen und endogenen Faktoren ausgelöst werden, wie gerade HAUSS immer wieder überzeugend dargelegt hat, ohne daß sich eine verläßliche Voraussage über die individuelle Gefährdung oder gar den Eintritt des Ereignisses machen ließe. Versuche dieser Art reichen von den „atherogenen Indices" und „relativen Risiken" GOFMANs [611] bis zu den Gefährdungsmomenten der zahlreichen prospektiven Untersuchungen im US-Städtchen Framingham („Framingham-Studie") wie Alter, Übergewicht, Diabetes, Hypertonie, vorbestehende Herzmuskelschäden u. a.

Es gibt auch *Häufungen zufälliger Ereignisse* („Klumpungen", „Duplizität der Fälle", „Gesetze der Serie" u. a.), die keineswegs durch eine spätere Häufung entgegengesetzt gerichteter Ereignisse ausgeglichen werden müssen. Diese einseitigen Ereignisse werden durch die spätere Ereignisfolge allmählich „überschwemmt" *(Swamping-Effekt* [56]).

Nach HOFSTÄTTER [63] sind statistische Prozesse in jedem Denken enthalten, das Erfahrung in Erwartung transponiert. In jede *Erfahrung* geht somit eine *Wahrscheinlichkeitskalkulation* ein: „Der Mensch verhält sich bei seinen Entscheidungen so, als ob er tatsächlich statistische Berechnungen anstelle...; er ist eine Art kybernetischen Modells einer organismischen Statistik" [63]. Allerdings zeigt diese „Statistik des Alltags" nach dem gleichen Autor charakteristische Abweichungen von den Ergebnissen wissenschaftlicher Statistiken in Richtung auf eine Vereinfachung der Wirklichkeit:

1. niedrige Wahrscheinlichkeiten werder über-, hohe unterschätzt;
2. geringe Zusammenhänge werden überschätzt;
3. die Dimensionalität wird vereinfacht, z. B. auf die Kategorien gut — schlecht, oder leicht — schwer, hin.

Selbst im täglichen Leben bestimmen somit — mehr oder minder bewußt — Wahrscheinlichkeiten unsere Vorstellungen und Entscheidungen. Schon Sokrates definierte Mut als „die Kenntnis der Gründe für Furcht und Hoffnung" [135].

Auch die *Inter- oder Extrapolation aus Meßwerten*, von denen wir in der medizinischen Forschung und Praxis so häufig Gebrauch machen, ist im Grunde ein Wahrscheinlichkeitskalkül [141]. Je einfacher die Kurve, aus der extrapoliert wird, je mehr Meßwerte zu Grunde liegen, je näher diese der Idealkurve liegen — um so größer ist die Wahrscheinlichkeit für die Richtigkeit einer Extrapolation.

Damit soll nicht bestritten werden, daß es auch Voraussagen auf Grund von Gesetzmäßigkeiten gibt, etwa in den exakten *Naturwissenschaften*. Gerade die Physik hat aber gelehrt, wie häufig die „Gesetze" durch statistische Erfahrungen ersetzt werden müssen. Hier führt freilich oft die unendlich große Zahl der Vorgänge, Massen usw. zum „quasi sicher". In der *Medizin* sind die Verhältnisse genau umgekehrt: es fehlen gewöhnlich sowohl die statistisch genügend großen Massen wie auch die Konstanz der übrigen Bedingungen. Wie in den meisten Fällen der „Statistik des Alltags" wird die Erwartung (Wahrscheinlichkeit) nicht als Gesetzmäßigkeit oder quasi-Sicherheit durch unendlich große Zahlen (Bernoullis Theorie der großen Zahlen!) abgeleitet (a priori), sondern auch aufgrund einer begrenzten Zahl von Beobachtungen relativer Häufigkeit (a posteriori).

4.2.2. Diagnostische Wahrscheinlichkeit (I)

Wie bereits im Teil 1 ausgeführt wurde, gibt es daher im logischen Sinn keine „absolut sichere" Diagnose. Damit wird der Grad von Sicherheit (Wahrscheinlichkeit) ein wesentlicher Bestandteil unserer Diagnosen. Auf die jeweilige *Wahrscheinlichkeit einer oder mehrerer Krankheitsdiagnosen* schließen wir von der *Häufigkeit der Symptome* her. Die Diagnose wird um so wahrscheinlicher, je häufiger dieses oder jenes Symptom bei einer entsprechenden Krankheit beobachtet wird, um so weniger wahrscheinlich, je häufiger das gleiche Symptom auch bei einer Gruppe anderer Krankheiten vorkommt. Hier stoßen wir wieder auf den schon im ersten Teil angesprochenen Begriff der *Spezifität*. Häufigkeit und Spezifität sind nicht identisch. Dagegen bestimmt, wie bereits ausgeführt wurde, die (retrospektive) *Häufigkeit* die (prospektive) *Wahrscheinlichkeit*. Zwar ist es grundsätzlich noch problematisch, inwieweit der Begriff der Wahrscheinlichkeit mit der Häufigkeit äußerer Ereignisse oder mit der Häufigkeit korrekter Urteile über äußere Ereignisse identifiziert werden kann [64]. Für praktische Bedürfnisse kann aber die Wahrscheinlichkeit durch die relative Häufigkeit (in einer Stichprobe) ersetzt werden. Das zweite Problem der medizinischen Diagnostik — der oft sehr kleine und daher nicht genügend repräsentative Umfang dieser Stichproben — ist damit allerdings noch nicht gelöst.

Fassen wir mit Blick auf die medizinische Diagnostik zusammen, so wird die *Wertigkeit (W) eines Symptoms (S)* für die Wahrscheinlichkeit einer bestimmten Erkrankung durch den Quotienten aus der Häufigkeit des betreffenden Symptoms bei der gesuchten Krankheit (K_1) und aus der Summe aller Krankheiten (und der Gesunden), bei denen es überhaupt vorkommt, ausgedrückt:

$$W = \frac{S_{K_1}}{S_{K_1} + S_{K_2} \cdots + S_{K_n}}, \quad (10) \quad \text{oder} \quad W = \frac{S_{K_1}}{\sum_{i=1}^{n} S_{K_i}}. \quad (11)$$

Je mehr W sich 1 nähert, um so größer ist die Wertigkeit des Symptoms. Wie die Formeln des Kapitels 4.3 zeigen werden, führt dies zur Wahrscheinlichkeit bestimmter Erkrankungen unter der Voraussetzung bestimmter Symptome und damit zu den heute üblichen diagnostischen Rechenverfahren.

Beispiele: das Symptom Fieber ist zwar bei Typhus praktisch immer vorhanden (Zähler), kommt aber auch bei zahlreichen anderen Infektionskrankheiten vor (Nenner). Seine Bedeutung für die Differentialdiagnose des Typhus ist somit gering (S_{K1} sehr klein gegenüber der Summe aller S_{Ki}, oder — in Symbolen: $S_{K1} \ll \Sigma S_{Ki}$). Die Wassermannsche Reaktion kann zwar bei einer Anzahl weiterer Krankheiten positiv werden (z. B. bei Pneumonien durch Mycoplasmen oder bei Paraproteinosen); diese Ereignisse sind aber so selten, daß eine positive WaR ein starkes Symptom für die Diagnose Lues ist ($S_{K1} \leq \Sigma S_{Ki}$).

Nur bei einer kleinen Anzahl von akuten Leukosen enthalten die Zellen azidophile Eiweißkoazervate (Auer-Stäbchen). Da sie praktisch bei keiner anderen Erkrankung vorkommen, ist das Symptom zwar selten (kleiner Zähler), im positiven Falle aber quasi beweisend ($S_{K1} \approx \Sigma S_{Ki}$).

HEGGLIN [305] sieht in der Suche nach spezifischen, mehr oder minder für sich allein pathognomischen, meist auch Einblick in die Pathogenese erlaubenden Merkmalen (naturgemäß überwiegend Laborkriterien!) das Wesen der modernen Differentialdiagnostik.

Hohem differentialdiagnostischem Gewicht im positiven Fall kann geringes im negativen gegenüberstehen und umgekehrt.

Beispiele: Freie Salzsäure im Magensaft schließt praktisch eine perniciöse Anämie aus; das Fehlen von freier Salzsäure (Achlorhydrie) besagt bei der bevorzugt in Betracht kommenden Altersklasse über 50 Jahre wenig zugunsten einer Perniciosa.

Eine negative Tuberkulinreaktion macht bei einer Hilusdrüsenschwellung die Drüsentuberkulose unwahrscheinlich; eine positive besagt — von sehr hohen Titern abgesehen — bei Erwachsenen nichts zugunsten dieser Diagnose.

Am Ende dieser Reihe stehen sinngemäß *Symptome,* die für eine bestimmte Krankheit notwendig (obligat) sind: Ihr Fehlen schließt diese oder jene Diagnose aus. Sie können für den weiteren differentialdiagnostischen Kalkül oder Rechenoperationen außer Betracht bleiben. PIRTKIEN [100] spricht sinngemäß von „Sperrsymptomen".

Dies gilt verständlicherweise mehr für Labormethoden, bei denen z. B. ein normales Knochenmark die Diagnose „(unbehandelte) Perniciosa", ein mehrfach normales EKG einen (klinisch ins Gewicht fallenden) Herzinfarkt ausschließen.

Gerade der Ausschluß gilt aber allenfalls mit hoher Wahrscheinlichkeit, kaum je mit Sicherheit („En médicine et en amour, ne dis ni jamais et ni toujours" [51]). Gerade hier sollte man die alte biologische Regel berücksichtigen, daß nur der positive Befund etwas besagt. Sinngemäß arbeiten auch die Wahrscheinlichkeitsansätze in der praktischen Diagnostik — soweit ich sehe — überwiegend mit positiv vorhandenen Symptomen und nicht mit deren Fehlen.

4.2.3. Gewichtung von Symptomen

In Formel (11) sind die Häufigkeiten im Nenner meist unzureichend bekannt. Es bleibt dann oft nichts anderes übrig, als dem Symptom empirisch oder arbiträrisch *Gewichte* (Faktoren) beizulegen, um seine differentialdiagnostische Bedeutung zu berücksichtigen. Diese Gewichtungen können subjektiv (z. B. durch ein Gremium von Fachleuten) oder objektiv (z. B. nach ihrer statistischen Häufigkeit) erfolgen. Wie leicht ersichtlich, haben beide Verfahren ihre Mängel. Ein zu hohes Gewicht für ein einzelnes Symptom wird man möglichst reduzieren, damit unterschiedliche Beobachtungen mehrerer Untersucher für die Gesamtdiagnose nicht zu sehr ins Gewicht fallen [5]. Wie schwierig etwa *subjektive Gewichtungen* selbst durch Spezialisten sind, geht aus einem Bericht hervor, nach dem bei einer solchen Konferenz die einzelnen Symptome von Blutkrankheiten — innerhalb der möglichen Gewichte 1—10 — überwiegend die Zahl 5 erhielten [68].

Auch die *objektive Häufigkeit* hat ihre Grenzen. Die Bezugnahme von Krankheitshäufigkeiten auf die Gesamtbevölkerung ist zwar formal einwandfrei und in der Dimension Zeit relativ stabil. Sie berücksichtigt aber nicht die evtl. völlig andersartige Grundwahrscheinlichkeit innerhalb des Einzugsgebietes eines Krankenhauses oder einer Fachpraxis. Auch steigert die Hinzunahme der Gesunden die Häufigkeitsunterschiede der einzelnen Symptome stark und überwertet relativ unspezifische Symptome wie Fieber, Müdigkeit, Gewichtsabnahme u. a. m. [349].

4.2.4. Symptom-Krankheits-Matrices

Schon diese einfachen Erwägungen lassen erkennen, daß die künftige Entwicklung der sog. Computer-Diagnostik weniger von der Entwicklung leistungsfähiger Rechenmaschinen abhängt als von deren richtiger Programmierung. Diese ist aber unlösbar gebunden an eine zuverlässige und umfassende *Symptom-Krankheits-Matrix*. Die meisten medizinischen Lehrbücher reichen mit ihren unbestimmten Angaben wie „häufig", „selten" usw. für eine mathematische Bearbeitung nicht aus. Auch müssen rassische, geographische, soziologische und epidemiologische Besonderheiten berücksichtigt werden, so daß im Grunde jedes Zentrum seine eigene Matrix benötigt. Dies gilt allerdings nicht für alle mathematischen diagnostischen Ansätze (s. Kap. 4.3).

Hier bietet sich als Methode der Zukunft, besonders hinsichtlich der Interkorrelation von Krankheit zu Krankheit, von Symptom zu Symptom und wechselseitig, die sog. *numerische Taxonomie* [5, 37, 122, 434, 522 u. a.] an. Taxonomie, d. h. die Methodik der Klassifikation, ist den Biologen seit den Arbeiten von LINNÉ („Systema naturae", 1735) ein Begriff.

Auch die Übertragung auf die Medizin ist nicht ganz neu: 1768 versuchte BOISSIER DE SAUVAGES im Anschluß an LINNÉ eine Klassifikation der Krankheiten mit 10 Hauptklassen, 40 Ordnungen usw., insgesamt 2400 Unterteilungen [603]. Vorher soll sich schon LINNÉ selbst mit einem ähnlichen, etwas einfacheren System beschäftigt haben [37].

Numerische oder mathematische Taxonomie bedeutet nur die Einführung mathematischer Symbole und Methoden in die bisher mehr oder minder empirische oder intuitive Klassifikation. Dazu sind wenigstens 50—100 Merkmale erforderlich. Bei der *empirischen Taxonomie* werden (im Unterschied zu aprioristischen Behandlungen, z. B. der phylogenetischen) alle Merkmale unvoreingenommen betrachtet und folglich ohne Gewichte behandelt. Das einfachste Vorgehen ist, solange in Gruppen zu teilen (deren Glieder mehr Merkmale unter sich gemeinsam haben als mit anderen Gruppen), bis die Zahl der Mitglieder oder der Störeinfluß von Bestimmungsfehlern keine weitere Klassifizierung mehr zulassen [434].

Eine *medizinische Taxonomie* würde sinngemäß kausale oder pathologisch-anatomische Beziehungen nicht berücksichtigen, sondern allein von den Merkmalen ausgehen, wie sie sich der klinischen Diagnostik darbieten. Eine ätiologische Gliederung der Krankheiten — so ergiebig sie für die Therapie sein mag — entspricht nicht den modernen klinisch-

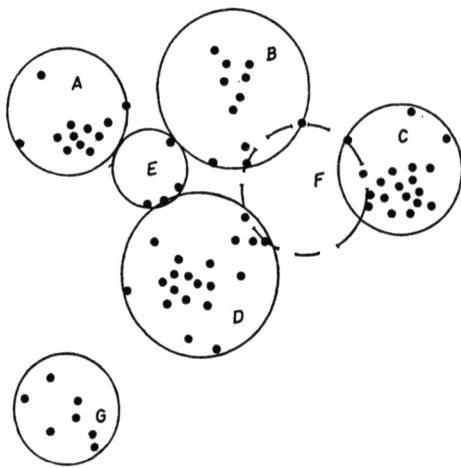

Abb. 9. Beispiel einer taxonomischen Klassifizierung individueller Erkrankungen in zweidimensionaler Anordnung (nach BARON und FRASER [159]). Die Kreise A, B, C, und D repräsentieren ausreichend definierte Krankheiten. Der Kreis E umschließt eine bisher nicht als Krankheitseinheit angesehene Gruppe, während F früher als Krankheit angesehen wurde, nach dieser taxonomischen Gliederung aber als ein Gemisch von verschiedenen anderen Krankheiten revidiert werden muß. G stellt eine neue Krankheitseinheit dar. (Mit freundlicher Genehmigung des Autors)

taxonomischen Klassifikationsprinzipien [123]. Für diese werden zunächst die jeweiligen Einheiten („OTU's = Operational taxonomic Units") zweidimensional geordnet, und ihre wechselseitigen Zusammenhänge durch Ähnlichkeitskoeffizienten, Korrelationskoeffizienten, Distanzbestimmungen oder andere mathematische Verfahren ermittelt. Bei den Korrelations- und Ähnlichkeitskoeffizienten entstehen sinn-

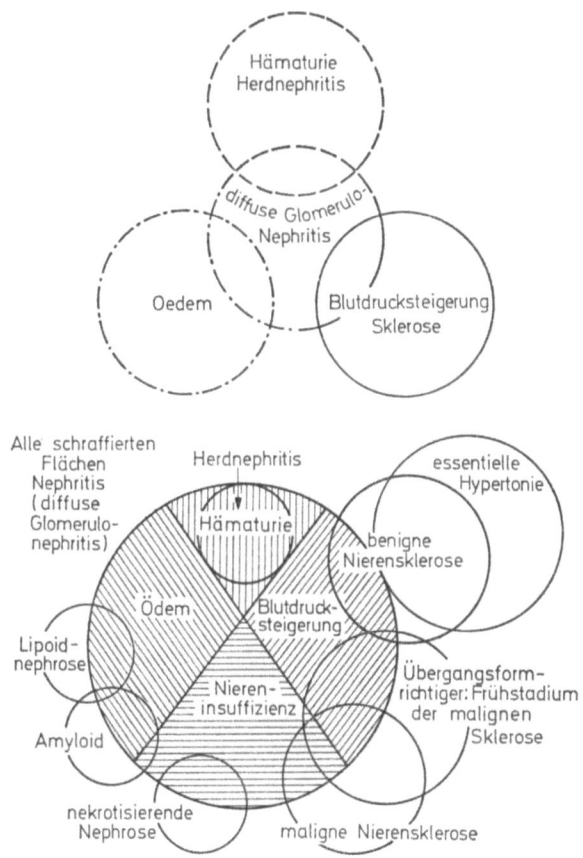

Abb. 10 a und b. Darstellung der Grundsymptome der akuten Glomerulonephritis nach VOLHARD (1931) = Abb. 10 a sowie BECHER (1944) = Abb. 10 b [598]. Die Abbildung ist nicht nur ein typisches Beispiel moderner taxonomischer Darstellung in Form Venn'scher Diagramme, sondern zeigt auch, wie VOLHARD (offensichtlich in Unkenntnis der Venn'schen symbolischen Logik und rd. 30 Jahre vor ihrer Wiederentdeckung für die Medizin) eine optimale Darstellung fand. Die Abbildung wird damit zugleich zu einem Beispiel für die alte These, daß ein Großteil des wissenschaftlichen Fortschritts Wiederentdeckung mit verbesserter Methodik oder durch bessere Einsicht in die Grundlagen ist

gemäß Werte zwischen 0 (keine Beziehung) und 1 (Identität). Symptome, deren Korrelationskoeffizienten zu einer vermuteten Krankheit nicht wesentlich vom Verhältnis zur Gesamtheit der Krankheiten differieren, sind als unspezifisch oder nicht durch diese Krankheit verursacht anzusehen. Nach der Ähnlichkeit entstehen Gruppen („Clusters =Haufen"), die in absteigender Reihenfolge des Zusammenhangs geordnet und dargestellt werden können. Sie repräsentieren die eigentlichen „Taxa" oder „Phaenone" (von φαίνειν=sichtbar werden). Die Methode ermöglicht es, intuitive Urteile über Zusammenhänge in Zahlen zu fassen. Sie ermöglicht auf dieser Basis bessere und genauere Klassifizierungen von Krankheiten und Syndromen, etwa hinsichtlich ihrer Überschneidung, des Einflusses anderer Krankheiten, oder sogar die Aufdeckung neuer Krankheitseinheiten. Abbildung 9 zeigt — modifiziert nach BARON und FRASER [159] — taxonomische Zusammenhänge zwischen bekannten und „neuen" Krankheiten.

Die wechselseitigen diagnostischen (prognostischen, therapeutischen) Beziehungen zwischen Merkmalen oder Merkmalsgruppen können übersichtlich als *Venn'sche Diagramme* (s. Kapitel 4.1 und Abb. 6) dargestellt werden. Dazu dienen — je nach Zweckmäßigkeit — Kreise, Dreiecke, Vierecke, Vielecke u. a. [37].

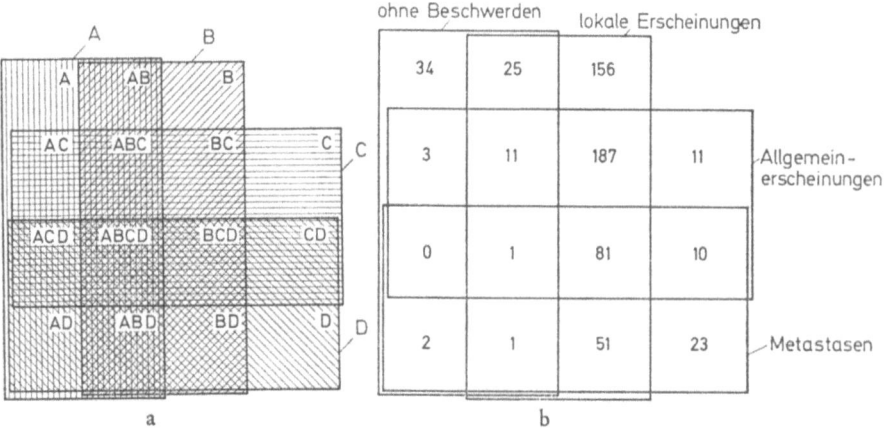

Abb. 11 a und b. Vierfeldrige Anordnung von 4 Grundkriterien und ihren Kombinationen beim Lungencarcinom (leicht modifiziert nach FEINSTEIN [37]). A bedeutet (subjektive) Beschwerdefreiheit, B lokale (objektive) Erscheinungen, C allgemeine (objektive) Erscheinungen, D (objektive) Erscheinungen durch Metastasen. Die Buchstaben in Abb. 11 a zeigen die Kombinationsmöglichkeiten, die Zahlen in Abb. 11 b die bei 596 histologisch gesicherten Lungenkrebsen gefundenen Werte für die einzelnen Untergruppen. (Mit freundlicher Genehmigung von Autor und Verlag)

Abb. 10 zeigt ein derartiges Schema für die 3 Grundsymptome der akuten Glomerulonephritis, Abb. 11 (a u. b) eine Darstellung des Lungenkrebses nach

4 Hauptkriterien. Man beachte in den Abb. 11 a und 11 b (Buchstaben bzw. Zahlen), wie das Schema jede mögliche Kombination (2^n-1, da das Fehlen jeden Kriteriums kein Feld benötigt) übersichtlich erkennen und leicht die Quersummen der Grundeigenschaften ermitteln läßt.

4.2.5. Diagnostische Wahrscheinlichkeit (II)

Kehren wir nochmals zu den im Gehirn oder in der Maschine gespeicherten Zusammenhänge zwischen Symptomen und Krankheiten zurück, so ergeben sich (in der Regel) folgende Möglichkeiten:
1. beim Kranken sind 1 oder 2 Symptome von hoher Krankheitsspezifität („pathognomonische Merkmale") nachweisbar: *die Diagnose ist gesichert oder doch sehr wahrscheinlich.*

Beispiele: Fieber, Roseolen, Milztumor, Leukocytopenie bei Typhus, Areflexie und positive Seroreaktionen bei Tabes; monophasische Deformierung und Enzymanstieg bei frischem Herzinfarkt.

2. Symptome, die mehreren Erkrankungen gemeinsam sind, werden in ihrer Gesamtheit und in ihrem Gewicht gegeneinander abgewogen. Sie ergeben eine *Diagnose von abgestufter relativer Wahrscheinlichkeit.*

Beispiel: Eine Vorperiode von Magen-Darm-Beschwerden, ein plötzlich aufgetretener Ikterus, eine diffuse Leberschwellung machen die Diagnose einer akuten Hepatitis am wahrscheinlichsten; ein Verschluß durch Stein oder Tumor kann dieser Symptomkombination ebenfalls entsprechen.

3. Die erfaßten Symptome reichen zur Entscheidung zwischen mehreren Möglichkeiten nicht aus, oder es ist ein „aus dem Rahmen" der differentialdiagnostischen Vermutung fallendes Merkmal aufgetreten: *ergänzende Untersuchungen sind erforderlich.*

Beispiel: Die Kombination Kollaps, Brustschmerzen, Dyspnoe kann ebensogut durch eine Lungenembolie, durch einen Herzinfarkt, evtl. auch durch einen Tumor, eine beginnende Pneumonie oder ein Aneurysma dissecans hervorgerufen werden: Thoraxfilm, EKG, Enzyme sind zur Entscheidung erforderlich. Über die geschilderten Erscheinungen hinaus kommt es plötzlich zu Leibschmerzen und Durchfällen. Das erfordert Untersuchungen des Stuhles sowie Bestimmungen der Amylase und/oder Lipase im Blut und im Urin, um eine akute Pankreatitis auszuschließen. Bekanntlich können bei der Pankreatitis die Schmerzen bis in den Thoraxbereich hinaufreichen, während andererseits die basale Lungenembolie mit ihrer infradiaphragmalen Projektion oder der Infarkt besonders der Herzhinterwand mit einer abdominalen Symptomatik einhergehen können.

Von der Wertigkeit der einzelnen Symptome hängt somit weitgehend die Diagnose ab. Bei hoher Wertigkeit genügt die Kombination von nur wenigen Symptomen, in besonderen Fällen sogar ein einzelnes. Das Gegenteil, d. h. die Ersetzung der Symptome von hoher Wertigkeit durch eine große Zahl von Merkmalen geringen Einzelgewichts, läßt sich nicht beliebig weitertreiben, wenn auch die gleiche Summe von Punkten bei einer Berechnung dies vortäuschen mag. Das gilt in praxi besonders für vieldeutige (unspezifische) Erscheinungen, wie sie etwa im Kapitel 1.4 aufgezählt wurden. Mathematisch werden bei solchen Kombinationen gewöhnlich besondere Verfahren wie etwa die Varianzanalyse, die Diskriminanzanalyse oder (besonders aufwendig und besonders leistungsfähig) die sog. multifaktorielle Analyse herangezogen werden.

In der Diagnostik hat man es fast immer mit bedingten Wahrscheinlichkeiten zu tun: des Vorliegens der Krankheit K... unter der Voraussetzung der Symptome S... (die Kombination „unter der Voraussetzung von" wird künftig durch das Zeichen | gekennzeichnet). Letztlich wird somit eine Gruppe von (festgestellten) Symptomen mit definierten Symptomkombinationen — eben den Krankheiten — verglichen und die Wahrscheinlichkeit dafür ermittelt, daß die Gruppe der gefundenen Symptome einer gesuchten Krankheit entspricht.

In einem einfachen Beispiel sei eine Krankheit K_1 durch die Symptome S_1, S_3, S_5 ausgezeichnet, eine andere K_2 durch S_1, S_3, S_6. Drei Kranke A, B, C hätten die Symptomenkombination A=S_1, S_3, S_5, B= S_2, S_3, S_5, C=S_2, S_3, S_4. Dann hätte A die Krankheit K_1 mit der Wahrscheinlichkeit von 3/3, B mit 2/3 (was als hinreichend gelten mag), C mit 1/3 (was zur Verwerfung der Diagnose K_1 führen wird). Das einfache Beispiel zeigt zugleich auch die vom Elektronenrechner ausgedruckte Situation, daß bei C eine Symptomenkombination vorliegt, die in der Symptom-Krankheits-Matrix mit K_1 und K_2 nicht entsprechend repräsentiert ist: zusätzliche Symptome oder die Einbeziehung weiterer Krankheiten sind erforderlich.

Geht man umgekehrt von den Symptomen aus, und unterstellt man, daß das Symptom S_1 bei der Krankheit K_1 in 10%, bei K_2 in 50%, bei K_3 in 90% beobachtet wird, so ist für das gegebene Symptom S_1 die Wahrscheinlichkeit, die richtige Krankheit zu treffen, wie A : B : C=0,1 : 0,5 : 0,9. Führt man zusätzlich das Symptom S_2 mit der (zufällig) gleichen Häufigkeit des Vorkommens von 10%, 50%, 90% bei den Krankheiten K_1, K_2 und K_3 ein, so ergeben sich (nach der Multiplikationsregel) für die Krankheiten die Wahrscheinlichkeiten (0,1·0,1) : (0,5·0,5) : (0,9·0,9)=0,01 : 0,25 : 0,81 oder 1% zu 25% : 81%.

Die Unterschiede zwischen den Wahrscheinlichkeiten einzelner Krankheiten nehmen bei linearer Vermehrung der berücksichtigten Befunde exponentiell zu [229].

Es ist schon hier ersichtlich, daß man eine Symptomen-Krankheits-Matrix nicht durch *gleiche oder ähnliche Erscheinungen* diagnostisch leistungsfähiger machen kann. Wie in Kapitel 5.2 noch ausgeführt wird, liegt gerade einer der wichtigsten Fehler in der Differentialdiagnostik darin, daß man von einem *Leitsymptom* ausgehend auf der Grundlage geläufiger Assoziationen nach gleichsinnigen Zeichen sucht. Dadurch wird die Differentialdiagnose in eine bestimmte Richtung gedrängt. Mathematisch ausgedrückt erhält dadurch ein Symptom gegenüber anderen eine unberechtigte Gewichtung (Präponderanz).

Beispiel: Die Feststellung einer Hyperglykämie durch die zusätzlichen Symptome Durst, hohes spezifisches Gewicht des Urins, Glucosurie zu ergänzen, führt diagnostisch nicht weiter.

4.2.6. Interkorrelation von Symptomen

Damit kommen wir zum schwierigsten Problem der mathematisch-maschinellen Diagnostik, der bereits angesprochenen *wechselseitigen Unabhängigkeit der Symptome*. Die einfachsten und zum Teil ergiebigsten Formeln der Wahrscheinlichkeitsrechnung gehen von der Voraussetzung aus, daß die einzelnen Glieder voneinander unabhängig sind. Nochmals sei dazu — in Anlehnung an Formel (9) — die Wahrscheinlichkeit eines Ereignisses als „gleich dem Verhältnis der Zahl der für das betreffende Ereignis günstigen, gleich wahrscheinlichen Ereignissen zur Gesamtzahl der gleich wahrscheinlichen Ereignisse überhaupt" [69] definiert. Gerade die wechselseitige Unabhängigkeit der Symptome trifft aber in der medizinischen Diagnostik häufig nicht zu: von praktischer *Identität* (Synonyma) bis zu weitgehender Unabhängigkeit gibt es alle *Korrelationen*. Mehr noch: gerade eine wechselseitige Abhängigkeit oder gar Identität wird manchmal nicht erkannt — allein schon wegen der in der Literatur und von Kollegen unterschiedlich benutzten Nomenklatur und pathogenetischen Vorstellungen. Hier liegt eines der schwierigsten Probleme der Diagnostik mit Rechenmaschinen. Es kann u. U. nur durch Vernachlässigung der (streng genommen: nicht gegebenen) Voraussetzungen gelöst werden. KOLLER [349] führte dazu aus, daß man einerseits aus einem Symptom nicht zwei machen darf, andererseits auch nicht so weit gehen sollte, korrelierte Symptome überhaupt nicht zu verwenden, („hohe Korrelation mit anderen Symptomen reicht allein nicht aus, um ein Symptom von der Liste zu eliminieren"). Er schlägt 3 Möglichkeiten zur Lösung des Problems vor:

1. Man nimmt die Kombination der korrelierten Symptome selbst als Gruppendefinition, kommt damit aber schnell zu unübersehbar großen Zahlen.
2. Man benutzt nur streng voneinander unabhängige Symptome, muß damit aber eine Reihe differentialdiagnostischer Merkmale unterschlagen.
3. Man behandelt alle korrelierten Symptome so, als wären sie nicht voneinander abhängig. Dies führt zwar zu falschen Wahrscheinlichkeiten bei der Anwendung der Bayesschen Formel (s. Abschnitt 4.3.3) und zur Verzerrung bei den Trennverfahren (s. Abschnitt 4.3.4) — hat sich aber nach den bisherigen Erfahrungen für klinische Zwecke noch als ausreichend genau erwiesen.

In der Praxis sind die Verhältnisse allerdings oft noch komplizierter und unübersichtlicher, als sie die Theorie darzustellen vermag. So kann Interkorrelation zwischen 2 Befunden bestehen:

1. auf Grund ähnlicher Untersuchungs- und Meßmethoden (was einer Doppelbestimmung oder falschen Gewichtung gleichkommt);
2. auf Grund anatomisch-physiologischer Zusammenhänge (was deren diagnostische Bedeutung verändert und jeweils geprüft werden muß);
3. auf Grund pathogenetischer Beziehungen, d. h. Erscheinungen aus der gleichen Krankheit heraus, die ja gerade gesucht wird.

Mehr noch: was bei der einen Krankheit keine zusätzliche differentialdiagnostische Information bringt und allenfalls zu einer falschen Gewichtung führt, kann in anderen Fällen entscheidend sein. Auch sind medizinische Korrelationen — im Unterschied zu mathematischen — keineswegs in beiden Richtungen gültig.

Beispiele: Bei einem Nierenleiden oder einer Endokrinopathie bedeutet ein erhöhter Blutdruckwert auch am anderen Arm oder an den Beinen kein zusätzliches pathognomonisches Merkmal und führt zu einer Überbewertung des Symptoms Hypertonie. Völlig anders ist die Situation bei einem Aortenbogensyndrom oder bei Aortenisthmusstenose.

Bei Viruspneumonie oder Lungenembolie haben 2 Infiltrate wenig differentialdiagnostisches Gewicht. Im Fall eines Carcinoms sind sie bei der Frage, ob ein Primärtumor der Lunge oder Metastasen vorliegen, ausschlaggebend.

Bei einer Bluteosinophilie besagt eine Markeosinophilie nichts zusätzliches und würde — getrennt bewertet — das Gewicht des Symptoms Eosinophilie ungebührlich erhöhen. Manche Krankheiten lassen aber die (erwartete) Eosinophilie nur im Knochenmark erkennen, wo sie dann ein entsprechend zu gewichtendes Merkmal darstellt.

4.2.7. Zusammenfassung

Die beiden letzten Kapitel sollten gezeigt haben, daß für die Diagnostik gilt, was über die Informationstheorie als solche gesagt wurde [97]: ihre Grundlagen sind Logik und Statistik. Aber: vor dem Hintergrund statistischer Ergebnisse sind auch die Entstehung und Gestaltung besonderer Ereignisse (als Grundlage einer individuellen Diagnose) zu bewerten [224]. Mathematiker denken gewöhnlich logisch, aber manchmal nicht vernünftig — Mediziner umgekehrt: gewöhnlich vernünftig, aber manchmal nicht logisch [607].

Die *Wahrscheinlichkeit einer Diagnose* ist ein (prospektiver) Schluß aus (retrospektiven) Häufigkeiten — vor allem der Krankheiten als solcher in einer Subpopulation — und Korrelationen — vor allem der einzelnen Symptome unter sich und mit den Krankheiten. Dieser Schluß trifft um so genauer, je mehr Fälle der betreffenden Symptomen-Kombination untersucht werden. Auch für den *Einzelfall* kann der Grad von Sicherheit oder Unsicherheit der Diagnose in Zahlen angegeben werden. Für den Einzelfall ist es aber wichtiger, daß die Diagnose mit möglichst vielen oder allen einzelnen Erscheinungen — auch scheinbar zweitrangiger Natur — übereinstimmt. Ich möchte die Summe dieser Merkmale als *Kongruenz* bezeichnen. Wenn die Wahrscheinlichkeitsberechnung eine — derzeit häufig nicht programmierbare — Vielfalt von Merkmalen berücksichtigt, stimmen diese Berechnung und die Kongruenz überein. Wenn der mathematische Ansatz nur mit einer begrenzten Zahl von Merkmalen arbeitet, ist die Kongruenz für den Einzelfall wichtiger, auch wenn sie keine Zahlenangabe zuläßt. Welchen Grad von Einfluß man in der Wahrscheinlichkeitsberechnung den einzelnen Häufigkeiten (der Erkrankung in der Subpopulation, der Symptome bei der gesuchten Krankheit) zuerkennt, ist z. Z. weitgehend eine Ermessensfrage (allgemeine Empirie, Literatur, systematische eigene Erhebungen). Darin liegt (scheinbar ein contradictio in adjecto!) beim jetzigen Stand der Entwicklung die *„mathematisierte diagnostische Kunst"*.

4.3. Einige diagnostische Rechenverfahren

„Asymptotische Sätze sind von mathematischen Statistikern oft überbewertet worden. Wir wollen oft wissen, was passiert, wenn n nicht unendlich, sondern =20 oder =5 oder =3 ist."
(M. B. WIESE bei J. J. GOOD [45])

4.3.1. Übersicht

Die Monographie zielt vorzugsweise auf das Verständnis der Möglichkeiten und Grenzen auch der mathematisch-maschinellen Methoden der Diagnostik durch den Mediziner hin. Für eigene Programme wird sich dieser nicht nur weitere Informationen verschaffen (z. B. mit Hilfe der am Schluß aufgeführten Literatur), sondern wohl immer die Zusammenarbeit mit Mathematikern oder Biometrikern anstreben. Unter dieser Beschränkung ist die nachfolgende Darstellung der wohl z. Z. gebräuchlichsten Verfahren zu verstehen (s. auch Tab. 10).
Man kann mit BAILEY [5] u. a. schätzen, daß es über ein Dutzend verschiedener Rechenmethoden für die klinische Diagnostik gibt, von denen aber nur 5 oder 6 grundlegend verschieden sind und zugleich größere praktische Bedeutung erlangt haben. Auf der anderen Seite führt die Anpassung dieser Grundmethoden an die typischen klinischen Probleme (Interkorrelation von Symptomen, alternative oder kontinuierliche Daten, kleine Zahl von Fällen, unzureichende Kenntnisse über die Grundwahrscheinlichkeit einer Krankheit in einer gegebenen Population u. a. m.) zu einer noch anhaltenden Adaptation, d. h. einer logischen, mathematischen und empirischen Weiterentwicklung.

4.3.2. Gewichtete Symptome

Das Verfahren der Addition gewichteter Symptome ist in verschiedenen Modifikationen mehrfach angewandt worden. Es hat sich in Teilgebieten der medizinischen Diagnostik (z. B. bei Schilddrüsenkrankheiten [221]) und besonders in der Hämatologie [376, 379] bewährt. LIPKIN und Mitarb. [155, 243, 376—380] haben für die Blutkrankheiten zunächst aus der Literatur, in jüngster Zeit aus eigenen Beob-

Tabelle 10. *Systematik der z. Z. in der medizinischen Diagnostik benutzten Rechenverfahren.* (Nach KOLLER [349]). Mit freundlicher Genehmigung des Autors

Material	Diagnostisches Prinzip
1. *Symptomenlisten* der Krankheiten	Übereinstimmung in möglichst vielen Symptomen
2. *Symptomenlisten* der Krankheiten mit Gewichtung der Symptome a) subjektive Gewichtung b) statistische Gewichtung	Übereinstimmung bei möglichst hoher Punktzahl
3. *Wahrscheinlichkeitsansätze* aufgrund der Häufigkeitsverteilung der Symptome bei den Krankheiten mit Berücksichtigung der Krankheitshäufigkeit a) bei Kenntnis der Häufigkeit von Symptomenkombinationen b) unter Verwendung der Häufigkeiten der Einzelsymptome unter Annahme ihrer Unabhängigkeit — oder unter Berücksichtigung signifikanter Korrelationen	Bayessche Rückschlußformel über bedingte Wahrscheinlichkeiten
4. *Trennverfahren* aufgrund der Häufigkeitsverteilung der Symptome ohne Berücksichtigung der Krankheitshäufigkeit a) bei Kenntnis der Häufigkeit von Symptomkombinationen b) unter Verwendung der Häufigkeiten der Einzelsymptome	Quotient der Symptomenhäufigkeiten. Trenn-Index mit möglichst geringen Überschneidungen
5. *Faktorenanalyse.* Häufigkeitsverteilung der Symptome mit oder ohne Voraussetzung der Kenntnis der Krankheitseinheiten	Krankheit als hypothetischer Faktor, der die Korrelationen zwischen den Symptomen bewirkt und in dieser Hinsicht als Linearkombination der Symptomenwerte bestimmt werden kann
6. *Optimierungsverfahren.* Diagnosenwahrscheinlichkeit in Verbindung mit therapeutischen Erfolgserwartungen bzw. Risiken	Annahme derjenigen Diagnose für die Behandlung, die auch bei Zutreffen einer anderen der Differentialdiagnosen die günstigsten Erfolgsaussichten hat

achtungen („Master Code" [155]), z. B. 2000 Symptome für 100 Blutkrankheiten zusammengestellt. Die Symptome erhielten durch ein Gremium von Fachvertretern arbitrarisch Wertigkeiten (Multiplikatoren) von 0—10. 10 wäre für eine bestimmte Krankheit für sich allein pathognomonisch. Die Summe der gewichteten Symptome ergibt die Wahrscheinlichkeit („Likelihood") [1] der Diagnose. Die größte Punktzahl und wahrscheinlichste Diagnose heißt „Maximum Likelihood". Praktisch wird mit dem Computer zuerst die beobachtete Symptomengruppe auf Krankheitsklassen eingeengt, dann die „Maximum Likelihood" ermittelt. Beim Lipkinschen Ansatz mit Gewichten von 0—10 werden z. B. zunächst Symptome mit den Gewichten 10 oder 9 gesucht, die eine einzelne Diagnose schon (fast) beweisen, also hohes pathognomonisches Gewicht haben, und mit 0, die weitgehende Ausschlußkraft besitzen. Eine Modifikation die „Significance Scores" (Signifikanz-Punkte) arbeitet nach dem Ansatz

$$WA = \frac{\Sigma w x}{\Sigma w} \tag{12}$$

Dabei ist WA der gewogene, zur Diagnose führende Durchschnitt, w das jeweilige Gewicht (z. B. 0—10) eines einzelnen Symptoms x (1 = vorhanden, 0 = nicht vorhanden). Σw (im Nenner) gibt somit die Summe aller möglichen Gewichte, $\Sigma w x$ die Summe aller Gewichte der vorliegenden Symptome wieder.

Selbstverständlich gibt es *zahlreiche Verfahren der Gewichtung von Symptomen*. Die Gewichte (evtl. auch negative für das Fehlen maßgeblicher krankheitsspezifischer Erscheinungen) sind mehr oder minder der Erfahrung und dem Ermessen der Untersucher überlassen — gewiß eine Schwäche dieser Methodik. Die gewichteten Symptome können auch nach Art der Boole'schen Algebra zweidimensional geordnet und die Quersummen für die einzelnen Krankheiten gezogen werden (z. B. 504). Bei dem Verfahren ergeben sich WA-Werte zwischen 0 und 1, wobei LIPKIN 0,40 für ausreichend hält, um die Diagnose einer bestimmten Krankheit zu stellen.

Die Likelihood-Verfahren haben den *Vorteil* der Übersichtlichkeit und erfordern kein mathematisches Modell. Auch führen sie unmittelbar in die Differentialdiagnose und ahmen damit wohl bis zu einem gewissen Grad die Vorgänge im menschlichen Gehirn nach. *Nachteile* sind die weitgehend dem subjektiven Ermessen anheimgegebenen entscheidenden Wertigkeiten w und der außerordentliche Aufwand an Rechenarbeit, der z. B. dazu geführt hat, daß bei den von LIPKIN seit über einem Jahrzehnt bearbeiteten Blutkrankheiten erst allmählich eine brauchbare Zahl

---

[1] *Likelihood* = Mutmaßlichkeit oder Mutungsgröße ist ein in der Statistik vielfach und recht allgemein benutzter Ausdruck, so daß Mißverständnisse möglich sind. Die „Likelihood Ratio" entspricht dem kritischen Quotienten von NEYMAN (s. Abschn. 4.3.3) und ist auch im Bayes'schen Theorem (s. 4.3.4) die eigentliche informationsgebende Größe [349].

von Krankheits- und Symptomkorrelationen erreicht wurde. Das Verfahren ist sehr empfindlich und ermöglicht auch die Feststellung von zwei gleichzeitigen Krankheiten. Andererseits nimmt mit steigender Symptomenzahl die Wahrscheinlichkeit falsch positiver Diagnosen zu (geringe Spezifität [471]). Das Ergebnis kann durch Signifikanztests, z. B. Modifikationen der bekannten χ^2-Methodik, in seinen Ergebnissen überprüft werden [5].

In jüngster Zeit haben LIPKIN und Mitarb. [616] ihre Methoden auf mehr quantitativer Basis weiter entwickelt und streben eine modifizierte Form des Bayesschen Theorems mit einer fortentwickelten Grundwahrscheinlichkeit im eigenen Material (s. u.) an.

4.3.3. Wahrscheinlichkeitsquotienten

Beim Verfahren von NEYMAN [349, 427, 471 u. a.] geht man ohne weitere Voraussetzung oder Bedingung (wie wechselseitige Unabhängigkeit der Symptome oder Verteilung im jeweiligen Einzugsgebiet) von *Symptomen als Zufallsstichproben aus* — jeweils aus einer Grundgesamtheit von Patienten, die an einer bestimmten Krankheit leiden, und einer anderen von Personen, die nicht an dieser Krankheit leiden. Für n Krankheiten ergeben sich somit bei m Symptomen (mit den beiden Möglichkeiten vorhanden = 1, oder nicht vorhanden = 0) 2^{m+n} Wahrscheinlichkeiten, die in der Maschine gespeichert werden. Den *Wahrscheinlichkeitsquotienten einer Erkrankung* errechnet man aus der Wahrscheinlichkeit des Vorkommens eines bestimmten Symptomenkomplexes bei einer bestimmten Erkrankung, dividiert durch die Wahrscheinlichkeit seines Vorkommens bei nicht daran Erkrankten (Gesunde, sowie andere Krankheiten). Die Formel lautet:

$$P_K|S = \frac{P_S|K}{P_S|R}. \tag{13}$$

Dabei ist $P_K|S$ die Wahrscheinlichkeit für die Diagnose K unter der Voraussetzung des Symptoms (Symptomenkomplexes) S, $P_S|K$ die Wahrscheinlichkeit für das Vorkommen von S bei gesicherter Diagnose K, $P_S|R$ die Wahrscheinlichkeit für das Vorkommen bei allen anderen, nicht an K leidenden Probanden. Die Formel läßt bereits die Ähnlichkeit mit dem im nächsten Abschnitt besprochenen Bayes'schen Theorem erkennen, nur daß dort etwas andere Voraussetzungen gelten und die Wahrscheinlichkeit gewöhnlich in % statt als „kritischer Quotient" ausgedrückt wird. Die Diagnose wird nach der Reihenfolge der höchsten Wahrscheinlichkeiten ermittelt. Ein (arbitrarischer) Grenzwert vermindert die Möglichkeit „falsch positiver" Ergebnisse.

Die Neymansche Methodik (von deren namhaften Benutzern u. a. Collen [219] genannt sei), hat den *Vorteil* weitgehender Voraussetzungslosigkeit. Vor allem erfordert sie — im Unterschied zu dem im nächsten Abschnitt (4.3.4) zu besprechenden Bayes'schen Theorem —

keine Kenntnisse über die Grundwahrscheinlichkeit einer Erkrankung in einer bestimmten (Sub)Population. Empfindlichkeit (Anteil positiver Ergebnisse bei tatsächlich Kranken) und Spezifität (Anteil negativer Ergebnisse bei Nichtkranken) lassen sich in einem Arbeitsgang ermitteln. *Nachteile:* Das Verfahren führt andererseits schon bei einer relativ kleinen Zahl von Symptomen zu einem beträchtlichen Rechenaufwand. Eine nicht immer gegebene Voraussetzung ist die exakte Trennung, wer an einer bestimmten Krankheit leidet, und wer nicht. Auch das gleichzeitige Vorkommen von zwei Krankheiten führt zu Schwierigkeiten.

4.3.4. Bayes'sches Theorem

Wohl einer Anregung von F. BACON (1561—1626) über die Anwendung der induktiven Methodik wissenschaftlicher Schlüsse folgend, hat der englische Geistliche TH. BAYES [162] eine mathematische Theorie der bedingten Wahrscheinlichkeit („An Essay towards Solving a Problem in the Doctrine of Chances", 1763) entwickelt, die als Bayes'scher Ansatz oder Bayes'sches Theorem die bisher breiteste Anwendung in der maschinellen medizinischen Diagnostik gefunden hat, vor allem unter dem Eindruck der Arbeiten von LEDLEY, LUSTED, WARNER u. a. [83, 363—365, 390—394, 557—559].

Das Bayes'sche Theorem bildet statistische Urteile gegen einen Hintergrund von Informationen, von denen nur ein Teil genügend genau angegeben werden kann (vorgegebene oder „a priori"-Informationen bzw. zusätzliche oder „a posteriori"-Informationen [49, 64]).

In Anlehnung an die in Kapitel 4.2 genannten Formeln (9), (11), läßt sich das Bayes'sche Theorem für unsere diagnostischen Anliegen, wie folgt, ableiten (s. auch [5, 319, 349, 393, 559]).

Gegeben seien die Symptome $S_1, S_2 \ldots, S_m$, ferner die Krankheiten $K_1, K_2 \ldots, K_n$. $P_{S|K}$ sei die Wahrscheinlichkeit des Symptoms S unter der Voraussetzung der Krankheit K, $P_{K|S}$ die (tatsächlich gesuchte) Wahrscheinlichkeit der Krankheit K unter der Voraussetzung des Symptoms S. N gibt die Zahl der jeweiligen Fälle wieder. N_{SK_1} wäre die Zahl der Fälle mit dem Symptom S und der Krankheit K_1, P_{SK_1} die entsprechende Wahrscheinlichkeit des Vorkommens von Symptomen S und Krankheit K_1 zugleich usw., Σ und Π sind die üblichen Summenzeichen für $K_1, K_2 \ldots K_n$ bzw. $S_1, S_2 \ldots S_m$. Dann ist die Wahrscheinlichkeit der Krankheit K_1 in einer entsprechenden Population mit beliebigen Krankheiten ($1 \leq i \leq n$) und Symptomen ($1 \leq j \leq m$)

$$P_{K_1} = \frac{N_{K_1}}{N(K_1 + K_2 \cdots K_n)} \qquad (14)$$

und sinngemäß die Wahrscheinlichkeit des Symptoms S bei der Krankheit K_1

$$P_{S|K_1} = \frac{N_{SK_1}}{N_{K_1}} \qquad (15)$$

oder — nach Division durch die Population $N_{(K_1, K_2 \ldots, K_n)}$

$$P_S|_{K_1} = \frac{P_{SK_1}}{P_{K_1}} \tag{16}$$

Sinngemäß wäre

$$P_{K_1}|_S = \frac{P_{SK_1}}{P_S} \tag{17}$$

P_S ist die Wahrscheinlichkeit eines Symptoms S bei den in Frage kommenden Krankheiten und in praxi meist unbekannt. Unter der Voraussetzung des wechselseitigen Ausschlusses der Krankheiten folgt:

$$P_S = \sum_{i=1}^{n} P_{K_i} \cdot P_S|_{K_i} \tag{18}$$

(16), (17), (18) führen zu

$$P_{K_1}|_S = \frac{P_{K_1} \cdot P_S|_{K_1}}{\sum_{i=1}^{n} P_{K_i} \cdot P_S|_{K_i}} \tag{19}$$

Das ist die *übliche Formel des Bayes'schen Theorems*.

Da jede Krankheit durch eine Serie voneinander unabhängiger Symptome statt des bisher benutzten Einzelsymptoms (oder der Symptomengruppe) S repräsentiert werden soll, ergibt sich:

$$P_S|_{K_i} = P_{S_1}|_{K_i} + P_{S_2}|_{K_i} \cdots P_{S_m}|_{K_i} \tag{20}$$

So läßt sich aus (19) und (20) die Gesamtformel schreiben als

$$P_{K_1}|_{S_1, S_2 \ldots S_m} = \frac{P_{K_1} \cdot (P_{S_1}|_{K_1} \cdots P_{S_m}|_{K_1})}{\sum_{i=1}^{n} P_{K_i} \cdot P_{S_1}|_{K_i} \cdots P_{S_m}|_{K_i}} \tag{21}$$

oder in allgemeiner Schreibweise

$$P_{K_1}|_{S_j} = \frac{P_{K_1} \cdot \prod_{j=1}^{m} P_{S_j}|_{K_1}}{\sum_{i=1}^{n} P_{K_i} \cdot \prod_{j=1}^{m} P_{S_j}|_{K_i}} \tag{22}$$

$P_{K_1}|_{S_j}$ ist die gesuchte („a posteriori") Information aus der vorgegebenen Wahrscheinlichkeit der Erkrankung K_1 in einer Population (P_{K_1}) und der zusätzlichen Information über die Häufigkeit eines beliebigen Symptoms S_j bei dieser Krankheit ($P_{S_j}|_{K_1}$).

KOLLER [349] zieht [statt der Formel (19) und hier mit einem einzelnen Symptom S, einer gesuchten Krankheit K und den restlichen Krankheiten $R_1, R_2 \ldots R_n$] die durch Division mit dem Zähler erhaltene Formulierung

$$P_K|_S = \frac{1}{1 + \frac{P_{R_1}}{P_K} \cdot \frac{P_S|_{R_1}}{P_S|_K} + \cdots \frac{P_{R_n}}{P_K} \cdot \frac{P_S|_{R_n}}{P_S|_K}} \tag{23}$$

vor. Sie läßt nach seiner Meinung das logische Gerüst, die „kritischen Quotienten" oder „informationsgebenden Größen"

$\frac{P_{Rn}}{P_K} =$ Verhältnis der Wahrscheinlichkeit der übrigen Krankheiten zur gesuchten Krankheit K, und

$\frac{P_{S|R_n}}{P_{S|K}} =$ Verhältnis der Wahrscheinlichkeit des Symptoms S bei beliebigen Erkrankungen gegenüber der Wahrscheinlichkeit bei der gesuchten Krankheit K,

besser erkennen. Je größer diese Quotienten, um so geringer wird $P_{K|S}$.

Es ist leicht ersichtlich, daß in der *praktischen Diagnostik* schon eine relativ geringe Zahl von Symptomen (z. B. 20 Alternativen $= 2^{20} =$ rd. 10^6) zu einem beträchtlichen Rechenaufwand führt. Er läßt sich durch Zusammenfassung einzelner Symptome zu Symptomgruppen oder durch eine Auswahl von Symptomen in begrenztem Umfang reduzieren. Andere Vereinfachungen ergeben sich durch vorausgehende Einengungen und Ausschlüsse (s. Abschnitt 4.3.6). Noch umfangreicher wird andererseits die Rechenarbeit, wenn statt binär-alternativer auch quantitative Merkmale eingeführt werden, was grundsätzlich möglich ist [5]. So können Differentialdiagnosen in der Klinik nur mit Rechenanlagen bewältigt werden. Nach einer Feststellung von IMMICH [319] kann man die Sensibilität (im statistischen Sinn, d. h. die Fähigkeit, die tatsächlich Kranken als solche zu erkennen) durch Symptom-Kombinationen nicht wesentlich erhöhen, wohl aber die Spezifität (Ausschluß der tatsächlich nicht Kranken).

Für die *Auflösung des Bayes'schen Theorems* sind, wie wir sahen, Kenntnisse über die Häufigkeit der gesuchten Krankheiten K zu den übrigen Krankheiten in einer definierten Bevölkerungsgruppe und über das Häufigkeitsverhältnis des Symptoms (oder der Symptomkombination) bei dieser Krankheit gegenüber dem Vorkommen bei allen anderen Erkrankungen und bei Gesunden erforderlich. Das Bayessche Theorem als solches gilt trotz entgegengesetzter Meinungen (z. B. [49]) als unstrittig [64]. Strittig ist aber seine Brauchbarkeit gegen einen Hintergrund von keinesfalls immer eindeutigen Informationen. So hat es auch an *Kritik* einer Anwendung in der medizinischen Diagnostik nicht gefehlt. Wie schon in Kapitel 4.2 betont wurde, sind die theoretisch unerläßlichen, aber in der praktischen Medizin nur selten gegebenen Voraussetzungen die *wechselseitige Unabhängigkeit der Symptome* und der *wechselseitige Ausschluß der geprüften Krankheiten*. Sind zwei Merkmale voneinander abhängig, so kann der nach der Formel berechnete Wert von der tatsächlichen Wahrscheinlichkeit abweichen, gewöhnlich nach oben. Negative Befunde können — als Gegenwahrscheinlichkeit ($1 - P_{Sj|K_1}$ usw.) — ebenfalls in die Kalkulation einbezogen werden. Die praktische Erfahrung scheint allerdings zu zeigen, daß die wechselseitige Unabhängigkeit nicht so streng vorausgesetzt werden muß, wie man erwarten sollte [5, 349, 473]. Ein Zusammenhang durch inhomogene Verteilung belastet die Zuverlässigkeit der Ergebnisse weniger als ein kausaler Zusammenhang [559]. Auch scheint der Bayes'sche

Ansatz zu einer Überbewertung der Diagnosen mit häufigem Vorkommen und zahlreichen Symptomen zu führen [353].

Die *Trennschärfe* kann durch eine möglichst exakte Bestimmung der Symptome sowie durch die Auslassung unspezifischer Symptome erhöht werden. Die Bayes'sche Formel verlangt insofern einen Kompromiß zwischen dem Wunsch nach möglichst vollständiger Berücksichtigung der Symptome und den Grenzen der Genauigkeit, mit welcher die einzelnen Zeichen erhoben werden können. Schwerer wiegt das Argument, daß die Häufigkeit der zu prüfenden Krankheiten innerhalb der in Frage stehenden Bevölkerungsgruppe, epidemiologischen Situation usw. genau bekannt sein müssen. Dies trifft allerdings nur für konstante Subpopulationen zu: So ist die Krankheitsverteilung im Einzugsgebiet eines bestimmten Krankenhauses eines ländlichen Bezirkes anders als im Großstadtbereich, in der Klientel eines Kardiologen anders als in der eines Gastroenterologen. Deshalb können auch Häufigkeitsverteilungen anhand der Lehrbücher nur mit der Einschränkung zugrunde gelegt werden (s. dazu z. B. die Bemerkungen in Kap. 4.2). Auch dazu sind in jüngster Zeit Näherungsverfahren für die Arbeit mit kleinem Material, etwa den Krankengeschichten einer einzelnen Klinik, angegeben worden [5]. Darüber hinaus können allerdings Häufigkeitsverhältnisse, etwa durch eine Epidemie, sprunghaft verändert werden, u. U. „schneller als der Computer umprogrammiert werden kann" [68].

Trotz aller dieser Einwände hat sich die Diagnostik mit dem Bayes'schen Theorem in der Hand zahlreicher Untersucher offensichtlich praktisch bewährt, vor allem für die relativ homogenen und homogen bleibenden Krankheitsverteilungen bestimmter Spezialkliniken, Isotopenabteilungen usw.

4.3.5. *Diskriminanzanalysen, Faktorenanalysen und ähnliche Verfahren*

Meines Wissens werden die Möglichkeiten einer Analyse mit vielen Variablen bisher nur vereinzelt für praktisch-diagnostische Zwecke herangezogen. Ihr Sinn ist neben der Ermittlung von Wahrscheinlichkeiten die *Datenreduktion* auf die wesentlichen Zusammenhänge. Daneben lassen diese Verfahren oft Zusammenhänge (Symptomkombinationen, Syndrome) erkennen, die sich der unmittelbaren Bestimmung entziehen würden. Auch ist die wechselseitige Unabhängigkeit der Symptome gewöhnlich keine Voraussetzung der Verfahren. Zu diesen Verfahren gehören im weiteren Sinne die Faktorenanalyse, die Diskriminanzanalyse für 2 oder mehrere Gruppen, Regressionen über den Hauptkomponenten oder multipel, Regressionen über Polynomen u. a. Bei diesen Methoden werden im wesentlichen die zwischen mehreren Merkmalen festgestellten Zusammenhänge auf die zugrundeliegenden Komponenten (Faktoren) zurückgeführt [19].

Dabei gibt es *gemeinsame Faktoren* (die in mehreren Merkmalen auftreten), *spezifische Faktoren* (die nur in einem Merkmal der Analyse auftreten), *Fehlerfaktoren* (die auf unscharfen oder fehlerhaften Erhebungen beruhen). Die *Vorteile* dieser Verfahren in der Diagnostik dürften vor allem in ihrer weitgehenden Voraussetzungslosigkeit liegen: Sie verlangen nicht die wechselseitige Unabhängigkeit der Symptome und ermöglichen die Berücksichtigung von Schätzwerten für Größen, die man auch an kleinen Stichproben aus methodischen Gründen nicht messen kann. *Nachteile* sind — soweit ich sehe — die noch unzureichende Erfahrung über die klinische Brauchbarkeit, die Erreichung von Hilfsgrößen statt wirklicher Diagnosen und (trotz der Datenreduktion) ein beträchtlicher Rechenaufwand. Hinsichtlich dieser Methoden muß auf die Monographien und Arbeiten im Literaturverzeichnis (z. B. [19, 52, 134, 180, 181, 374, 436, 437, 546]) sowie auf den sachverständigen Rat des Biometrikers verwiesen werden.

4.3.6. Kombinierte Anwendungen

Kombinationen werden vor allem angewandt, um Irrtümer in der Methodik auszuschließen oder um den Rechenaufwand herabzusetzen. Dem letzteren dient eine Vorgruppierung der in Betracht kommenden Diagnosen, wie sie bereits bei der Gewichtung von Symptomen (Abschnitt 4.3.2) angegeben wurde. Besonders wichtig sind dabei *einengende Symptome* und das (allerdings seltene) Fehlen von Symptomen, die für Diagnosen oder Diagnosengruppen unerläßlich sind (conditio sine qua non) = *notwendige oder obligate Symptome* (s. dazu auch Abschnitt 4.2.2). SCHMID u. CAMPBELL [504] schlugen z. B. folgende Reihenfolge vor:
1. Auslese der Hauptkrankheitsgruppen unter Verwendung einer Gewichtungsmethodik;
2. Erstellung der Differentialdiagnosen nach weiteren gezielten Untersuchungen mit Hilfe Boole'scher Algebra;
3. wenn sich keine eindeutige Diagnose ergibt, Errechnung der Wahrscheinlichkeiten der in Betracht kommenden Diagnosen mit dem Bayes'schen Theorem.

Eine weitgehende Vereinfachung ergibt sich selbstverständlich, wenn der Untersucher — in einer Art von „halbautomatischer Diagnostik" — nicht die wahrscheinlichste(n) Diagnose(n) sucht, sondern nur ein Verzeichnis der in Betracht kommenden Differentialdiagnosen.

4.4. Daten und Datenverarbeitung

"Thus, if we are to develop cybernated systems in the practice of Medicine, we must be prepared to change our methods of practice to be compatible with the system..."   (S. O. KRASNOFF [78])

4.4.1. Lochkarten und verwandte Systeme

Die Vorläufer und zugleich eine Art handwerklicher Ausführung moderner Magnetspeicher stellen Lochkarten (Sichtlochkarten, Nadellochkarten) dar, die auch maschinell verarbeitet werden können

(Maschinenlochkarten, Lochstreifen, Lochstreifenkarten [104]). Neben den mechanischen Abzeichnungen („Lochen") können auch elektromagnetische Markierungen benützt werden, z. B. Karten, die mit magnetischer Farbe bestrichen sind oder durch Graphitstifte an bestimmten Stellen leitend gemacht wurden. Umgekehrt gibt es zum maschinellen Wiedererkennen von Markierungen Belegleser (hell — dunkel), Maschinenschriftleser und Klarschriftleser (Formerkennung), meist als „Markierungsleser" bezeichnet [100, 239].

Die *Vorteile* der Lochkarten liegen vor allem in der schnellen Erreichbarkeit einer relativ großen Zahl von Erfahrungen (z. B. Symptome, Differentialdiagnosen), die sonst — bei anderen Diagnosen oder Fragestellungen — mit den Krankenblättern unerreichbar im Archiv verschwinden würden. Daher ist eine Übertragung aller wichtigen Befunde von Krankenblättern auf Lochkarten eine der wichtigsten Funktionen moderner Krankenhausdokumentation. In gewissem Sinn haben Lochkarten eine ähnliche (indirekte) *Bedeutung* für die Diagnostik wie die in Abschnitt 4.4.8 aufgeführten zusätzlichen Anwendungen von Computern, die sie in begrenztem Umfang ersetzen können. Sie ermöglichen z. B. saubere Morbiditätsstatistiken und erlauben eine gleichzeitige Erkennung von Trends in den Krankheitsbewegungen [258]. Ihre *Nachteile* liegen in einem viel größeren Zeitaufwand, einem starren System, einer begrenzten Kapazität, von einem gewissen Umfang ab auch in der Unhandlichkeit und Unübersichtlichkeit. Maschinenlochkarten können in die Computer „eingespeist" werden. Die Hauptbedeutung der Lochkarten als Informationsträger liegt derzeit und in absehbarer Zukunft in ihrer vielseitigen Verwendbarkeit als primäre Eingabe-Medien. Ein Lochkartenverfahren für medizinische Differentialdiagnosen hat wohl PAYCHA [440, 441] als einer der ersten benutzt.

4.4.2. Computer, allgemeines

In den vorausgegangenen Kapiteln waren schon die Computer (Rechenanlagen, Datenverarbeitungsanlagen [DVA]) angesprochen worden.

Mechanische Rechenhilfen gab es schon im Altertum, (mechanische) Rechenmaschinen am Beginn der Neuzeit durch SCHICKHARDT (1623), PASCAL (1641), LEIBNIZ (1671) u. a. Den Bau einer großen Rechenmaschine („Difference Engine") versuchte (vergeblich) BABBAGE (1792 bis 1871). HOLLERITH entwickelte 1890 das nach ihm benannte (Lochkarten-Speicher) System. Den ersten programmgesteuerten Rechner überhaupt baute wohl ZUSE (1934—1938) — allerdings auf der Basis elektromechanischer Relais. Er verwendete auch schon das binäre Zahlensystem. Später wurden Elektronenröhren, schließlich Magnetspeicher und Transistoren eingeführt [126, 459]. Unabhängig von ZUSE und mit noch größerem Erfolg baute 1939—1944 der Amerikaner AITKEN seine erste Maschine (Harvard Mark I, „Automatic Sequence Control

Computer"). In heutiger Sicht unterscheidet man *3 Generationen von Computern*: die seit 1954 verbreiteten Röhrencomputer mit Leistungen im Millisec.-Bereich (10^{-3} sec), die 1958 eingeführten transistorierten Computer mit Leistungen im Microsec.-Bereich (10^{-6} sec), die seit 1964 gebaute Serie mit sog. SLT-Technik („Solid Logic Technology") und Leistungen im Nanosec.-Bereich (10^{-9} sec).

Allen Computern mehr oder minder *gemeinsam* ist die Gliederung in Eingabe, Rechenwerk, Speicher, Steuerwerk (mit Kontrollsystem), Ausgabe. Die *Zahl* aller in der Bundesrepublik betriebenen Computer wurde für 1959 mit 64, für 1964 mit über 1000, für 1968 mit 3400 angegeben; für 1975 werden 11 500 erwartet [589].

Die derzeit gebräuchlichen Computer kann man in 3 *Klassen* einteilen: digitale, analoge und hybride (Übersichten u. a. bei 41, 78, 83, 102, 124, 129, 133, 351).

4.4.3. Digital-Computer

Digital-Computer (digit = Ziffer) dienen zur Bewältigung von Operationen mit großen Zahlenreihen. Sie arbeiten fast durchweg nach dem binären System, in das die eingegebenen Dezimalzahlen übertragen werden und umgekehrt (s. auch Tab. 7). Von diesem System gibt es zahlreiche Modifikationen, z. B. den BCD („Binary Code Decimal") oder den EBCDIC („Extended Binary Coded Decimal Code"). Im Grunde bestehen die Computer aus logischen Elementen, die z. B. nach den im Kapitel 4.1 angesprochenen (endlichen) Booleschen Funktionen arbeiten, ferner Gedächtniselementen („Memories"), die ihrerseits wieder aus registrierenden Elementen und den eigentlichen Speichern (z. B. Magnetkernen, Magnetplatten, Magnetbändern) bestehen. Ein modernes Magnetband von 30 cm Durchmesser kann den Inhalt von rd. 10 000 Krankenblättern speichern. Die meisten diagnostischen Operationen werden mit Digital-Computern durchgeführt oder digital ausgewertet. Da in der Medizin viele Daten kontinuierlich (als Kurven, als Integrale usw.) anfallen (s. auch Kap. 3.4), müssen diese kontinuierlichen Werte entweder in Klassen zerlegt oder über Analog-Digital-Umwandler (ADU) eingeführt werden. Umgekehrt erlauben die (seltener benutzten) Digital-Analog-Umwandler die Ausgabe digitaler Informationen in analoger (kontinuierlicher) Form.

4.4.4. Analog-Computer

Während Digital-Computer ihre Operationen hintereinander Schritt für Schritt, seriell, sequentiell), wenn auch in sehr kurzer Zeit, durchführen, laufen diese Schritte in Analog-Computern gleichzeitig oder doch parallel. Die eingegebenen (kontinuierlichen) Signale werden in Spannungen usw. umgesetzt. Neuerdings gibt es allerdings auch Digital-Computer mit großer Kapazität und der Möglichkeit einer

Anzahl paralleler Operationen oder entsprechende Adaptationen durch „Multiprogrammierung" u. ä. [434]. Dafür erreichen die Analog-Computer die digitalen nicht an Genauigkeit und Speicherfähigkeit.

Eine *vergleichende Charakterisierung* könnte etwa lauten [124]: *Digital-Computer:* Sequentielle Lösungen, hohe Geschwindigkeit, hohe Präzision, große Speicherfähigkeit und Beweglichkeit, schwer zu programmieren.

Analog-Computer: Parallele Lösungen, mittlere Geschwindigkeit, begrenzte Präzision, begrenzte Speicherfähigkeit, begrenzte Beweglichkeit, leicht zu programmieren.

Zum *Anwendungsbereich von Analog-Computern* gehören u. a. die Simulation biologischer Prozesse für wissenschaftliche Untersuchungen und die Lösung vieler gleichzeitig anfallender Differentialgleichungen. Soweit ich sehe, haben bisher die Analog-Rechner innerhalb der medizinischen Diagnostik vor allem in der Elektrokardiographie (s. Abschnitt 4.5.4) Anwendung gefunden.

4.4.5. Hybride Computer

Diese stellen eine Kombination aus digitalen und analogen Rechenanlagen dar, zugleich ein Kind der jüngsten Entwicklungen. Der Trend — etwa in der Technik — mag zu solchen hybriden „Allzweck"-Computern gehen: für die diagnostische Anwendung sind mir bisher keine weiteren Anwendungen bekanntgeworden, aber gewiß in absehbarer Zeit zu erwarten.

Die alte Streitfrage: kleinere orts- und zweckgebundene Einzelrechner oder große Maschinen in wenigen Zentren kann für die medizinische Diagnostik vielleicht mit der Idealforderung beantwortet werden: weder Zentralisation noch Dezentralisation, sondern *Netzwerke* verbundener Datenverarbeitung [298].

4.4.6. Computer-Sprache

Von den fast unübersehbar gewordenen Begriffen der Computersprache können hier nur einige besonders wichtige definiert werden. Für ausführlichere Darstellungen muß auf das Literaturverzeichnis verwiesen werden. Die in den letzten Jahren vor allem in den USA, UdSSR und England entwickelten Systeme der Datenverarbeitung und der Maschinen haben dazu geführt, daß — auch im Rahmen internationaler Nomenklatur = Vereinbarungen — fast alle technischen Begriffe z. Z. englisch sind. Programmsprachen sind oft in ihren festen Termini englisch, in ihren Variablen in der Landessprache abgefaßt, so daß sich — zusammen mit den Abkürzungen — eine scheinbar verwirrende Semantik ergibt. Die Programmsprachen dienen dazu, Informationen, Befehle usw. in den Maschinencode zu überführen. Sie stellen in diesem Sinn eine Art Brücke, ein „Interlingua" zwischen Mensch und Maschine dar.

Ein Grundbegriff moderner Elektronenrechner ist das „*bit*" (Abkürzung für „binary digit" = Binärzahl). Die Zahl der bits gibt die binären Schaltungen und damit die *Kapazität*, die bit/sec eine entsprechende *Leistung* an. Weitere vielgebrauchte Begriffe sind die „*bit-Dichte*", d. h. die Anzahl der bits in einer Speichereinheit bekannter Größe, ferner die „*bit-Geschwindigkeit*", d. h. die Schnelligkeit, mit der bits übertragen werden. Eine Gruppe von aufeinanderfolgenden bits — z. B. 6er- oder 8er-Gruppen — wird auch als „Byte" bezeichnet. Gewöhnlich werden 8 bits + 1 Kontroll-bit (C-bit) zu einem Byte zusammengefaßt. Eine dezimal-duale Verschlüsselung ergibt hohe Belegung (bis zu 256 Zahlen, Buchstaben, Sonderzeichen usw.) bei mittlerer Rechengeschwindigkeit, eine rein duale geringere Belegung bei besonders hoher Rechengeschwindigkeit [601].

„*Schleifen*" sind Folgen von Befehlen, die evtl. solange durchlaufen werden („*Iterations-Schleifen*"), bis die geforderte Bedingung erfüllt ist.

Im „*On-line*"-System sind alle an der betreffenden Aufgabe beteiligten Maschinen oder Einheiten zusammengeschlossen und abgestimmt. Im „*Off-line*"-System sind verschiedene Einheiten der Datenverarbeitung mindestens zeitweilig voneinander unabhängig, z. B. bei der Übernahme von Daten aus Lochkarten oder Lochstreifen. „*Real-Time*"-*Programme* verarbeiten die Daten mit dem Anfallen. Bei „*On-line-Real-Time-Systemen*" werden die Daten sofort mit Steuerung durch eine Zentraleinheit verarbeitet und kontrolliert. Diese Systeme müssen besonders flexibel sein.

Unter „*Soft ware*" versteht man die in logisch-mathematische Modelle zu übertragenen Ereignisse und Informationen, ferner die Programme, Arbeitserleichterungen, Systeme usw. Der Computer selbst, in strenger Formulierung: einzelne Teile, wird demgegenüber als „*hard ware*" bezeichnet. Oder — mit einem Satz: Hard ware sind die technischen Mittel, soft ware das Material und die Methoden zu ihrer Benutzung.

Flußdiagramme sind Schemata der einzelnen logischen und rechnerischen Schritte (Operationen) für die Codierung von Programmen. Ein *Programm* kann man als die Zerlegung einer Aufgabe in ihre logisch kleinsten Schritte definieren.

Als „*Eingabe*" *(Input)* bezeichnet man die Überführung von Daten aus einer äußeren Informationsquelle oder aus einem Speicher in den operativen Teil der Maschine. „*Ausgabe*" *(Output)* bedeutet den umgekehrten Weg.

Speicher, Register, Akkumulatoren kennzeichnen verschieden gebaute und verschieden leistungsfähige Einheiten für die zeitweilige oder dauernde Bereitstellung von Daten oder Programmen („Gedächtnis"). Die meisten Speicher sind magnetisch (Bänder, Platten, Scheiben, dünne Schichten, Kerne). Ihre Kapazität schwankt z. Z. zwischen 7 (z. B. auswechselbare Plattenspeicher) und 420 (feste Magnetstreifenspeicher) Mill. Bytes. Die von der Zentraleinheit mit ihrem Hauptspeicher nicht unmittelbar benötigten Daten werden in externen Speichern („Datei") auf Abruf gehalten.

Mehr und mehr gewinnen *Systemprogrammierungen* („Operating systems") an Bedeutung. Sie regeln den Verbund von entfernten Anlagen, die rationelle Ausnutzung der Maschinen durch „Multiprogramming", „Time Sharing", eingespeicherte Prioritäten usw.

Besonders wichtig für die klinische Diagnostik ist der Begriff *harter oder randscharfer Daten*. Man versteht darunter genau definierte Krankheitserscheinungen, Merkmale usw. Das mag für Labordaten (teilweise) zutreffen, schon viel weniger für die Ergebnisse der unmittelbaren Krankenuntersuchung, am wenigsten für die Anamnese. Hier handelt es sich ganz überwiegend um weiche (randunscharfe) Daten. PIPBERGER [449, 451] unterscheidet im medizinischen Bereich:

1. *harte Daten*, wie Alter, Gewicht, Größe, Temperatur;
2. *relativ harte Daten*, wie Phonokardiogramme, Elektrokardiogramme (Einfluß von Verstärkern, Registriergeräten usw.!), auch die meisten Laborbefunde;
3. *weiche Daten*. Dazu gehören nach PIPBERGER praktisch alle Angaben zur Anamnese und die meisten Befunde aus der unmittelbaren Untersuchung.

LUKOWSKY [387, 389] trennte im gleichen Sinn den Kern (Inhalt) vom Hof (Umfang) medizinischer und anderer Begriffe: Je kleiner der Inhalt, um so größer der Umfang und umgekehrt. Für Anamnese und unmittelbare Untersuchung gilt ferner: Je feiner die Abstufung, um so größer das subjektive Ermessen — je gröber die Abstufung, um so geringer der Informationsgehalt.

Beispiele: „Bauchschmerz" hat einen geringen Inhalt und einen großen Hof (Vieldeutigkeit). Der Informationsgehalt ist relativ gering. „Stechender Schmerz im rechten Oberbauch" enthält eine feinere Abstufung, d. h. mehr Information, ist aber stärker subjektivem Ermessen ausgesetzt und mit Feststellungsfehlern behaftet.

Die überwiegend weichen Daten sind eine der großen Schwierigkeiten auf dem Weg zu einer maschinellen Diagnostik. Sie wird eingehend im Kapitel 4.7 behandelt.

Als Vorteil muß man bezeichnen, daß die mathematisch-maschinellen Methoden allmählich zu schärferen Begriffsbestimmungen in der Diagnostik führen werden. Daneben haben sich schon jetzt *maschinengerechte Sprachen* entwickelt, die auch für die Bearbeitung medizinischer Probleme herangezogen werden. Erwähnt seien FORTRAN (*Formular Translation*); ALGOL (*Algorhythmic Language*); eine mehr geschäftliche Symbolsprache ist z. B. COBOL (*Common Business oriented Language*), eine ähnliche COMIT (MIT = *M*assachusetts *I*nstitute of *T*echnology). Als besondere medizinische Fachsprache wurde MEDOL (*Med.* oriented *Language*) empfohlen. Die Verbesserung und weitere Entwicklung dieser Programm-Sprachen ist in vollem Gang. Eine neuere, FORTRAN,

COBOL u. a. ersetzende, breit verwendbare Programmsprache ist z. B. PL$_1$ (*Program Language$_1$*). Programmiersprachen sollen andererseits problemorientiert sein und nicht absolut. Oft sind sie deshalb das Ergebnis langfristiger Entwicklung mit speziellen Computern [532].

4.4.7. *Diagnosenschlüssel*

Zu der Randunschärfe vieler medizinischer Symptome und Begriffe kommt die uneinheitliche Krankheitsbezeichnung, die teils einer einfachen „Eigenbrötelei", teils divergierenden Vorstellungen über die Art und Entstehung bestimmter Krankheiten entspricht. Die „nosographische Sprachverwirrung" stand und steht in manchen Fächern der Medizin der babylonischen kaum nach!

So kam BAMBERGER (zit. bei [289]) bei dem Versuch, die Häufigkeit bestimmter Formen akuter Leukämie durch eine Umfrage an den Deutschen Universitäts-Kinderkliniken festzustellen, allein auf 10 Diagnosen, die nicht unter einem Oberbegriff zusammengefaßt werden konnten. Man kann sich auch unschwer ausmalen, zu wie viel Kategorien etwa heute eine ähnliche Umfrage über die „chronische Hepatitis" führen würde.

Für das Krankenhaus, aber auch für die Praxis, kann nicht genügend empfohlen werden, mit einem *Diagnosenschlüssel* (Diagnosen-Verzeichnis) — im deutschsprachigen Raum etwa dem von IMMICH [67] — zu arbeiten. Der „Immich-Schlüssel" zeichnet sich durch Klinik-Nähe aus, während ältere deutsche (z. B. DAS = Deutsche Amtliche Systematik) und internationale Klassifikationen davon weit entfernt waren. Der „Immich-Schlüssel" stellt eine Art Erweiterung des ICD (International Classification of Diseases) der WHO von 3 auf 5 Schlüsselzahlen dar. Der z. B. in der Schweiz bereits eingeführte [554] und in den amtlichen Statistiken der Bundesrepublik zu benutzende ICD läßt sich leicht daraus ableiten. Der neue (8. Auflage) ICD = „Handbuch der Internationalen Klassifikation der Krankheiten, Verletzungen und Todesursachen" ist ab 1. 1. 1968 in allen der WHO angeschlossenen Ländern, darunter auch der Bundesrepublik, für Länder, Gemeinden, Versicherungsträger usw. gültig. Das vom Statistischen Bundesamt bearbeitete „Systematische Verzeichnis" liegt vor, das „Alphabetische Verzeichnis" ist in Vorbereitung [606]. Ähnliche Schlüssel sind der ICDA (*Internation. Classif. of Diseases, Adapted*) und die besonders in den USA benutzte „Standard Nomenclature of Diseases and Operations" (SNDO). Kein Kliniker wird sich mit allen Bezeichnungen solcher Schlüssel einverstanden erklären können. Er sollte aber um der Einheitlichkeit und Vergleichbarkeit willen die vorgeschlagenen Kategorien benutzen, um sie ggf. durch Diagnosen und Kennzeichnungen eigener Prägung zu ergänzen. Das hat mit der in Kapitel 1.2 behandelten Polarität von individueller Diagnose und nosologischer Diagnose nichts zu tun.

4.4.8. Computer als allgemeine Hilfsmittel der Diagnostik

Während die Computer für die *unmittelbare Diagnostik* — wie wir gesehen haben und weiter sehen werden — noch in der Erprobungsphase stehen und bisher mindestens ebenso viele Probleme aufgeworfen wie gelöst haben, zeichnen sich *mittelbare Fortschritte für die Diagnostik* ab, die auch den größten Skeptiker überzeugen müssen. Dazu gehören:

1. Prozeßkontrolle und Prozeßsteuerung bei der Erstellung technischer diagnostischer Daten (s. Kap. 3.2—3.5 und 4.5).
2. Kritische Durchleuchtung diagnostischer Ergebnisse auf systematische und andere Fehler.
3. Zwang zu einer begriffsschärferen diagnostischen Sprache.
4. Dokumentierung von Krankengeschichten und Laborbefunden, wobei gegenüber der „konventionellen" Archivierung

   a) das Material auch tatsächlich unter anderen Gesichtspunkten als nur der Hauptdiagnose greifbar und damit das Erfahrungsgut künftig universell verfügbar werden wird;

   b) das Material zu brauchbaren statistischen Größen wie Mittel, Varianz, Verteilung, Extremwerte usw. verarbeitet werden kann.
5. Verarbeitung und Speicherung in sich seltener Ereignisse, wie etwa einzelne Vergiftungen (s. Abschnitt 4.5.5). Damit wird künftig ein zentraler „Thesaurus" für die entsprechenden Differentialdiagnosen zur Verfügung stehen. Die Inanspruchnahme eines derartigen maschinell bedienten Zentralkatasters durch Fernschreiber ist Zukunftsmusik, aber technisch möglich.
6. Moderne Klassifizierungsmethoden, wie die mathematische Taxonomie (s. Abschnitt 4.2.4), erfordern den Einsatz von Rechenanlagen.
7. Ähnliches gilt für die zweite große Welle der Erfahrung, die Literatur. Eine medizinische Zentralbibliothek (wie sie z. B. bereits in Köln mit Mitteln der DFG unterhalten wird und in Zukunft an moderne Dokumentationsverfahren, z. B. MEDLARS = Medical Literature Analysis and Retrieval System [146], (z. Z. in Ausweitung von MEDLARS I auf MEDLARS II, KWIC = Keyword-In-Context) angelehnt werden soll, wird das Aussuchen der Literatur auch unter anderen Merkmalen als den Titeln ermöglichen.

Das Medlars-Programm der National Library in Bethesda, Md., USA, erfaßt z. Z. jährlich etwa 150 000 Artikel in medizin. Zeitschriften nach Schlagwörtern. In ähnlicher Größenordnung liegen die Erfassung durch das „Unionsforschungsinstitut für medizinische und medizinisch-technische Information" der UdSSR [100] und (ab 1969) das holländische Excerpta-Medica-System.

Was solche Systeme — neben der wissenschaftlichen Hilfe — auch für die Bearbeitung schwieriger Differentialdiagnosen und seltener Krankheiten bedeuten, kann heute noch nicht voll ermessen werden.

8. Es ist zwar noch nicht abzusehen, aber denkbar, daß unsere Lehrbücher und vor allem unsere (immer schneller veraltenden) Handbücher durch elektronische Speicher ersetzt werden, die allein ständig auf dem

neuesten Stand gehalten werden können, indem sie alle Angaben über Symptom- und Krankheitshäufigkeiten, Interkorrelationen usw. aus der Literatur einbeziehen.

9. Die *Simulation* von physiologischen und pathophysiologischen Vorgängen mit Hilfe von Computern (Lit. z. B. bei [83]) wird — unmittelbar oder über neue Methoden des Unterrichts — auch der medizinischen Diagnostik zugute kommen.

4.5. Computer in begrenzten diagnostischen Aufgaben

„Was uns also... neue Erkenntnisse der mathematischen Realität einbringt, das ist nicht die Anwendung mathematischer Operationen an sich, sondern die Exaktheit im Beobachten und Denken..."
(E. BLEULER [16])

4.5.1. Übersicht

Wie im 2. und 3. Teil die besonderen Untersuchungsverfahren nicht in Einzelheiten besprochen werden konnten, sollen auch hier nicht die verschiedenen Anwendungen in Einzelheiten diskutiert werden. Das würde den Rahmen dieser Monographie sprengen. Der interessierte Leser wird anhand der Literaturstellen Zugang zu den jeweiligen Gebieten finden. Eine gute Übersicht der verschiedenen Spezialanwendungen ergibt auch das Studium der Sammelwerke (z. B. [78, 83, 124, 590]) sowie der Bände der New York Acad. Sci. [26, 105, 132].

Die Zauberworte „Computer", „Diagnosenmaschine", „computated Medicine" u. ä. haben die mathematisch-maschinellen Methoden fast in alle Sonderbereiche der Medizin eingeführt. Verständlicherweise haben die ersten Goldgräber dort geschürft, wo sie mit dem kleinsten Aufwand am schnellsten zu einer Ausbeute zu kommen dachten, d. h. wo „harte Daten" in begrenzter Zahl zu verarbeiten waren. Aus diesen Bereichen liegen — etwa seit 1960 — zum Teil breitere Erfahrungen vor. Dazu gehören die Laboratoriumsmedizin als solche, die Kardiologie (besonders mit der Elektrokardiographie, Phonokardiographie und anderen registrierenden Methoden), die Hämatologie, die Schilddrüsendiagnostik (besonders mit dem Jodstoffwechsel) und Teilgebiete der Psychiatrie sowie Psychologie. Die Einbeziehung der beiden letzteren Fächer mag nach den Ausführungen über randscharfe und randunscharfe Daten etwas paradox erscheinen, dürfte aber ihre Ursache darin haben, daß die Psychologen schon seit Jahrzehnten statistische Methoden besonders intensiv für ihre Tests heranziehen und — im Inland wie im Ausland — Statistiker von Rang hervorgebracht haben.

4.5.2. Klinisch-chemisches Laboratorium

Für das klinisch-chemische Laboratorium liegen besonders viele Studien mit recht unterschiedlichen Systemen und Maschinen vor. Mit seinem großen täglichen Anfall an „relativ harten" Daten und seinem

Zwang zu rascher Ausgabe der Befunde bietet sich dieser Anwendungsbereich von vornherein an (Literaturangaben u. a. bei [238, 261, 262, 309, 343, 375, 442, 500, 556]).

Es versteht sich von selbst, daß ein Computer nur dann rationell eingesetzt werden kann, wenn der *Datenanfall* genügend umfangreich ist, und wenn die technisch-apparativen Voraussetzungen (s. Kap. 3.4) weitgehend oder vollständig gegeben sind. Wünschenswert ist weiterhin, daß die Masse der Bestimmungen aus 20—30 Standardtests besteht (deren tägliche Zahl dann weniger ins Gewicht fällt) und daß möglichst wenig nichtautomatisierte Sonderleistungen verlangt werden. Sonst bleibt es allenfalls bei der Eingabe von Labordaten zusammen mit klinischen Daten im Rahmen einer allgemeinen Diagnostik. Faktisch werden wir in absehbarer Zeit zwischen verschiedenen Stufen der klinisch-chemischen Laboratorien unterscheiden müssen, etwa in der Rangordnung:

1. Konventionelle, von Hand oder halbautomatisch betriebene Einrichtungen mit der üblichen Datenausgabe;
2. Weitgehend automatisierte Laboratorien mit Datenausgabe von Hand und allenfalls späterer maschineller Auswertung der Ergebnisse in einem Off-line-System;
3. Vollautomatisierte Laboratorien mit Computersteuerung und Datenausgabe im On-line-System (Begriffe s. Abschnitt 4.4.6).

Gerade im klinischen Laboratorium ist die Benutzung der *Lochkarte* eine Art Brücke zwischen Laborbüchern und modernen Speichermethoden. Wenn über 20% der Laborwerte in dezimaler (kontinuierlicher) Form anfallen, müssen statt Markierungslesern Lochkarten, Lochstreifen u. a. benutzt werden [237]. Lochkarten allein haben die im Abschnitt 4.4.1 bereits erwähnten Nachteile der Kapazitätsbegrenzung, des Zeitaufwandes, der Unhandlichkeit. Besonders störend wirkt im Routinebetrieb des Labors, daß sie zurückgehalten werden müssen, bis die letzten Bestimmungen eines Tages für den betreffenden Patienten vorliegen [442].

Mit weitgehender Automation und Lochkartensystemen fanden EGGSTEIN und Mitarb. [238] an der Tübinger Klinik 1,6% (statt vorher 10%) „verlorengegangener" Werte, 0,6% (statt vorher 1,1%) „falsch abgelegter" Daten.

Die derzeit optimale Lösung dürfte in Computern nach dem On-line-System liegen, die die im Kapitel 3.8 diskutierten Korrekturen der Basislinie, der wechselseitigen Probenkontrollen usw. automatisch durchführen. Sie können nach einiger Zeit ergänzt werden durch Vergleich der Resultate mit der für die jeweilige Klinik ermittelten charakteristischen Häufigkeitsverteilung [375]. In der Arbeitseinsparung, der Verminderung von Probenverwechslungen, der leichten Überwachung, den Plausibilitätskontrollen werden die Hauptvorteile dieser Anwendung von Computern liegen. Ihre Rentabilität dürfte z. Z. bei 1500—2000 Bestimmungen täglich beginnen.

4.5.3. Hämatologie

Während an einzelnen Zentren die Hämatologie einschl. der Blutgruppenserologie in Verbindung mit leistungsfähigen Anlagen in die Labordaten als solche einbezogen wurde (z. B. [375]), liegen von anderen Untersuchern systematische Studien an hämatologischen Kranken unter Zusammenfassung aller Erscheinungen (Anamnese, klinische Symptome, Labordaten) vor [173, 372, 376, 379]. Die größten Erfahrungen dürfte z. Z. LIPKIN (s. o.) besitzen; die mathematische Seite seiner Methodik wurde im Abschnitt 4.3.2 besprochen. Die Gruppe der New York University hat in retrospektiven Erhebungen für eine Symptom-Krankheits-Matrix anhand von rd. 20 000 Fällen der Literatur auch einen „Master-Code in Hematology" mit 536 (binär) kodierten Merkmalen zusammengestellt [155]. Die neueste Aufstellung umfaßt 76 Krankheiten mit 538 Merkmalen. Mit Hilfe der am Schluß des Abschnitts 4.3.2 genannten verbesserten Methodik wurden von 145 hämatologischen Krankheiten 126 sofort richtig erkannt [615].

Das *Problem* liegt hier zweifellos in der Umsetzung der in der Hämatologie überwiegend in stetiger Form anfallenden Daten in ein binäres System. So umfaßt z. B. der „Master-Code" 6 Alternativen über die Resistenz der Erythrozyten (osmotisch, mechanisch), aber nur 4 über die Leukocytenzahl und 3 (normal, vermindert, erhöht) über die Blutsenkung.

4.5.4. Kardiologie

Soweit von mir zu übersehen, liegen bisher nur orientierende Versuche vor, das Gesamtgebiet der Kardiologie differentialdiagnostisch mit Computern zu bearbeiten. Die meisten und fruchtbarsten Untersuchungen betreffen die Elektrokardiographie, in geringerem Umfang auch die Phonokardiographie als Methoden sowie die angeborenen Herzfehler und die Herzinfarkte — besonders auch in epidemiologischer Hinsicht — als spezielle Erkrankungen.

In der *Elektrokardiographie* [150, 192, 199, 206—208, 210—212, 448—455, 472, 473, 507, 527—530, 586] scheinen die prinzipiellen Probleme weitgehend gelöst zu sein, so daß in den nächsten 5 Jahren mit einer elektronischen Routineauswertung des EKGs, auch von entfernten Punkten aus, gerechnet werden kann [209].

Die methodischen Probleme betreffen vor allem die Erkennung der einzelnen Abschnitte, etwa bei unregelmäßiger Herztätigkeit, sowie den Anfall einer außerordentlichen Zahl von Meßpunkten (pro Ableitung und Herzschlag bis über 100), so daß eine Datenreduktion erforderlich wurde [507]. Sie kann über eine Meßwertauswahl (z. B. P, QT usw.), über Näherungen durch Polynome sowie durch wenige repräsentative Ableitungen erfolgen. PIPBERGER, der als einer der Pioniere dieses Gebietes gelten kann, sowie spätere Untersucher kamen zu einem orthogonalen Ableitungssystem mit Erfassung des Vektors in einer horizontalen, einer vertikalen und einer sagittalen Ableitlinie [148, 273, 450], das ohne Informationsverlust etwa 25% der Daten einspart [507]. Auch mit der Ableittechnik von FRANK laufen aussichtsreiche Ansätze [192].

Bei den Frankschen Ableitungen entspricht x etwa der Ableitung I des Einthovenschen Dreiecks, y der Ableitung AVF nach GOLDBERGER, z dem Spiegelbild von V_2 nach WILSON [605].

Als eine Art halbautomatischer Auswertung kann die in 45 Sekunden erfolgte photographische Darstellung beliebig vieler Ableitungen auf Mikrofilmen angesehen werden, die einerseits zum Patienten zurück, andererseits zur elektronischen Auswertung gehen [586]. Bei der unmittelbaren Computer-Auswertung werden entweder die Entwicklung der Spannung gegen die Zeit ($\Delta v/\Delta t$) [208] oder Flächen-Integrale [206, 408, 581] benutzt, die dann freilich analog-digital umgesetzt oder mit hybriden Computern ausgewertet werden müssen. Anhand großer Erfahrungen der Normwerte und der Abweichungen kann für typische Veränderung die Wahrscheinlichkeit bestimmter Erkrankungen einprogrammiert und aus der Kombination eine Diagnose mit Gesamtwahrscheinlichkeit ermittelt werden. Die *diagnostische Treffsicherheit* soll zwischen 90 und 100% liegen [507]. Die Übereinstimmung mit geübten Kardiologen und vollem Programm wurde in einer Vergleichsreihe mit 79% für völlig normale, 73% für vermutlich normale, 61% für grenzwertig pathologische und 95% für eindeutig pathologische Kurven ermittelt [553]. Die *Zahl der Diagnosen* ist bei vollautomatisierten Verfahren freilich z. Z. noch beschränkt [26]. Andererseits gibt es auch schon transportable EKG-Digital-Analog-Computer, die freilich einige Einzelheiten (wie z. B. geringe ST-Senkungen) nicht erkennen lassen. WALKER [553] fand mit einem solchen Satz falsch positive Resultate bei 5,6%, falsch negative bei 2,7%.

Vieles, was über die Elektrokardiographie gesagt wurde, gilt auch für ein anderes kontinuierlich registrierendes Verfahren der Kardiologie: die *Phonokardiographie* [268—270, 507, 541]. Ähnlich wie dort sind für die volle digitale Auswertung hybride Computer oder Analog-Digital-Umwandler erforderlich. Die Zahl der Abgriffstellen, Segmente und Frequenzen führt auch hier zu einem beträchtlichen Datenanfall, so daß an einigen Stellen erst klinisch besonders wichtige Teile des Phonokardiogramms ausgewertet werden, z. B. der erste Herzton und der sogen. Mitralöffnungston [507]. Eine sinnvolle Schallanalyse führte an der Mainzer Klinik zu einer Verkürzung der Auswertezeit gegenüber voller konventioneller Bewertung um 3 Zehnerpotenzen [507].

Weitere Computerarbeiten aus dem Gebiet der Kardiologie liegen u. a. zur Analyse des *Schlagvolumens* [542], zur Analyse von *Farbstoffverdünnungskurven* [160], zur *Registrierung peripherer Pulse* [517], zur Diagnostik *kongenitaler Vitien* [543, 555] und besonders zur *Epidemiologie* und *Diagnostik der Coronarsklerose und des Herzinfarktes* ([200, 319] sowie zahlreiche Arbeiten bei [26]) vor.

4.5.5. Weitere Anwendungen

Von den hier nicht in Einzelheiten zu besprechenden weiteren Anwendungen seien genannt: im nosologischen Bereich die Diagnostik von *Schilddrüsenerkrankungen* [254, 438, 474, 575], von *Kollagenosen* [418], *Pyelonephritiden* [585], Anwendungen in der *Nierentransplantation* [468], in der Erkennung von *Vergiftungen* [100, 457], bei speziellen *psychiatrischen Erkrankungen* — einerseits in der unmittelbaren Diagnostik [180, 181, 439], andererseits als Modelle (Simulation) pathophysiologischer Zusammenhänge [426].

Im methodischen Bereich steht die bereits an anderer Stelle erwähnte *Bildauswertung in der Röntgenologie* [404, 405, 583] einerseits noch vor beträchtlichen methodischen Schwierigkeiten, erhält aber auf der anderen Seite von militärischen und Raumflugentwicklung mehr Impulse als andere medizinische Anwendungen. Derzeit und in absehbarer Zukunft gibt es keine Verfahren zur vollautomatischen Auswertung von Röntgenbildern [532]. Die mathematisch-maschinellen Verfahren sind im wesentlichen beschränkt auf 3 — allerdings sehr wirkungsvolle — Hilfen:

1. die Vorsichtung (Vorverarbeitung) der angefallenen Bilder;
2. die Differenzierung anhand standardisierter Merkmale;
3. die Dokumentation und ein differentialdiagnostisches „Retrieval-System".

Halbautomatische und automatische Verfahren mit Datenauswertung haben auch Eingang in die *Histologie* und *Zytologie* der Biopsien gefunden, vor allem in der „Vorfeld-Diagnose" von Tumoren [Aussonderung der „sicher normalen" Präparate („Cydac = Scanning cytophotometric *data* conversion)]. Im Heidelberger pathologischen Institut werden z. B. derzeit pro Tag etwa 3600 Daten (120 Fälle×30 Kriterien) verschlüsselt [322]. Ein neuerdings vorgeschlagenes System („Humaris" = Human Materials Resources Information System) bearbeitet ca. 1500 Biopsien und Autopsien pro Jahr nach allen Koordinaten [407]. Auch die zeitaufwendige *Chromosomenanalyse* wurde für Computer programmiert [272].

Für die *Auswertung unmittelbar am Krankenbett erhobener Befunde* gibt es eine Reihe von automatischen und halbautomatischen Ansätzen in Verbindung mit Großrechnern oder kleinen transportablen Geräten [197, 294, 502—504, 516, 519]. Die vor allem von COLLEN [218, 219] ausgebaute multiple Erfassung und Koordination von

Daten in der *Präventivmedizin* wurde im Kapitel 3.4 eingehend besprochen.

Für die Leistungsfähigkeit von Computern in der *Praxis* — besonders im Hinblick auf die Anamnese — ist eine Studie von BRODMAN und VAN WOERKAM [197] aufschlußreich: Diese Autoren ließen die Patienten einen die 100 häufigsten Erkrankungen umfassenden Fragebogen der Cornell-Universität in New York (Medical Date Index) ausfüllen und verglichen die Ergebnisse hinsichtlich der endgültigen Diagnose mit den Erhebungen von 4 erfahrenen Internisten (für 1 Kranken je einer). Fragestellung war somit, wie oft die durch Computer ausgewertete Anamnese auf eine tatsächliche Krankheit hinlenkte. Bei den rein somatischen Erkrankungen kam der Computer auf 71% innerhalb der 100 gängigen und auf 59% aller Diagnosen der Internisten, bei den Psychoneurosen auf nur 39%.

4.6. Computer und menschliches Gehirn

> "There is no convincing reason to assume, that explicitly formalized mathematical rules and the clinicians creativity are mutually suited for any given kind of task, or that their comparative effectiveness is the same for different tasks." (P. E. MEEHL [95])

Es wird sich wohl kaum mehr feststellen lassen, wer erstmalig davon geträumt hat, das menschliche Gehirn durch „lernende Maschinen" zu ersetzen. 1748 schrieb der französische Arzt und Philosoph J. V. DE LAMATTRIE sein Buch „L'homme machine", in der er den Menschen als von rein mechanischen Prinzipien beherrscht darstellte, über die nur die Naturwissenschaft Aussagen machen könne. Mit der Entwicklung der Kybernetik ($\kappa v \beta \varepsilon \varrho v \acute{\eta} \tau \eta \sigma$ = Steuermann, N. WIENER, 1948 [142]) sind diese Fragen sozusagen aus der Mondfahrt à la Jules Verne in die Realitäten moderner Weltraumfahrt getreten. Basis solcher wiederum letztlich auf WIENER [142], v. NEUMANN [97] u. a. zurückgehenden Vergleiche sind

1. neuere Feststellungen über elektrotechnische Vorgänge im Zentralnervensystem [41, 108, 274 u. a.];
2. die Simulation von sinnesphysiologischen, Gedächtnis- und Denkvorgängen mit Computern [333, 336, 337, 523, 524];
3. die Erkenntnis, daß Gehirn und Computer auf der Basis ähnlicher logischer und mathematisch-physikalischer Grundlagen arbeiten. Unterschiede müssen also mehr quantitativer, organisatorischer und ökonomischer als grundsätzlich-qualitativer Art sein.

Zu diesen erregenden Perspektiven muß auf die Speziallliteratur verwiesen werden [41, 97, 125, 126, 142, 274, 333 u. a.]. Auch hier beschränke ich mich auf Vergleiche hinsichtlich der medizinischen Diagnostik.

Wie bereits in früheren Kapiteln ausgeführt wurde, arbeiten Gehirn und Computer auch diagnostisch nach ähnlichen Prinzipien:
1. Speicherung der für verschiedene Krankheiten typischen Symptome;
2. Eingabe der bei einzelnen Kranken erhobenen Befunde;
3. Vergleich der bekannten Symptom-Krankheits-Matrices („Programme") mit den an einzelnen Kranken beobachteten Erscheinungen;
4. Angabe der Krankheit mit der größten Übereinstimmung und evtl. der Wahrscheinlichkeit der jeweiligen Übereinstimmung.

In englischen Schlagworten handelt es sich somit jeweils um die Folge: *Remember-Compare-Compute-Decide*. Weshalb also nicht der beängstigenden Ausdehnung des erforderlichen Wissens mit der Maschine begegnen? Welcher Unterschied besteht zwischen der Inanspruchnahme von differentialdiagnostischen Büchern oder Tabellen einerseits, von magnetisch gespeicherten Informationen andererseits? Nach OVERALL und WILLIAMS [436] überschreitet die Zahl der Symptom-Krankheits-Relationen bei weitem das, was der Arzt während seines Lebens zu sehen bekommt. Auch führen die differentialdiagnostischen Lehrbücher und Tabellen nur zum „Darandenken" — der Grundlage aller Diagnostik —, die Elektronenrechner aber zusätzlich zur Angabe der Wahrscheinlichkeit der einzelnen Diagnosen. Daran ändert die Tatsache nichts, daß technische Regelanlagen nach der Analogie zum Menschen, nicht aber biologischen Regelanlagen nach der Analogie zur Technik gebaut sind (SCHAEFER, zit. n. [463]).

Von den *philosophischen Aspekten* abgesehen, bestehen Betrachtungen dieser Art aus einem *naturwissenschaftlichen Teil*, der erreichbaren Information über die Leistungsvergleiche, und einem *medizinischen Teil*, dem Abwägen der Möglichkeiten und Grenzen in der praktischen Diagnostik.

Auf biometrischen Kongressen wird gelegentlich behauptet, daß die modernen Computer mit ihren Magnetspeichern das menschliche Gehirn um ein Vielfaches überträfen. Das ist bei genauerem Zusehen offensichtlich nicht der Fall. Tabelle 11 gibt — nach STEINBUCH [125] — einen Vergleich zwischen den Leistungen des menschlichen Gehirns und denen moderner Elektronenrechner. Neuere Arbeiten kommen zu folgenden, wenn auch in sich nicht übereinstimmenden Feststellungen über die Kapazität des menschlichen Gedächtnisses: Von NEUMANN [97] errechnete — unter der Voraussetzung von 10^{10} Neuronen und einer Kapazität von 14 bit/s — eine Gesamtaufnahmefähigkeit von $14 \cdot 10^{10}$ bit/s und — unter der Voraussetzung, daß es kein echtes Vergessen gibt — für einen 60jährigen $2{,}8 \cdot 10^{20}$ bits. Da für die Leistungen des Gehirns möglicherweise nicht nur die Neuronen, sondern auch die Synapsen bestimmend sind, wären diese Zahlen um den Faktor 10—100 zu vermehren [97]. FRANK schätzte das Dauergedächtnis auf 10^6—10^7 bits, ZEMANEK die bis zu einem Alter von 50 Jahren aufge-

Tabelle 11. *Vergleich zwischen den Kenngrößen des menschlichen Nervensystems und der von Computern.* (Nach STEINBUCH [125]). (Mit freundlicher Genehmigung des Autors)

	Automat (Digitaler, programmgesteuerter)	Mensch (Zentral-Nervensystem, ZNS)
Schaltelemente		
Art	Dioden, Transistoren, Ferritkerne usw.	Neuronen
Anzahl	Einige 10^4	$1,5 \cdot 10^{10}$
Größe	$10^{-2} \cdots 10^{+1}$ cm^3	$10^{-8} \cdots 10^{-5}$ cm^3
Speicher		
Vorgang	Meist Hysteresis ferromagnetischer Stoffe	Veränderung in Synapsen
Kapazität	$10^5 \cdots 10^8$ bit	(?) $10^9 \cdots 10^{13}$ bit
Zugriffszeit	$10^{-8} \cdots 10^{+2}$ s	$10^{-2} \cdots 10^{+1}$ s
Ein- und Ausgabe		
Art	Fernschreibgeräte, Lochkartengeräte usw.	etwa 10^8 Receptoren
Kapazität	$10^2 \cdots 10^6$ bit/s	unbewußt: ca. 10^9 bit/s bewußt: max. 10^2 bit/s

nommenen Informationen auf $5 \cdot 10^{10}$ bits (zit. nach [41]). Bei diesen erstaunlichen Leistungen muß allerdings in Rechnung gestellt werden, daß für die intellektuellen Leistungen, z. B. die hier interessierende Diagnostik, im Unterschied zur Maschine nur ein Bruchteil der genannten Gesamtkapazität zur Verfügung steht. Wegen der Refraktärzeit der Neuronen ist auch die Reaktionszeit (Rechengeschwindigkeit) moderner Digitalrechner um den Faktor 10^4-10^5 größer als die des Gehirns [97]. Am schärfsten hat wohl KEIDEL [334] die Gesamtüberlegenheit des menschlichen Gehirns über alle derzeitigen Elektronenrechner herausgearbeitet: Danach erreicht das menschliche Gehirn bei weitem das günstigste Verhältnis zwischen Speicherkapazität und Zugriffszeit. Es übertrifft in der Speicherfähigkeit (10^{14} bits) die größten derzeitigen Rechenmaschinen um den Faktor 10^6-10^8, im Quotienten von Zugriffszeit zu Speicherkapazität um 10^3-10^5. Nach dem gleichen Autor [336] vermögen die menschlichen Sinneszellen insgesamt rd. 10^9 bits/s aufzunehmen, davon 10^7 als Sprache, Motorik, Mimik der Umwelt. Bewußt verarbeitet werden können aber nur 10^2 bits/s, rd. ein Zehntel davon dem Gedächtnis kurzfristig, rd. ein Hundertstel langfristig einverleibt werden. Der Verlust an überflüssiger Detailinformation (z. B. der einzelnen Töne einer Melodie, der einzelnen Pinselstriche eines Gemäldes) = *Redundanz* ermöglicht erst die Erkennung des Wesentlichen. Im logischen Bereich soll das menschliche Gehirn allerdings nur zu maximal 15 Entscheidungen/s befähigt sein [100] — durch den Zwang zum Wortdenken (semantische Logik) wahrscheinlich zu weniger.

Technologisch läßt sich das Gehirn am ehesten mit einem Digitalrechner vergleichen. Die z. T. große Zahl von Synapsen läßt aber weit kompliziertere Systeme vermuten als einfach-binäre. In gewissem Sinn ist das Gehirn eine (hybride) Kombination von digitalen Methoden (Impulsen) und analogen (chemischen Umsetzungen). Während die Maschine überwiegend sequentiell arbeitet, sollen im Gehirn mindestens teilweise Parallelschaltungen vorherrschen. Das Gehirn arbeitet mit geringerer arithmetischer Genauigkeit, aber mit größerer logischer Tiefe [97].

Auch die *Gründe* für die bei genauerem Zusehen großen Unterschiede werden genannt: Das Gehirn arbeitet auf der Basis von Molekularstrukturen, die Elektronenrechner mit elektronischen Mikroschaltelementen. Dazu kommt, daß die Computer letzten Endes nur zum „*Routinedenken*" (anhand von Programmierungen), das Bewußtsein des Menschen zusätzlich zum „*Nachdenken*" über die „logistischen Modelle", d. h. über die datenverarbeitenden Prozesse selbst befähigt ist [333, 334].

Damit sind wir schon im zweiten Fragenkomplex, der *Leistung in der medizinischen Diagnostik*. Selbstverständlich kann ein Computer diagnostisch nur herausgeben, was man ihm an Programmen und Informationen eingibt. Er ist — um eines der geläufigen Schlagworte zu gebrauchen — ein „Hochleistungstrottel".

Die *Vorteile der Computer* sind: Gleichbleibende Arbeitsbereitschaft und Leistung, keine Ermüdung, keine emotionellen Schwankungen, kein Vergessen (im geläufigen Sinn, wie es in den o. g. Zahlen nicht zum Ausdruck kommt), Freiheit von Vorurteilen und Erwartungen, soweit diese nicht in das Programm eingegangen sind. Auch für die Diagnosen seltener Erkrankungen und Symptome bietet der Computer günstige Voraussetzungen (nicht der Diagnose, wie gleich auszuführen sein wird, aber des „Daran-Denkens"), einerseits wegen seiner hohen Speicherkapazität, andererseits wegen seiner Unabhängigkeit von der „Geläufigkeit" der Assoziationen [561, 562].

Computer sind dem Gehirn in der Ausführung logisch definierter, begrenzter Aufgaben hinsichtlich Schnelligkeit und an Zuverlässigkeit überlegen, sie sind „Zeitraffer" [125]. Ein moderner Digitalrechner vermag an einem Tag die Menge zu bewältigen, die etwa ein Dutzend menschlicher Rechner für die Dauer eines Jahres beschäftigen würde. Einer der z. Z. schnellsten Elektronenrechner (IBM 360/92) führt in einer Sekunde bis über 16 Mill. Rechenoperationen durch [100]. In diagnostischer Hinsicht erfährt die hohe Zugriffsgeschwindigkeit allerdings eine Einschränkung: „Vielleicht wird die Mehrzahl aller Diagnosen mit dem ersten Eindruck gestellt, viel schneller, als der Computer mit Daten gefüttert werden kann", meinte der Kliniker DE GOWIN [46] und in gleichem Sinne der Mathematiker BAILEY [5]: „... des Diagnostikers eigener zerebraler Computer ist ausreichend billig und genau, um die bevorzugte Prozedur zu bleiben". Zur Zeit ist es auch noch so, daß der Arzt am Krankenbett persönlich mehr Symptome und Zeichen auch kleinerer Art einbezieht, als in eine Rechenmaschine eingegeben werden. In absehbarer Zeit dürfte sich dieses Verhältnis umkehren: mindestens theoretisch steht eine solche Fülle von Daten zur Verfügung, daß sie der einzelne Arzt nicht oder nicht mehr gleichzeitig berücksichtigen kann [5]. Der entscheidende Vorteil diagnostischer Computer kann in der Zukunft vielleicht weniger in der Ermittlung „richtiger Diagnosen" als in der Angabe guter differentialdiagnostischer Listen (differentialdiagnostische Möglichkeiten in absteigender Wahrscheinlichkeit) liegen [100, 294, 471].

Die *Vorteile des menschlichen Gehirns* liegen vor allem in seiner größeren Flexibilität, in der von einem vergleichsweise interessierenden digitalen Computer noch nicht erreichten Fähigkeit, eine größere Zahl von Operationen parallel durchzuführen [434], und vor allem in seiner Fähigkeit zur Selektion. WIENER [143] spricht von der Fähigkeit, sich auch mit unbestimmten, noch nicht klar umrissenen Ideen zu befassen. Das läßt sich vice versa auch auf diagnostische Probleme übertragen. Es gilt nicht nur für diese Programme im ganzen, sondern auch für einzelne Fälle. Seltene Diagnosen haben, wie im Kapitel 4.7 noch zu diskutieren sein wird, in modernen Elektronenrechnern eine zu geringe Chance — nicht in dem sich den Besonderheiten des Einzelfalles anpassenden menschlichen Gehirn. Hier stoßen wir wieder auf die im Kapitel 2.7 bejahte und charakterisierte diagnostische Intuition. Nur die Fähigkeit der Abstraktion, der Selektion, des echten Nachdenkens ermöglicht solche diagnostischen Leistungen. „Die optimalisierende Selektion des menschlichen Gehirns... ist offenbar ein kennzeichnender Unterschied zwischen der menschlichen und der apparativ-technischen Informationsverarbeitung" [335]. Die im Nervensystem besonders weit getriebene Vernetzung (Verbindung von Synapsen) macht das Gehirn darüber hinaus weniger störungsanfällig als die bisherigen Maschinen. Inwieweit dieser grundsätzliche Vorteil gegenüber den bereits erwähnten Nachteilen der Ermüdung und der Emotion ins Gewicht fällt, muß offen bleiben.

Ein *experimenteller Vergleich* kam für die begrenzten Anwendungsgebiete der Blutkrankheiten oder der Schilddrüsendiagnostik zu dem Ergebnis, daß gut programmierte Elektronenrechner die diagnostische Treffsicherheit von 2—3 klinischen Untersuchern mittlerer Erfahrung erreichen. In einem Vergleich an angeborenen Herzfehlern wurde — ohne Benutzung von EKG und Thoraxfilm — die operativ kontrollierte richtige Diagnose vom Computer bei 63% erreicht, nur bei 3% innerhalb dreier weiterer wahrscheinlicher Diagnosen überhaupt nicht genannt. Die entsprechenden Zahlen für 6 Ärzte (Kardiologen bzw. Internisten) schwankten zwischen 74 und 36% statt der 63%, sowie zwischen 13 und 48%/o statt der 3%/o (zit. nach [5]). Wesentlich schlechter waren die Ergebnisse bei den Krankheiten mit psychosomatischen Wechselwirkungen. In anderen Vergleichen (s. z. B. die tabellarische Übersicht bei [562]) schwankten die richtigen Computerdiagnosen zwischen 42—97%/o. Besonders hoch waren sie verständlicherweise in der an exakte Meßverfahren gebundenen Schilddrüsendiagnostik [254, 474]. Bezeichnenderweise wurde wiederholt festgestellt, daß Computer häufiger als Ärzte nicht zu einer klaren Diagnose gelangen, aber bei richtiger Eingabe der Daten keine tatsächlichen Fehldiagnosen liefern. Grobe diagnostische Fehler sind bei richtiger Programmierung praktisch ausgeschlossen.

Menschliche Diagnostik (mit dem Gehirn als „Instrument") und *maschinelle Diagnostik* werden sich, wie schon heute erkennbar ist, wechselseitig befruchten: die schärfere Herausarbeitung der Beziehungen zwischen Symptomen und Diagnosen für den Maschinengebrauch wird auch die Methodik der persönlichen Diagnostik verbessern. Ein besseres Verständnis der menschlichen Diagnostik läßt diese Vorgänge auch im Computer besser simulieren [393]. Maschinen können diagnostische Entscheidungen letztlich vorbereiten oder absichern, aber nicht treffen.

4.7. Grenzen und Fehlerquellen der mathematisch-maschinellen Methoden

„Im allgemeinen denkt man, daß wissenschaftliches Folgern davon abhängt, daß die Natur geordnet ist... Wissenschaftliches Folgern hängt von unserer Kenntnis der Art ab, in der die Natur ungeordnet ist."
(CH. S. SCOTT bei J. J. GOOD [45])

Im Kapitel 4.6 ist ein Teil der Grenzen und Fehlermöglichkeiten schon angesprochen worden. Man kann sie unterteilen in zeitbedingte (praktisch-technische) und in grundsätzliche.

Die *zeitbedingten Schwierigkeiten* betreffen alle Fragen, die beim jetzigen Stand der Entwicklung noch nicht gelöst, aber als solche lösbar sind. Dazu gehört, wie wir sahen, das noch weitgehende *Fehlen zuverlässiger und maschinengerechter Symptom-Krankheits-Matrices.* Unsere derzeitigen Lehrbücher — nosologische wie differentialdiagnostische — reichen mit ihren überwiegend überhaupt nicht in Zahlen gefaßten oder unsystematischen oder an kleinem Erfahrungsgut erhobenen Angaben über die Häufigkeit einzelner Symptome bei bestimmten Krankheiten nicht aus. Das gilt z. T. auch für die Kenntnis der Krankheitshäufigkeit als solcher. Außerdem wechseln diese Daten von Einzugsgebiet zu Einzugsgebiet so außerordentlich, daß Summenregeln in Lehrbüchern kaum ausreichen, daß vielmehr die Unterlagen jeweils am Ort erarbeitet werden müssen. Diese werden ihrerseits durch neue epidemiologische Entwicklungen, Änderungen der Lebensgewohnheiten, Einflüsse der Therapie usw. ständig verändert.

Ein weiteres, grundsätzlich lösbares Problem liegt in dem Bedürfnis, gleichzeitig *alternativ-binäre* (z. B. Kopfschmerzen vorhanden oder nicht) und möglichst auch *quantitativ-kontinuierliche Daten* (z. B. Blutbild, Blutsenkung) einzugeben, was die Berechnungen außerordentlich kompliziert und z. Z. Gegenstand mathematischer und empirischer Forschungen ist. Der Formel- und Rechenaufwand wird zusätzlich gesteigert, wenn — wie so oft in der Biologie — keine Normalverteilung der Merkmale vorliegt. Wie soll ein Einzelwert aus einer solchen asymmetrischen Verteilung — deren Natur dazu noch unzureichend bekannt sein kann — diagnostisch berücksichtigt werden?

In einigen neueren kritischen Stellungnahmen zur Computer-Diagnostik [357, 493, 533, 574, 607] wird mit Recht beanstandet, daß in den bisherigen Publikationen z. T. reine Symptomenkomplexe als *„Krankheiten"* geführt wurden, ohne die Natur dieser Erkrankungen ausreichend logisch zu durchleuchten [493] — ferner, daß *Klasseneinteilungen* vorgenommen wurden, die mehr von den Rechenoperationen als von der Nosologie her vertretbar waren. In der Tat lassen die Umfänge der Symptome und Krankheiten, ihre Klassifizierung und ihre Gewichtung in einigen bisherigen Arbeiten eine beträchtliche klinische Vereinfachung, ja Naivität erkennen. Auch das sind zeitbedingte Mängel, die das Verdienst der Pioniere auf diesem Gebiet nicht schmälern, aber vor gedankenlosem Enthusiasmus warnen sollten. Man darf PIPBERGER — einem der erfahrensten Computer-Diagnostiker in der Kardiologie — uneingeschränkt zustimmen: „Zahlreiche Versuche, eine automatisierte medizinische Diagnostik zu entwickeln, wurden bereits in der Literatur mitgeteilt. Aber der erste Enthusiasmus ist ernsten Fragen nach der Solidität der bisherigen Ansätze gewichen..." [452].

Der *Begriff der Diagnose* ist allerdings, wie im ersten Teil dieses Buches wohl ausgewiesen wurde, ein so komplexer und relativer, daß hier die *grundsätzlichen Schwierigkeiten* beginnen. Dazu gehören vor allem die im Abschnitt 4.16 besprochenen *„weichen Daten"*. Daß maschinen- oder auch nur lochkartengerechte Alternativen das Ende der Anamnese als „Kunst" und als zwischenmenschliche Beziehung bedeuten, war schon im Kapitel 2.2 ausgeführt worden. Selbst bei Vernachlässigung dieses alten und unveränderlichen ärztlichen Anliegens lassen sich aber zahlreiche Klagen, Mißempfindungen, Hör- oder Tastbefunde beim besten Willen nicht oder nur schwer in exakte, maschinengerechte Daten transponieren. Dies gilt ganz besonders in dem für die Praxis so wichtigen psychophysischen Grenzbereich. Es ist leicht verständlich, daß maschinelle Berechnungen höchster Präzision nutzlos sind, ja durch *Vortäuschung einer Pseudogenauigkeit* Schaden stiften, wenn das verarbeitete Urmaterial nicht entsprechend genau ist. Hier kann man nur mit LÖFFLER [382] sagen, daß es weniger auf die Homogenität der Bearbeitung als auf die Homogenität des Materials ankommt — oder mit KEIDEL [335], daß sich die Mängel im menschlich-ärztlichen Bereich unmittelbar, im apparativ-ärztlichen Bereich mittelbar auswirken —

oder mit FEINSTEIN [252], daß ein Computer aus „Abfällen keinen Fruchtsalat machen kann", ferner — daß der Statistiker „Diagnosen, keine Krankheiten tabelliert" [37].

Aus diesen Gründen hat sich die bisherige Computer-Diagnostik im wesentlichen auf begrenzte Anwendungsgebiete erstreckt, die überwiegend „relativ harte" Daten liefern (s. Kap. 4.5). Diese Situation beinhaltet aber auch die Gefahr, daß die „weichen" — aber u. U. weit wichtigeren — anamnestisch-klinischen Befunde vernachlässigt werden zu Gunsten brauchbarer, relativ harter Labordaten und epidemiologischer Grundlagen — mit entsprechender *Verschiebung der differentialdiagnostischen Gewichte* und Beeinträchtigung einer der wichtigsten Voraussetzungen wahrscheinlichkeitstheoretischer Erwägungen: der *Auslesefreiheit der Merkmale*.

Wesentliche Fehlurteile sind dadurch möglich, und nach der Literatur (z. B. [357]) auch vorgekommen, daß im Einzelfall wichtige Merkmale im Code noch nicht vorgesehen waren. Diese Gefahren werden der Computerdiagnostik noch lange anhängen.

Bei der Beurteilung der Laborwerte hatten wir schon die Schwierigkeit gesehen, die sich der richtigen Interpretation eines einzelnen Laborwertes vor dem Hintergrund des sog. „Normalbereichs" entgegenstellen. Ähnlich steht es mit der *Diagnose seltener Krankheiten* vor dem Hintergrund der errechneten Wahrscheinlichkeiten. Wie schon im Kapitel 4.6 ausgeführt wurde, dürfen Diagnosen nicht verwechselt werden mit diagnostischen Möglichkeiten, für deren Angebot („Retrieval") die großen Speicherkapazitäten von Computern besonders günstige Voraussetzungen abgeben. So geht in einem Teil der in Kapitel 4.3 genannten Rechenverfahren die Häufigkeit bestimmter Erkrankungen in der jeweiligen Population als diagnostisch mit entscheidende Größe ein.

Deshalb ist es für einen Computer z. B. bei Grippeepidemien (wenn er dafür schon umprogrammiert wurde!) schwer, eine Lungentuberkulose zu erkennen, oder — wie schon erwähnt — einen Sonnenbrand während einer Scharlachendemie.

Das Wesen der Wahrscheinlichkeit liegt, wie im Kapitel 4.2 entwickelt wurde, in der Richtigkeit der Urteile bei einer genügend großen Zahl von Prüfungen oder Personen. Für den einzelnen Kranken, um dessen Diagnose es geht, sind alle Krankheiten *möglich*, auch wenn sie *unwahrscheinlich* sind. Der Diagnostiker hat damit grundsätzlich alle Möglichkeiten zu berücksichtigen. Er sollte sich bewußt sein, daß das statistische Material nur ein Hilfsmittel der Diagnose ist. In der allgemeinen Theorie der Wahrscheinlichkeit ausgedrückt, würde das Problem lauten, daß einzelne Ereignisse unvorhersehbar und sprunghaft sind, während sie — in großen Mengen betrachtet — ein stabiles Durchschnittsverhalten zeigen. „Ist es unter diesen Aspekten überhaupt richtig, an die Diagnose einer seltenen Krankheit mehr Anforderungen zu stellen als an eine häufige?" [349]. „Die genaue Diagnose hat nichts damit zu tun, ob evtl. die Wahrscheinlichkeit 1/2 oder 1/200 oder 1/20 000 beträgt. Solange eine Krankheit möglich ist, hat sie der Kliniker auszuschließen — wenn möglich mit dafür geeigneten Untersuchungen. Wenn ausreichende Argumente zu ermitteln sind, liegt auch die Krankheit vor, unabhängig von ihrer Grundwahrscheinlichkeit. Wenn die Krankheit mit genügend spezifischen Methoden weder erwiesen noch ausgeschlossen werden kann, wird die Entscheidung des Klinikers beim weiteren Vorgehen gegenüber dem „nichtdiagnostizierten" Fall auf vielen und weit subtileren Merkmalen beruhen als auf der einfachen Kalkulation diagnostischer Wahrscheinlichkeiten" [252]. Mit DE GOWIN [46] von einer „gänzlichen Irrelevanz" der relativen Häufigkeit der Diagnosen für den Einzelfall zu sprechen, heißt andererseits m. E. auf ein wertvolles diagnostisches Hilfsmittel zu verzichten.

Die Problematik dieser Postulate in der Diagnostik am einzelnen Kranken sei noch mit drei Zitaten beleuchtet:

1. „Man hat in der Diagnostik davon auszugehen, daß verbreitete Dinge am häufigsten vorkommen" (zit. n. [107]).

2. „Das Unwahrscheinliche kommt kaum je vor; aber jeden Tag passiert irgend etwas Unwahrscheinliches" [95].

3. „Der allgemeine Fall, der Durchschnittsmensch existiert nicht ... über den Einzelfall erlaubt das Naturgesetz lediglich allgemeine Aussagen, also stochastische (statistische) oder Wahrscheinlichkeitsaussagen zu machen" [489]. Das gilt sinngemäß auch für den „lehrbuchmäßig typischen" Krankheitsfall.

Das Problem: Wahrscheinlichkeit in einer großen Gesamtheit gegenüber Wahrscheinlichkeit im Einzelfall trifft — mit den entsprechenden Einschränkungen — auch für die in der Medizin so häufige Besetzung von Diagnosen mit einer kleinen Zahl von Fällen zu. Wahrscheinlichkeiten sind Erfahrungsregeln oder Gesetze für Durchschnitte, nicht für Einzelfälle. Ihre Gültigkeit nimmt mit der Zahl der untersuchten Ereignisse zu und umgekehrt.

Der Mathematiker G. POLYA (zit. bei [135]) legte dafür in einer makabren, aber das Problem treffenden Anekdote einem Arzt die Worte in den Mund: „Sie haben eine sehr schwere Krankheit. Nur ein einziger von 10 Kranken dieser Art kommt mit dem Leben davon. Aber Sie haben Glück, daß Sie gerade zu mir gekommen sind, denn ich habe kürzlich 9 Patienten behandelt, die an dieser Krankheit litten und alle gestorben sind."

Für die *diagnostische Praxis* bleibt in meiner Sicht nur folgendes *Vorgehen*:

1. Man faßt zunächst die Diagnose(n) mit der größten oder den größten Wahrscheinlichkeiten ins Auge.

2. Man prüft, ob sie *alle* Befunde zwanglos erklärt.

3. Ist das nicht der Fall, muß man an seltenere Ursachen und zusätzliche Krankheiten denken.

4. Man wird dafür einen breiteren Fächer diagnostischer Maßnahmen durchführen.

5. Führt auch dies nicht zu einem befriedigenden Ergebnis, so gibt man der Diagnose den Vorzug, für die eine bestimmte Behandlung vordringlich, ihre Unterlassung gefährlich erscheint (s. dazu die Kap. 1.1 und 5.3).

Wenn seltene Ereignisse durch eines oder wenige Symptome von hoher Spezifität und damit entsprechendem Gewicht gekennzeichnet sind, wird die richtige Diagnose ausgedruckt werden. Die Fehlermöglichkeiten sind um so größer, je weniger spezifisch die Symptome sind, auch bei größerer Zahl. Einzelne Rechenverfahren zeigen darüber hinaus, wie im Kapitel 4.3 gezeigt wurde, schlechte Leistungen, wenn zwei oder mehr Krankheiten gleichzeitig vorliegen. Die Ausführung des Kapitels 5.2 über Alterseinflüsse, psychophysische Wechselbeziehungen u. a. m. als Ursache von Fehldiagnosen gelten selbstverständlich auch hier.

GRIESSER [284] hat schließlich noch einen Gesichtspunkt zur Diskussion gestellt: Die *Wahrung des ärztlichen Berufsgeheimnisses* bei der Eingabe von Daten in zentrale Rechenanlagen.

Betrachten wir abschließend die *Möglichkeiten der Computer in der medizinischen Diagnostik*, so kann grundsätzlich jeder physiologische und pathologische Vorgang aufgenommen, gespeichert und verarbeitet werden, der sich in mathematischen Symbolen ausdrücken läßt. Zur Zeit liegt aber der Schwerpunkt dieser Analysen zweifellos in Teilgebieten der medizinischen Diagnostik. Auch für die nächsten Jahre ist eine Entwicklung vor allem in dieser Richtung zu erwarten. Eine Anwendung auf diagnostische Fragen in der Allgemeinpraxis (s. auch Abschnitt 4.5.5) oder auf seltene Syndrome überhaupt erscheint nach den bisherigen Erfahrungen möglich, aber problematischer. Den meisten „Universalprogrammen" mangelt es an Komplexität und an zuverlässigen Informationen über die Häufigkeit und Interkorrelation der Symptome.

Von einer *Ablösung der personalen Diagnostik* durch Computer oder von ihrer Überlegenheit in der Diagnostik als ganzem kann m. E. jetzt und in absehbarer Zeit nicht die Rede sein. KRASNOFF [78] schrieb dazu in seinem Computer-Buch: „Der Arzt wird in keinem größeren Umfang ersetzt werden als der von ihm betreute Patient". Für die Erkennung der geläufigen Krankheiten sind Rechenmaschinen nicht erforderlich: Der erfahrene Arzt arbeitet im Regelfall billiger, zuverlässiger und ebenso schnell. Diese Fälle dürften 70—80% der gesamten Diagnostik ausmachen. Für die restlichen 20—30% aufwendiger Differentialdiagnosen gelten die geschilderten „Für" und „Wider". In einem Satz: Von den in den ersten 3 Teilen dieses Buches aufgezeichneten diagnostischen Problemen sind die operativen durch Computer zu einem großen Teil lösbar, nicht aber die grundsätzlichen.

Wenn eine Tageszeitung kürzlich berichtete, daß durch die Computerdiagnostik „die deutsche Mayo-Klinik um 3 Jahre zu spät" komme [420], oder eine Wochenschrift, daß „die deutschen Ärzte sich für Diagnose-Computer entschieden haben" [421], wenn eine Illustrierte unter der Schlagzeile „Hausarzt Dr. med. Computer" berichtet, so kann der Kundige über solche Phrasen nur den Kopf schütteln. Die Zitate — Beispiele aus vielen — zeigen, wie leider noch häufig der medizinische Laie mit halben Wahrheiten, maßlosen Übertreibungen und Wechseln auf die Zukunft gefüttert wird.

In Parenthese dazu sei die Trend-Untersuchung des Gordon-Helmer-Reports [279] zitiert. Dieser Bericht erwartet z. B. für 1972 automatische Sprachübersetzungen, für 1980 eine zentrale Informationsbank mit allgemeinem Zugriff, für 1970 eine Landung auf dem Mond, für 1982 einen festen Stützpunkt auf dem Mond, für 1985 elektronische Prothesen — aber erst im gleichen Jahr (1985!) die breite automatische Auswertung medizinischer Symptome. CREECH [220] prophezeite für 1990 eine „computergesteuerte Fließbandmedizin"! Nach seiner Ansicht werden dann viele Ärzte als biomedizinische Ingenieure tätig sein, „Superspezialisten von heute" als „Systemspezialisten". FEINSTEIN [252] hat diese „diagnostischen Ingenieure" einer Kritik unterzogen: „Die Programme werden ekstatisch entwickelt, die Computer ununterbrochen betrieben, der Stapel an Ergebnissen wächst ständig und wird weithin verbreitet — aber die zu erwartenden Produkte sind nicht Klarheit, sondern Chaos, nicht klinisches Verständnis, sondern mathematischer Mystizismus...". Diese Worte mögen manchem — wie auch mir — als zu scharf erscheinen. Sie stammen aber nicht etwa von einem „Kliniker der alten Schule", sondern von einem Kliniker und Mathematiker, nach unabhängigen Urteilen (z. B. [196]) von einem der bedeutendsten Grundlagenforscher der heutigen Diagnostik.

Ich kann dieses Kapitel nicht besser schließen als mit nachgelassenen Bemerkungen von N. WIENER [143]: „Was ich über Übersetzungsmaschinen gesagt habe, gilt in gleichem und sogar noch stärkerem Maße für Maschinen, die medizinische Diagnosen stellen sollen. Solche Maschinen erfreuen sich in medizinischen Zukunftsplänen großer Beliebtheit. Sie mögen dazu dienen, gewisse Elemente, die der Arzt zur Diagnose benötigt, herauszufinden, doch besteht durchaus nicht die Notwendigkeit, daß sie die Diagnose ohne den Arzt vollenden müßten. Ein derart abgeschlossenes und fortgesetztes Verfahren medizinischer Automaten würde früher oder später wahrscheinlich allerlei Krankheiten und viele Todesfälle verursachen".

5. Ergebnisse

5.1. Diagnostische Aussagen

„Eine der verbreitetsten Krankheiten ist... die Diagnose."
(TH. REGAU [103])

5.1.1. Relativität der Diagnose

Im einführenden Teil hatte ich die *Relativität* der Diagnose(n) nach Vollständigkeit und ursächlicher Klarheit, kurz: nach Erkenntniswert, ihre Abhängigkeit von der Zeit, ihre etwaige Korrektur- oder Ergänzungsbedürftigkeit mit dem weiteren Krankheitsverlauf, hervorgehoben.

Sie war als dynamisch, statt des weit verbreiteten statischen Begriffs („Fest-Stellung") gekennzeichnet worden.

Gleichwohl sollte sich der verantwortliche Arzt — als Basis für seine weiteren Maßnahmen — zu jeder Zeit seiner Beziehung zum Kranken ein *diagnostisches Urteil* bilden, vom ersten Eindruck über die vorläufige bis zur (scheinbar) endgültigen Diagnose. Er muß nur bereit sein, dieses Urteil einzuengen, zu erweitern, zu berichtigen, neue Untersuchungen anzusetzen. Nirgends sind Voreingenommenheit und Eitelkeit so verhängnisvoll wie in der medizinischen Diagnostik. Diagnosen sind sozusagen *Näherungen* gegenüber einem objektiv oft nicht vollkommen übersehbaren Tatbestand.

5.1.2. Ärztliche Aufzeichnungen und Briefe

Der Arzt wird seine vorläufige und seine abschließende Diagnose in einem Krankenblatt oder in seiner Sprechstundenkarte niederlegen. Er mag sich dabei der Einmaligkeit und Besonderheit jedes (und vielleicht gerade dieses) Falles ebenso wie der Persönlichkeit des Kranken voll bewußt sein: Er muß seine Diagnose in Worte fassen, mit denen jeder Kollege möglichst eindeutige und anerkannte Vorstellungen über die Natur der jeweiligen Erkrankung verbindet. Er bedarf dazu, wie bereits ausgeführt wurde, einer gewissen Abstraktion, einer Einordnung in *nosologische Begriffe*. Er benutzt dazu, wie gleichfalls dargelegt wurde, am besten ein anerkanntes *Diagnosenverzeichnis* und eine anerkannte Nomenklatur (s. Abschnitte 1.4 und 4.4.7). Auch die abschließende Diagnose sollte das Wesentliche klar als solches erkennen lassen: Eine oder allenfalls zwei *Hauptdiagnosen*, wenige *Nebendiagnosen*, kein Anheben von unklaren Symptomen zu Diagnosen, kein „Sammeln im Schatzkästlein", das besonders ältere Menschen so häufig für den Diagnostiker bedeuten. Diagnostische und therapeutische *Besonderheiten*, die auf der Titelseite oder auf dem Kopf des Krankenblattes, einer Epikrise, einer Sprechstundenkarte vermerkt werden, verlieren ihren Charakter als Schnellinformation, wenn sie zu kleingeschriebenen Sätzen ausarten. Nicht die Vielfalt, sondern die Beschränkung auf das Wesentliche zeigt den Meister!

Wo mehrere Kollegen zusammen tätig sind, etwa in einer Klinik, in einer Praxisgemeinschaft, in Vertretungen, soll die Diagnose auch den *Namen des Arztes* tragen, der für das Urteil verantwortlich zeichnet — in Krankenhäusern die Gegenzeichnung des Chefarztes oder des Oberarztes. Unnötig zu sagen, daß die Namen (ebenso wie die Diagnosen) gut leserlich sein müssen. Es ist einfach eine Zumutung an spätere Benutzer, Vertrautheit mit der „genialen Schrift" vorauszusetzen.

Solange die meisten Kliniken noch nicht mit Lochkarten oder modernen Datenträgern arbeiten, müssen alle Befunde bei *Abschluß des Krankenblattes* eingeheftet sein, auch später eingehende. Das genaue Datum (mit Jahr!) auf den Befunden mag zunächst überflüssig erscheinen, nach einiger Zeit leider nicht mehr. Krankenblätter, die von nachbehandelnden Kollegen, Gutachtern, wissenschaftlichen Bearbeitern usw. benötigt werden, dürfen (gegen Quittung) erst ausgegeben werden, wenn sie im vorgenannten Sinn abgeschlossen und archiviert sind. Verstöße gegen diese Grundregel — etwa aus Gefälligkeit oder aus Zeitmangel — nehmen einem Archiv alsbald seine Grundvoraussetzung: Vollständigkeit.

Abschluß- oder Zwischenberichte an andere Ärzte sollen das Wesentliche der Befunde und die vollständige Diagnose, ggf. kurze Hinweise auf differentialdiagnostische Erwägungen und Vorschläge zur Therapie bzw. Schilderung der bisherigen Behandlung enthalten. Hat man dem Kranken selbst Rezepte ausgestellt, so ist dies zu vermerken. Die Diagnosen müssen ebenso knapp und klar wie auf dem Krankenblatt auch im Arztbrief enthalten, nicht etwa zwischen den Zeilen zu erraten sein. Am besten stehen sie am Anfang des Briefes oder werden am Schluß aus dem Text herausgehoben. Auch hier erfordert die Kollegialität, auf Diagnosen oder Fragen, die der vorbehandelnde Arzt in seiner Überweisung vorgebracht hat, wenigstens kurz einzugehen, auch wenn sich diese als unzutreffend bzw. als nicht mehr aktuell erwiesen haben.

Man sollte im Interesse der eigenen Zeit, der des Kollegen und nicht zuletzt der Sekretärinnen eine knappe *Darstellung* des Wesentlichen anstreben. Allgemeinplätze wie: „Die Anamnese ist Ihnen hinreichend bekannt" darf man sich sparen. Eine in den Kliniken verbreitete Unsitte ist es, den Kollegen draußen eine große Zahl von Labordaten „an den Kopf zu werfen", ohne zur Dignität dieser Befunde Stellung zu nehmen. In vielen Fällen sind dem einweisenden Arzt die Normalbereiche — jedenfalls für das betreffende Krankenhaus und für die angewandte Methodik — nicht gegenwärtig. Es ist daher — von so bekannten Untersuchungen wie Blutbild, Blutsenkung, Urin usw. abgesehen — besser, diese Werte statt der Zahlen als „normal", „grenzwertig" oder „sicher pathologisch" zu kennzeichnen; inwieweit man die Zahlen beifügt, hängt von ihrem differentialdiagnostischen Gewicht im Einzelfall und von den Ansprüchen des Empfängers ab. In meiner Sicht bestehen keinerlei Bedenken, zum Vorteil beider Seiten vorgedruckte *Formulare* zu benutzen, die Diagnose und Therapievorschläge deutlich herausheben, aber irgendwo unter „Epikrise" oder „Besondere Bemerkungen" genügend Raum freilassen müssen, um über die Schablone hinaus das Individuelle am Kranken und in seinem Krankheitsverlauf zu kennzeichnen. GIERE [271] hat neuerdings ein System entwickelt, in dem — im Rahmen einer Volldokumentation — auch die Arztbriefe vom Computer geschrieben werden.

Der Apparat moderner Kliniken mit Diktat auf Band, der chronische Mangel an Sekretärinnen, die zentrale Postabfertigung usw. bringen es mit sich, daß der einweisende Arzt die diagnostischen Briefe oft erst erhält, nachdem sich der Kranke wieder vorgestellt hat. Darüber ist er verständlicherweise verärgert. Solche Pannen werden sich aber aus den geschilderten Gründen heraus beim besten Willen und auch bei guter Organisation nicht vermeiden lassen. Wenn der Kranke seinen Arzt alsbald wieder aufsuchen will oder muß, bleiben nur ein kurzes Telefongespräch oder die Aushändigung eines kleinen Bogen (z. B. eines Rezeptformulars), auf denen für die Zwischenzeit die wichtigsten Ergebnisse und die Therapie vermerkt sind. Dieser Kurzbericht muß freilich so gefaßt sein, daß er auch bei etwaiger Lektüre durch den Kranken keinen Schaden stiften kann.

Wer erhält den Bericht? Die Erstfertigung bekommt in jedem Fall der einweisende Arzt, völlig unabhängig, ob ihn der Kranke wieder aufsuchen will oder nicht. Etwa vom Patienten benannte künftige Ärzte, auch zwischenzeitlich bemühte Fachärzte, erhalten Durchschriften.

Es hat sich bewährt, immer einige Durchschläge mehr anzufertigen, um bei künftigen Anforderungen nicht auf eine Abschrift oder Ablichtung angewiesen zu sein. Ebenso selbstverständlich ist, daß man Patienten, die aus einer Praxis oder einem anderen Krankenhaus überwiesen wurden, nicht einfach zu „Kontrollen" wieder einbestellen kann, ohne darüber mit dem vorbehandelnden Arzt Übereinstimmung erzielt zu haben — was dieser schon wegen des Laboraufwandes kaum je verweigern dürfte. Wenn der Kranke aus Gründen der Wohnung oder des Vertrauens den *Arzt wechseln* will, so ist das allein seine Sache. Der Kliniker wird dazu weder in positiver noch in negativer Weise irgendeine Stellung beziehen. Auf der anderen Seite haben mir jahrelange Erfahrungen gezeigt, daß etwaige Vorwürfe, die Kranken seien in dieser oder jener Richtung beeinflußt worden, kaum je einer objektiven Nachprüfung standhalten.

In zunehmendem Umfang suchen die Kranken heute *weitere* (Fach)-*Ärzte* oder *Ambulanzen* auf, um eine Diagnose oder Therapie (in ihrer Sicht auf einer anspruchsvolleren Ebene) bestätigen oder „kontrollieren" zu lassen. Das gehört zum Trend unserer Zeit. Der vorbehandelnde Arzt wird daraus klugerweise keine Prestigeangelegenheit machen. Wenn der Kranke mit einem Bericht an seinen Hausarzt usw. einverstanden ist, ergeben sich keine Probleme. Nicht selten wünscht er dies aber nicht, um seinen Hausarzt „nicht zu verärgern". Hier wird der konsultierte Arzt dem Patienten darlegen, wie wichtig gerade für ihn selbst das Zusammenwirken und die Übermittlung der Befunde sind. Erreicht er das Einverständnis, so darf er seinerseits von dem Kollegen draußen Verständnis für das (durch berechtigte Sorgen, Ratschläge von Bekannten oder Angehörigen u. ä.) bedingte Handeln des Kranken und für seine eigene Situation erwarten. Lehnt der Kranke kategorisch ab, so entheben die gesetzlichen Bestimmungen über den Schutz der Persönlichkeit den Arzt standesbewußter Entscheidungen: Gegen den erklärten Willen des Kranken dürfen Befunde keinem Dritten — zu denen auch die Angehörigen oder der Hausarzt gehören können — mitgeteilt werden.

Unterschiedliche Meinungen über die Richtigkeit der Diagnosen sollten niemals vor dem Kranken ausgefochten werden. Es gibt einen kleinen Kreis von Patienten, der dazu neigt, die Ursache einer etwaigen ungünstigen Entwicklung in der früheren, vermeintlich falschen Beurteilung oder in einer zu späten Überweisung durch den vorbehandelnden Arzt zu sehen. Diese Kranken warten begierig auf eine Bestätigung ihres Verdachtes; man sollte ihn keinesfalls bestätigen. Der Erfahrene wird unschwer den rechten Mittelweg zwischen den für die weitere Diagnostik und Behandlung erforderliche Eröffnungen und seinen kollegialen Pflichten finden. Das hat mit der gelegentlichen Feststellung, daß „keine Krähe der anderen ein Auge aushackt" oder ähnlichen Plattitüden des Mißtrauens nichts zu tun. Für den jungen Arzt liegt hier ein Prüfstein des rechten Verhältnisses zwischen seinen medizinischen Kenntnissen und seinem ärztlichen Bewußtsein. Kollegialität hat allerdings dort ihre klaren Grenzen, wo die Bemäntelung der Wahrheit (etwa eines sogenannten Kunstfehlers) wesentliche Interessen Dritter gefährdet, wie z. B. in einem Rentenverfahren.

5.1.3. Mitteilungen an Kranke und Angehörige

Mit den letzten Erwägungen sind wir schon zu dem gelangt, was dem Kranken und seinen Angehörigen aus der Diagnose eröffnet werden soll. Ein schwieriges Problem, dessen Beleuchtung von allen Seiten den Rahmen dieses Buches weit sprengen würde. Hier sei auf einige unverändert gültige Standardwerke der ärztlichen Ethik, wie das von KRECKE [79], sowie auf einige neuere Stellungnahmen zum Thema [2, 287] verwiesen.

Grundlagen sind die *Pflicht der Wahrhaftigkeit, die Erkenntnis der Zumutbarkeit* und die wohlverstandenen *Interessen der Kranken*. Leider kommt es nicht selten zur Idealkonkurrenz unter diesen, etwa wenn die Diagnose für den Erfahrenen (evtl. auch den in allen erreichbaren Lexika usw. nachschlagenden Kranken) einem Todesurteil gleichkommt. Für diesen Bereich letzter und verantwortungsvollster personaler Beziehungen gibt es keine in wenige Sätze zu fassenden Regeln. Jeder Arzt wird — seiner Persönlichkeit, seiner Weltanschauung und seinen Erfahrungen entsprechend — anders verfahren, auch für jeden Kranken eine andere Form und einen anderen Umfang der Eröffnung finden — je nach der Art seiner Krankheit, seinem Verständnis, seiner Haltung, seinem Hintergrund.

Das trifft auch für die entsprechenden *Eröffnungen gegenüber Angehörigen* zu. Als Regel kann hier gelten, daß einem von ihnen auch schwerwiegende Diagnosen und Prognosen eröffnet werden sollen. Man muß sich aber diese Vertrauensperson sorgfältig auswählen: Wird sie selbst die nüchterne Wahrheit ertragen können? Wird sie dem Kranken gegenüber weder unmittelbar noch mittelbar (durch ihre Haltung) den Schleier lüften, den er nicht durchschaut oder nicht durchschauen will?

Wir sollten unsere vom Tode gezeichneten Kranken nicht unterschätzen: Viele wissen oder ahnen sehr wohl, wie es um sie steht. Sie machen unser Spiel mit, um es uns und ihren Angehörigen leichter zu machen. Auf einem anderen Blatt steht, zu welchen Fehlbeurteilungen der eigenen Situation der Selbsterhaltungstrieb oder ein gütiges Geschick selbst naturwissenschaftlich denkende Mediziner führen.

Im allgemeinen muß ein solches *diagnostisches Gespräch* darauf Rücksicht nehmen, daß medizinische Probleme auch bei uns im Begriffe sind, in Filmen, Fernsehsendungen, Illustrierten und Tageszeitungen einen immer breiteren Raum einzunehmen. Das „gefährliche Halbwissen" ist auf dem Vormarsch! Die Zeit der Nichtunterrichtung aus der Aera unserer Großväter („Überlassen Sie das ruhig einmal mir") ist vorbei. Das braucht kein Fehler zu sein. Man sollte gewöhnlich dem Kranken die Diagnose eröffnen — in einer seiner Situation und seinem Verständnis angepaßten Form, mit der Zeit, seine Fragen zu beantworten. Solche Gespräche sind und bleiben letztlich eine Frage des Vertrauens, eines zum Glück noch nicht der fortschreitenden Technisierung zum Opfer gefallenen ärztlichen Bereiches. Daß ein solches Gespräch über die Diagnose auch kathartisch-therapeutische Funktionen hat, wurde schon in den Kapiteln 1.1 und 2.2 hervorgehoben. Ob der Arzt überzeugen kann — eine unerläßliche Voraussetzung seines therapeutischen Erfolges — hängt mit davon ab, ob

1. seine Diagnose objektiv auf soliden Argumenten beruht;
2. seinem subjektiven Wesen die Fähigkeit der Kommunikation gegeben ist;
3. der Kranke die menschliche Wärme (Mitgefühl, nicht Mitleid!) und den Ansatz einer gemeinsamen Bewältigung des Krankseins verspürt.

Es ist im allgemeinen nicht zweckmäßig, den Kranken immer wieder mit *Teilergebnissen* zu „füttern", wenn er dies nicht ausdrücklich wünscht, oder wenn es nicht seine Zustimmung zu größeren diagnostischen Maßnahmen erfordert. Um so wichtiger ist eine abschließende „*Generalaussprache*", in der auch die (vereinzelten, vielen, ausschließlichen) normalen Befunde aufgezählt werden, als Bausteine der Beruhigung oder als Verpackung und zugleich Hoffnungsmantel der zu eröffnenden Wahrheit, je nach der Situation.

Relativ häufig ergibt selbst die gründlichste körperliche Untersuchung *keine Abweichung von der Norm*. Statt dessen weist alles auf einen psychosomatischen Hintergrund der geklagten Beschwerden hin. Wie schon betont, sollte diese Diagnose nicht nur „per exclusionem" somatischer Befunde gestellt, sondern auch positiv von der psychiatrischen oder psychoanalytischen Seite her gesichert werden. Vor allem sei man vorsichtig mit der Eröffnung: „Kein organischer Befund". Von solchen Kranken, die meist schon viele Ärzte konsultiert haben oder derartige Zusammenhänge nicht wahrhaben wollen, wird „nicht organisch" oder „funktionell" gleichgesetzt mit „nicht wirklich krank" oder gar „eingebildet krank". Dabei müssen allerdings die Ärzte selbst mit dem Begriff „funktionell" eine eindeutige Vorstellung verbinden:

einige verwenden ihn dann, wenn sich keine mit naturwissenschaftlichen Methoden faßbaren Befunde ergeben, andere zur Kennzeichnung eines psychosomatischen Hintergrundes (was häufig, aber keineswegs immer zusammenfällt).

Der Arzt muß den Kranken mit solchen Eröffnungen gleichzeitig erkennen lassen, daß er seine Beschwerden völlig verstehen kann, daß solche Regulationsstörungen oft quälender sind als lebensbedrohliche Erkrankungen, daß sie die Lebenserwartung gewöhnlich nicht beeinträchtigen, daß hier gerade so geholfen werden kann und geholfen werden muß — um nur wenige Richtpunkte solcher Gespräche zu nennen.

Wie nun, wenn selbst viele Konsultationen oder wochenlange Beobachtung *keine klare Diagnose* gebracht haben? Es gibt immer noch einen Rest von Kranken, deren „organische" Erkrankungen durch die immer enger werdenden Maschen moderner Untersuchungstechnik schlüpfen. Wir sollten auch dieses Ergebnis mit dem Kranken offen besprechen und mit entsprechenden Vorschlägen verbinden:

Neuerliche Beobachtungen anderen Orts oder durch einen besonderen Spezialisten, Kontrolle in einem angemessenen Zeitraum, zwischenzeitlich symptomatische oder halbkausale Maßnahmen. Man kann das Mißverhältnis zwischen dem für den Kranken erkennbaren diagnostischen Aufwand und dem „mageren" Ergebnis dazu benutzen, dem Kranken klar zu machen, daß ernste oder bedrohliche Störungen mit moderner Diagnostik gewöhnlich schnell entdeckt werden, daß wochenlanges vergebliches Suchen gegen gravierende Ursachen und gegen eine fortgeschrittene, bedeutsame Störung spricht.

Klinikern steht es schlecht an, dem aus diagnostischen Gründen einweisenden Arzt bei der Entlassung weitere Untersuchungen zu empfehlen und sozusagen die Beweislast zuzuschieben. Der Kranke soll eben erst dann entlassen werden, wenn die Diagnose klar erscheint und möglichst alle differentialdiagnostisch wesentlichen Ergebnisse vorliegen. Dieses Ziel wird oft dadurch nicht erreicht, daß der Patient ein zeitliches Limit setzt oder gar entsprechende Zusicherungen vor der Einweisung erhalten hat. Man sollte ihm in solchen Fällen klar sagen (und im Krankenblatt festlegen), was offen geblieben ist und welches kalkulierte Risiko er unter diesen Umständen — etwa aus persönlichen oder geschäftlichen Gründen — einzugehen gewillt ist. Der gute Arzt wird einem Wunsch auf *vorzeitige Entlassung* nicht mit Vorwürfen oder düsteren Prognosen begegnen, sondern sie mit situationsgemäßen Vorschlägen für das weitere Verhalten verbinden. Er sollte sich die Darlegung seiner Bedenken vom Kranken in den Unterlagen schriftlich bestätigen lassen, um gegen etwaige spätere Vorwürfe oder Regresse gesichert zu sein. Er wird dazu aber selten die lieblose, u. U. auch für den Kranken (Versicherungen!) folgenschwere Formulierung benötigen, daß dieser „gegen ärztlichen Rat und auf eigenen Wunsch" die Klinik verläßt. Formulierungen, die z. B. die Argumente des Kranken mit enthalten, sind bei gewöhnlich gleicher Rückendeckung konzilianter und auch leichter zu erlangen. In den Ausnahmefällen, wo uneinsichtige Kranke selbst solche Bescheinigungen verweigern, soll die Aufklärung vor Zeugen gegeben und von diesen im Krankenblatt mit gezeichnet werden.

Die rechtlichen Bezüge ärztlicher Auskünfte haben in der Monographie von HERTEL [60] eine umfassende Darstellung nach dem Stand vom Juni 1966 erfahren.

5.2. Fehldiagnosen

"Errors in Diagnosis are more often errors in omission than in commission." (PULLEN, zit. n. [471])

5.2.1. Allgemeines

„Fehldiagnosen" sind ein Alptraum jedes gewissenhaften und interessierten Arztes. Dabei ist dieser Begriff noch relativer als der der Diagnose. Zunächst ist die Grenze von „gesund" und „krank", wie wir gesehen haben (Kap. 2.4 und 3.7), unscharf und in weiten Bereichen arbiträrisch. In diesem Sinne werden die allgemeine Definition der „Krankheit" und ihre Anwendung auf den Einzelfall immer zu einer gewissen Anzahl „falsch positiver" und „falsch negativer" Diagnosen führen. Sie müssen mit LUSTED [390] sozusagen als „Kosten für das System" betrachtet werden. Abbildung 12 zeigt als Vierfeldertafel nochmals die grundsätzlichen Möglichkeiten.

	Krankheit tatsächlich nicht vorhanden	Krankheit tatsächlich vorhanden	
Krankheit angenommen	Diagnose falsch positiv	Diagnose richtig positiv	D +
Krankheit nicht angenommen	Diagnose richtig negativ	Diagnose falsch negativ	D −
	K −	K +	

Abb. 12. Schematische Darstellung falsch positiver und falsch negativer Diagnosen (schraffierte Felder) gegenüber richtig positiven und richtig negativen Diagnosen (weiße Felder)

Die Zahl der Fehldiagnosen hängt darüber hinaus entscheidend davon ab, welche *Trennschärfe* man von seiner Diagnose verlangt. Auch ist leicht einsehbar, daß in einem frühen Stadium der Erkrankung — positive und negative — Fehldiagnosen häufiger sind als bei fortgeschrittenen Leiden.

Beispiele: Wem bei einer Welle von Erkältungskrankheiten die Diagnose „Grippe" genügt, der wird wenig Fehldiagnosen stellen, allenfalls ganz andere Erkrankungen damit übersehen. Wer in diesem Rahmen eine Infiltration des Lungengewebes von einer reinen Tracheobronchitis trennen will, wird schon zu mehr Fehldiagnosen kommen, wenn er keinen Thoraxfilm anfertigt. Für wen Viruspneumonien von bakteriellen Pneumonien oder anderen Infiltraten getrennt werden sollen, dem werden wiederum mehr Fehldiagnosen unterlaufen. Ob man nur die allgemeine Diagnose „Tumorleiden" stelle — was für die Therapie unzureichend ist — ob die Diagnose „Tumor der rechten Niere" — was für die Therapie entscheidend ist — ob die Diagnose Hypernephrom — was für die therapeutische Konsequenz Nephrektomie bedeutungslos ist und allenfalls prognostische Bedeutung hat — wird die Wahrscheinlichkeit einer „Fehldiagnose" maßgeblich bestimmen.

Als *Fehldiagnosen* sollte man deshalb die Fälle *definieren,* bei denen aus falschen diagnostischen Vorstellungen heraus für den Krankheitsablauf oder den Schutz der Allgemeinheit (ansteckende Erkrankungen!) wesentliche Maßnahmen unterblieben sind. In diesem Sinn sind auch N. Brauns [193—195] Postulate von den „abwendbar gefährlichen Verläufen" in der allgemeinen Praxis zu verstehen. Abgesehen von solchen Situationen, die kurzfristig therapeutische Eingriffe auf der Basis mehr oder minder unfertiger Diagnosen erfordern, können Fehldiagnosen — streng genommen — solange nicht gestellt werden, wie die „diagnostischen Ermittlungen" noch laufen oder wegen des schlechten Allgemeinzustandes des Kranken zurückgestellt werden mußten. Hier zeigt sich wiederum die schon mehrfach angesprochene Bedeutung der vorläufigen Diagnose in ihrer vollen Ambivalenz: Stirbt der Kranke etwa nach einem ersten Besuch oder in den ersten Stunden bzw. Tagen nach der Aufnahme in einem Krankenhaus, so muß eine „vorläufige Diagnose" gestellt worden sein. Sie kann aber in diesem Stadium meist nicht als „Fehldiagnose" bewertet werden, wenn etwa eine Autopsie zu anderen Deutungen führt. In der Statistik von Gruver und Freis [291] betrafen 27% der „Fehldiagnosen" einen Klinikaufenthalt von weniger als 24 Stunden. Der Begriff der Fehldiagnose beinhaltet somit, daß man in seinen diagnostischen Bemühungen zu einem gewissen Abschluß gekommen ist, daß man glaubt, die Natur der Störung erkannt zu haben. Für diese Phase halte ich auch Hittmairs [311] Unterscheidung von Fehldiagnosen (als positiver Fehlleistung) und versäumter Diagnostik (als negativer Fehlleistung) nicht für wesentlich: das Ergebnis bleibt das gleiche.

Statistiken über Fehldiagnosen beruhen selten auf Verlaufsbeobachtungen, häufiger auf Operationen, gewöhnlich auf autoptischen

Ergebnissen. Sie erreichen mit den letzteren zwar einen hohen Grad von Objektivität, stellen aber zugleich eine Auswahl aus der Gesamtheit der Kranken und Erkrankungen dar, mit allen statistischen Konsequenzen.

Wenn wir z. B. lesen, daß nur rd. 50% der Kranken zur Autopsie kamen, nicht nur durch Verweigerung (die theoretisch etwa alle Diagnosen gleichmäßig betreffen würde), sondern auch, weil Operationen, Probeexcisionen, morphologische Blutuntersuchungen oder ein „ganz zweifelsfreies klinisches Bild" die Autopsie nicht mehr erforderlich erscheinen ließen [359], so entspricht das nicht mehr den statistischen Grundforderungen unausgelesenen Materials: mindestens für die letzte Gruppe wird der Gegenstand der ganzen Untersuchung, die Prüfung der Richtigkeit der Diagnose mit einem zweiten, unabhängigen Kriterium (hier: der Autopsie) schon präjudiziert.

Selbst *autoptische Diagnosen* sind mit klinischen nur begrenzt vergleichbar: Das liegt weniger an der Genauigkeit der pathologisch-anatomischen Diagnosen, die mit modernen mikroskopischen und ultramikroskopischen Verfahren einen hohen Grad von Zuverlässigkeit erreicht haben. Nicht selten hat aber die Todesursache, in einzelnen Fällen sogar die Erkrankung, kein anatomisches Substrat. Bei 600 Fällen einer Krankenhausstudie von PIRTKIEN [100] war in 3% auch pathologisch-anatomisch keine befriedigende Diagnose möglich — meist bei Stoffwechselkrankheiten. Außerdem untersucht der Pathologe einen durch Agonie und postmortale Veränderungen mitgeprägten Endzustand, er treibt im Sinne BÜRGER's [23] „Metanosologie". Den Kliniker interessieren vor allem die frühesten Veränderungen, die „Protonosologie", und der Verlauf. Die fruchtbarsten Gespräche zwischen Pathologen und Klinikern gibt es immer dann, wenn mit aller gebotenen Vorsicht versucht wird, aus der postmortalen Morphologie auf das Alter der Veränderungen zu schließen und diese mit den Marken des klinischen Verlaufes, mit intravitalen chemischen und physikalischen Daten, zu korrelieren.

Statistiken über Fehldiagnosen sind daher als Zahlen mit Zurückhaltung zu bewerten. Immerhin lassen sich gewisse Trends erkennen, die der klinischen Diagnostik indirekt zugute kommen. Tabelle 12 gibt eine Zusammenstellung nach 3 neueren Untersuchungen. In diesen 3 ganz verschiedenen Aufstellungen stimmt die *Zahl der Fehldiagnosen* mit jeweils 5 bis 10% gut überein. Andere Autoren kamen (mehr schätzungsweise) auf 20—30% (zit. n. [100]).

Bei den *Infektionskrankheiten* kam STOCKs [612] für England und Wales (1944—1947) auf folgende Schätzungen:

Nahezu 100%ige Feststellung: Poliomyelitis, Meningoencephalitis, Diphtherie, Scharlach;
Rd. 90%ige Feststellung: Pulmonale Tuberkulose;
Rd. 80%ige Feststellung: Typhus und Paratyphus;
Rd. 65%ige Feststellung: Masern;
Rd. 30%ige Feststellung: Unspezifische Pneumonien;

Tabelle 12. *Häufigkeit von Fehldiagnosen nach 3 pathologisch-anatomischen Vergleichen über je wenigstens 1000 Sektionen*

Autoren	LANDES u. ZÖTL [359]	GRUVER u. FREIS [291]	MUNK [416]
Art der Kontrolle	Autopsie	Autopsie	Autopsie
Zahl der Vergleiche	1132	1106	1000
=% der Todesfälle	48%	76%	80%
Diagnose bestätigt	52%	94%	80%
Diagnose erweitert	38%		8% [a]
Diagnose berichtigt („Fehldiagnosen")	10%	6%	12% [b]

[a] Hauptdiagnose richtig. Ursache oder Lokalisation unwesentlich korrigiert.
[b] Unzureichende Diagnosen (5%)+keine zutreffende Hauptdiagnose (7%).

Rd. 25%ige Feststellung: Keuchhusten;
Diagnose in der Regel (in wechselndem Ausmaß) *verfehlt:* Erysipel, extrapulmonale Tuberkulose;
Diagnose nur gelegentlich gestellt: Ruhr.

Über die *Ursachen von Fehldiagnosen* werden allerdings ganz verschiedene Angaben gemacht: nach LANDES und ZÖTEL [359] wurde bei über der Hälfte der Fälle nicht an die richtige Diagnose gedacht, bei 8% lag eine unzureichende Untersuchung, bei 40% eine „indifferente Symptomatik" vor. In einer Untersuchung von PIRTKIEN [458] gingen 47% der Fehldiagnosen zu Lasten der Anamnese, der unmittelbaren Untersuchung, des „daran Denkens", 27% zu Lasten der Röntgenuntersuchungen, 10% zu Lasten des EKG's, 12% zu Lasten des Labors. Bei GRUVER und FREIS [291] war bei 45% die Anamnese unzureichend (überwiegend durch unabwendbare Ereignisse wie die Krankheit selbst, Alkoholeinflüsse, medikamentös bedingte Störungen des Bewußtseins und der Erinnerung). Bei über 12% wurden die Standard-Labortests nicht oder nicht vollständig durchgeführt, bei weiteren 39% die notwendigen gezielten Untersuchungen unterlassen. Bei 28% wurden klinische Symptome nicht ausreichend berücksichtigt, bei 25% Labor-, EKG- oder Röntgendaten. Bei 16% wurde an die Diagnose nicht gedacht oder eine frühere Diagnose weiterhin unterstellt (getrennte prozentuale Registrierung mehrfacher Fehler). SCHRÖDER und WUTTKE [511] fanden signifikante Unterschiede zwischen je 2 Untersuchern einer Universitäts-Poliklinik in 12 Hauptdiagnosen. Als Ursache nahmen sie an: unterschiedliche Indikationsstellung für spezielle diagnostische Maßnahmen, fehlende Übereinstimmung im „Normalbereich", unscharfe Definition diagnostischer Begriffe.

Beachtlich ist in allen mir erreichbaren Statistiken die Häufigkeit der Fehldiagnosen durch *Festhalten an oder Übernahme von früheren Diagnosen.*

Die selbstkritische Beurteilung von Fehldiagnosen muß von folgenden Fragen ausgehen [23]:

1. War eine geordnete Untersuchung des Kranken möglich?
2. Wurden diagnostische Maßnahmen unterlassen und welche?
3. Wurden die anamnestischen Angaben gebührend ausgewertet? Haben sie den Zustand erklärt oder verschleiert?
4. Wurden die erhobenen Befunde richtig gedeutet?
5. Haben sich verschiedene Symptomkomplexe überlagert und daher den Einblick in das Krankheitsgeschehen beeinträchtigt?

In diesen Fragen sind bereits die wichtigsten Ursachen von Fehldiagnosen enthalten.

5.2.2. Ärztliche Ursachen von Fehldiagnosen

In den ärztlichen Diagnosen gibt es unverändert — als Leistung und (bei Übertreibung) als Fehlleistung — Grundformen, wie sie R. Koch [76] schon 1923 formulierte:

1. *Erkenntnisdiagnose:* Das wissenschaftliche oder heuristische Interesse überwiegt; die Hinwendung auf den Kranken, die Heilkunst treten demgegenüber zurück.

2. *Zweckdiagnose:* Sie stellt sozusagen das andere Extrem dar. Die Objektivierung, etwa mit naturwissenschaftlichen Methoden, tritt gegenüber mehr oder minder symptomatischen Hilfen zurück.

3. *Ontologische Diagnose:* Die Krankheit wird mit ihren Ursachen oder — häufiger — mit pathologisch-anatomischen Veränderungen gleichgesetzt.

4. *Abstrakte Diagnose:* Die Krankheit wird so stark abstrahiert, daß das Urteil wohl zutreffend ist, aber nicht weiterführt. „Die abstrakte Diagnose ist oft richtig, aber nicht die richtige Diagnose".

5. *Kasuistische Diagnose:* Hier wird umgekehrt die Individualisierung zu weit getrieben, so daß es zu der bereits in Kapitel 2.8 zitierten „mit sich selbst hinreichend übereinstimmenden Erkenntnis" kommt.

6. *Spiritualistische Diagnose:* Sie beschäftigt sich mit Dingen, die nicht erkannt werden können, oder projiziert eigene Ideen in den Kranken und seine Erkrankung.

7. *Mechanistische Diagnose:* Diese vernachlässigt umgekehrt den Menschen als Ganzheit, in seiner Freiheit, in seiner Unberechenbarkeit und führt die Krankheit allein auf physikalische und chemische Veränderungen zurück.

8. *Irrtümliche Bewertung:* Sie zieht aus den Untersuchungsergebnissen irrtümliche Schlüsse über die Bedeutung für die Lebensgefährdung, für die Leistungsfähigkeit, für die Beeinflußbarkeit.

Die Aufzählung läßt die im 1. Teil dieses Buches aufgeführten Wesenszüge der Diagnostik — wenn auch jetzt mit negativen Vorzeichen — wiedererkennen. Die ärztlichen Fehler werden im Folgenden nach den einzelnen diagnostischen Schritten näher differenziert.

1. Die *Anamnese* kann ungenügend oder irreführend sein. Unbewußte suggestive Einflüsse können vom Kranken, von früher behandelnden Ärzten oder von eigenen früheren Aufzeichnungen ausgehen [497].

Oft wird aus der *Familienanamnese* längst nicht das herausgeholt, was sie zu geben vermöchte („Sind Ihnen besondere Erkrankungen in Ihrer Familie bekannt?" „Nein!"). Gerade die verbreiteten Krankheiten wie Diabetes, Fettstoffwechselstörungen, Arteriosklerose, Hypertonie, Hyperthyreose, Allergosen, Venenleiden, Anfallskrankheiten, Psychopathien haben einen gesicherten hereditären oder konstitutionellen Anteil. Manche unklare Beschwerde wird als „*forme fruste*" im Licht solcher familiärer Belastungen, die nur eine eingehende Befragung aufdeckt, plötzlich verständlich. In diesem Bereich lag und liegt die Stärke des mit der Familie vertrauten Hausarztes. Wir anderen müssen diesen Vorsprung durch eine eingehende Familienanamnese und durch eine breitere Anwendung der Humangenetik teilweise ausgleichen.

Eine wichtige Fehlerquelle besteht darin, neu aufgetretene Beschwerden oder Symptome als Komplikation oder Weiterentwicklung früher festgestellter Erkrankungen anzusehen. Nicht minder gefährlich ist es, wie wir schon sahen, die Deutung des Kranken einfach zu übernehmen.

2. Die *unmittelbare Untersuchung* läßt durch Unkenntnis, Flüchtigkeit oder nicht ausreichend beherrschte Technik wesentliche Befunde übersehen.

Beispiele für solche Fehler sind etwa Milzen, die bis ins kleine Becken reichen, aber vergeblich mit ihrem charakteristischen Rand in „typischer Position" unter dem linken Rippenbogen gesucht werden, oder Aneurysmen, deren Schwirren weder gehört noch getastet wird, weil man sich auf die für das Herz typischen Auskultationspunkte beschränkt.

3. *Blickdiagnosen* oder *intuitive Diagnosen* werden ohne die erforderliche spätere Beweisführung als zutreffend geführt. Ursachen sind Oberflächlichkeit, Flüchtigkeit, Eitelkeit, Überschätzung des eigenen Urteilsvermögens. Je geringer die Möglichkeit einer Überprüfung durch andere Kollegen, je seltener autoptische Kontrollen, um so größer die Gefahr einer Überschätzung des eigenen Urteils! Symptome werden ignoriert, weil sie entweder nicht in die vermeintliche Diagnose passen oder nicht mehr genügend beobachtet, weil sich die Vorstellung des Untersuchers schon in einer bestimmten Richtung entwickelt hat. „Bis die Diagnose feststeht, darf keine Beobachtung — und mag sie auch

noch so unbedeutend oder trivial erscheinen — auf die Seite geschoben werden" [217]! Die endgültige Diagnose muß *alle* Symptome erklären [54].

4. Ein *Standardprogramm von Zusatzuntersuchungen und Labortests* wird nicht oder nicht vollständig durchgeführt. Befunde werden verwechselt oder nicht beachtet. Eine ebenso häufige Fehlerquelle ist aber auch die „*Laboratoriums-Gläubigkeit*", d. h. die Überschätzung der Zahlen oder (richtiger) die Unkenntnis der Fehlerquellen und Grenzen. Es ist unter diesen Aspekten gefährlich, sich durch einen einzelnen negativen Befund von einem Verdacht ablenken oder durch einen überraschend positiven in einer bestimmten Richtung festlegen zu lassen. Alle richtunggebenden Befunde müssen durch Kontrollen (aus getrennt gewonnenen Proben!) oder ergänzende Bestimmungen gesichert werden.

GARLAND [265] hat erschreckende Beispiele solcher Fehler bei allen Arten von Untersuchungen zusammengestellt: Zwischen 8 erfahrenen Internisten bestand hinsichtlich der physikalischen Zeichen eines Emphysems nur in 15% Übereinstimmung. Von 1000 Schulkindern wurden jeweils die mit der Indikation „Tonsillektomie" oder bereits entfernten Tonsillen ausgesondert, der Rest einem neuen Arzt vorgestellt; nach dem 4. Kollegen blieben noch 65 Kinder ohne Tonsillektomie oder Indikation dazu übrig. Von 4 Proben (Hämoglobin, Glucose, Gesamteiweiß, Calcium im Blut), die an 59 amerikanische Untersucher verschickt wurden, wiesen 10% (Glucose) bis 28% (Calcium) grobe Bestimmungsfehler auf. In Röntgenreihenuntersuchungen wurden bei 30% infiltrative Prozesse übersehen, in 2% solche fälschlich angenommen. Bei paarweiser Beurteilung durch 2 erfahrene Röntgenologen stimmten diese bei rd. $1/3$ nicht überein, bei späterer Vorlage der gleichen Filme in rd. $1/5$ nicht mehr mit sich selbst. Von 39 Kranken mit histologischer Untersuchung der Schilddrüse wurde in rd. 4% fälschlich eine frühere Bestrahlung angenommen, in rd. 27% eine tatsächliche frühere Bestrahlung nicht erkannt.

Wie wir alle hoffen, wären solche, zwischen 1950 und 1960 begangene Fehler, hic et nunc nicht mehr so häufig. Sie zeigen aber eindrucksvoller als alles andere, daß der weitere Fortschritt der Diagnostik mindestens ebenso sehr, wenn nicht noch mehr, an größere Sorgfalt und kritische Überprüfung der Befunde als an mathematisch-maschinelle Methoden gebunden ist.

5. Einzelne Symptome werden in ihrer *Dignität* überbewertet oder unterbewertet. Die richtige Bewertung und Einordnung von Symptomen macht letzten Endes die ärztliche Erfahrung aus.

Beispiele: Der häufige (unspezifisch) positive Ausfall von Agglutinationstests bei Geimpften, das Vorkommen pathogener Keime (Keimträger) ohne Erkrankung, kann zu Fehlurteilen bei neu aufgetretenen klinischen Erscheinungen führen.

Beim Ausgehen von einem Leitsymptom wird manchmal — statt weiterer systematischer Untersuchungen — nur noch nach *gleichsinnigen Zeichen* gesucht und die Diagnose damit vorschnell bestimmt.

6. Der *Verlauf* wird bei scheinbar feststehender Diagnose nicht mehr aufmerksam beobachtet. Bei langdauernden Erkrankungen werden keine

Befundkontrollen oder kritische differentialdiagnostische Überlegungen eingeschoben. Nach SCHLESINGER [497] gefährdet *zu lange Beobachtung* durch Nachlassen der Aufmerksamkeit oder vorgefaßte Meinungen die Diagnose erheblich.

Modellfälle solcher Verläufe sind die Entwicklung eines Carcinoms bei vorbestehender Lungentuberkulose, die Erkrankung an Magencarcinom bei einer Ulcusanamnese, die Entwicklung eines Coloncarcinoms bei Colitis ulcerosa, das Übersehen eines primären Leberzellcarcinoms bei tatsächlich vorbestehender oder fälschlich angenommener Lebercirrhose.

7. *Analyse, Deskription, Synthese und Induktion werden nicht genügend scharf getrennt.* „Eine verfrühte oder oberflächliche Mischung von Beobachtungen und Deutungen führt weder zu soliden Tatsachen noch zu brauchbaren Gedanken" [248]. Bezeichnenderweise gibt es Kollegen, die fast nur ausgefallene Diagnosen stellen, andere, die sich ausschließlich auf gängige beschränken. Den ersten Typ kennt jeder Kliniker: Die Einweisungsdiagnose läßt aufhorchen, nur kann sie nicht bestätigt werden. Schuld an diesem „Hang zur diagnostischen Extravaganz" sind neben der persönlichen Struktur unser Ausbildungssystem und ein Teil unserer Fortbildung, wo große und eindrucksvolle Fälle bevorzugt demonstriert werden, aber die rechte Relation zu den „kleinen Dingen des Alltags" zu kurz kommt. Der Arzt mit der entgegengesetzten Neigung bleibt differentialdiagnostisch sozusagen auf der Erde. Auch hat er die Wahrscheinlichkeit für sich. Er gelangt dafür in einem kleinen Anteil seltener Erkrankungen zu Fehldiagnosen.

In einer Studie von DAVIES und Mitarb. wurden 10 namhaften amerikanischen Kardiologen 50 Infarkt-EKGs, 25 sonst pathologische und 23 normale EKGs vorgelegt. Infarkte wurden (durch die einzelnen Untersucher) in 36 bis 63 (von 50 tatsächlichen), pathologische EKGs in 20—44 (von 25 tatsächlichen), Normalbefunde bei 10—29 (von 23 tatsächlichen) angenommen. Es kamen somit sowohl falsch negative wie falsch positive Urteile heraus. Der Treffsicherste irrte sich 11mal, der Unsicherste 56mal.

8. In unseren zu stark *nosologisch entwickelten Vorstellungen* (Unterricht, Fortbildung, Lehrbücher) werden Differentialdiagnosen verspielt, weil sie — bei gleichen Symptomen — Krankheitsbildern zugehören, die wir gar nicht assoziativ verknüpfen.

Beispiel: Subfebrile Temperaturen können ebensogut durch eine Hyperthyreose wie durch eine Lungentuberkulose, durch einen Tumor wie durch eine Pyelonephritis, durch eine Thrombose wie durch Arzneimittelüberempfindlichkeit hervorgerufen werden, um nur 6 aus einer umfangreichen Reihe zu nennen.

Solche „Querverbindungen" werden leicht verfehlt. Wenn man weiß, um was es sich handelt, braucht man (für Pathophysiologie, Prognose, Verlauf, Therapie) eine *nosologische* Gliederung — bis man weiß, um was es sich handelt, eine *semiologische* (differentialdiagnostische). Die Kunst liegt, wie so oft, an der Nahtstelle. BAUER [8] weist aber mit Recht darauf hin, daß der Gebrauch differentialdiagnostischer

Tabellen, die naturgemäß immer unvollständig sein müssen, die eigenen Überlegungen keinesfalls ersetzen kann.

9. Zu den persönlichen Mängeln gehören schließlich jene Fälle der Praxis, in denen eine *Klinikaufnahme* mit einer schwerwiegenden (Verdacht-)Diagnose *erzwungen* werden soll. Solche Ereignisse sind allen Klinikern bekannt, wenn auch zum Glück selten.

Leitsymptom dieser Art von „Fehldiagnosen" ist ihre Häufung am Wochenende, vor Feiertagen, vor Ferien usw. Oder: Alte, pflegebedürftige Menschen werden als „Notaufnahme" in die Kliniken überführt, nur weil die Familien in Urlaub fahren wollen — mit mehr oder minder bewußter Hilfe eines Arztes. In meiner Sicht sollte kein Arzt sich zu solchen Methoden hergeben. Er sollte sich statt dessen an seinen klinischen Kollegen wenden und mit diesem die Situation offen besprechen. Dieser wird in aller Regel versuchen, ihm zu helfen oder Kompromißvorschläge machen. Selbstverständlich kann er keine Betten aus den Ärmeln schütteln, die unter unserem derzeitigen Versicherungssystem und bei unserer Schwesternsituation noch für lange Zeit Mangelware bleiben werden. Gerade deshalb ist das wechselseitige Vertrauen aber besonders wichtig. Es sollte über den „Tagesauseinandersetzungen" stehen, die es in diesem schwierigen Bereich immer geben wird. Dringliche Einweisungen unter einem falschen Verdacht oder unter einer Fehldiagnose wird man niemandem zum Vorwurf machen, wenn er sich aufrichtig bemüht hat. Mit falschen Diagnosen als bewußter Täuschung, nach oberflächlicher oder überhaupt keiner Untersuchung eine Krankenhausaufnahme zu erzwingen, ist nicht nur unkollegial: Man erzwingt die „Vorfahrt" gegenüber korrekten Ärzten und deren Kranken. Es ist auch kurzsichtig: Nach 2 oder 3 solchen Erfahrungen kennt der Kliniker seinen Partner und wird ihn verständlicherweise bei der Verteilung der zu knappen Betten an der letzten Stelle führen.

Die Irrtümer vom Arzt her — ob Kliniker oder Praktiker — lassen sich somit letztlich auf ungenügende Kenntnisse, Mangel an Zeit, mangelhafte Untersuchungstechnik oder autistisch-undiszipliniertes Denken [16] zurückführen. BEECHER [167] nennt in gleichem Sinn: Oberflächliche oder zu geringe Untersuchungen, Unkenntnis, Torheit, zu viel Respekt vor Traditionen, Unfähigkeit zum kritischen Denken, geistige Trägheit, hastige Schlüsse. „Mit solchen Voraussetzungen einer Diagnostik hat man entweder seinen Beruf verfehlt oder man verfehlt seinen Zweck" [217]. Es ist leicht ersichtlich, daß die modernen Hilfsmittel der Diagnostik diesen Mängeln nur teilweise abhelfen können. Die Hauptsache bleibt dem Arzt, der ständig seine Kenntnisse vertiefen, seine Untersuchungstechnik verbessern und seine Ergebnisse einer Kritik — möglichst durch Dritte — aussetzen sollte. Von unserem Kollegen EMMERICH [6] stammt das tröstliche Wort: „Wo in aller Welt gibt es noch diesen unbestechlichen Eifer, einen Irrtum unter allen Umständen erfahren zu wollen?"

5.2.3. Vom Kranken oder der Krankheit her bestimmte Fehldiagnosen

Ebenso wichtig wie die Einsicht in die eigenen Fehlerquellen ist für den anspruchsvollen Diagnostiker die Kenntnis der am häufigsten verfehlten richtigen Diagnosen und die Kenntnis der wichtigen Fehldiagnosen innerhalb seines Fachgebietes. Es gibt ganze Bücher über „schwierige Diagnosen" (z. B. [38, 107]), deren spezielle Teile im Rahmen dieser Schrift nicht angesprochen werden können. Statt dessen sollen wiederum einige allgemeine Ursachen entwickelt werden.

1. *Seltene Krankheiten* im echten Sinn spielen als Fehldiagnosen nicht die Rolle, die ihnen gewöhnlich zugeschrieben wird. Seltene Ereignisse werden schon im täglichen Leben zu häufig angenommen, seltene Krankheiten überschätzt (s. die Kap. 4.2 und 4.7).

Eine Ausnahme machen hereditäre, angeborene oder langfristig bestehende Erkrankungen, mit denen die entsprechenden Kranken von Arzt zu Arzt wandern (und damit im statistischen Sinn eine Überbewertung herbeiführen), bis sie auf einen Kenner dieses besonderen Gebietes treffen. Die Bedeutung der seltenen Erkrankungen liegt darin, daß man sie nicht suchen kann. Man muß sie kennen, sonst ist die Diagnose hoffnungslos. Da man nur noch in bestimmten Gebieten auch die seltenen Erkrankungen wirklich übersehen kann, liegt darin ein Argument zugunsten der in Kapitel 3.7 angesprochenen Spezialisierung.

2. Eine weit wichtigere Ursache von Fehldiagnosen sind *spärliche oder seltene Manifestationen gängiger Erkrankungen.* Wie schon R. KOCH [76] betonte, ist der typische Fall (das Vollbild) selten. In diese Gruppen gehören besonders oligosymptomatische Manifestationen von Systemerkrankungen. Wie in Kapitel 1.4 dargelegt wurde, werden die Erscheinungen von Krankheiten weit weniger durch die ganz unterschiedlichen Ursachen als durch die Lage und Feinstruktur der betroffenen Organe bestimmt. Man sollte sich deshalb bei vieldeutigen Symptomen immer fragen, ob sie nicht die ungewöhnliche Manifestation einer Systemerkrankung darstellen können.

Beispiele ließen sich fast unbegrenzt anführen: Gelenkschmerzen brauchen keineswegs den rheumatischen Entzündungen (einschl. der sogenannten Kollagenosen) oder degenerativen Veränderungen angehören. Sie treten bei vielen Infektionskrankheiten auf (z. B. bei Hepatitis), bei Stoffwechselerkrankungen (z. B. bei Gicht, bei Ochronose), bei Blutkrankheiten (z. B. bei Leukosen, Paraproteinosen, hämorrhagischen Diathesen), bei Gefäßkrankheiten (z. B. bei allergischen Vasculitiden, Purpura Schönlein-Henoch). In typischen Fällen machen alle diese Diagnosen keine Schwierigkeiten. Ganz anders, wenn es sich um symptomarme Manifestationen handelt.

In solchen Gewässern gibt es nach meiner Erfahrung nur 3 Orientierungsmöglichkeiten, die evtl. kombiniert werden müssen:

a) ein breiter Fächer von Laboruntersuchungen;

b) zunächst eine sorgfältige Registrierung aller, auch der „kleinsten" Symptome;

c) Entwicklung der Differentialdiagnosen von den häufigen über die weniger häufigen bis zu den seltenen Ursachen der entsprechenden Leitsymptome. Die Diagnose muß, wie schon oft betont, alle Erscheinungen befriedigend erklären.

3. Zu den *unspezifischen oder prämonitorischen Erscheinungen* gehört vor allem die lange Liste der in Kapitel 1.3 schon erwähnten Allgemeinsymptome.

An dieser Stelle wäre vor allem der bei exanthematischen Infektionskrankheiten oft so verwirrende initiale „Rash", d. h. ein flüchtiges, unspezifisches Exanthem, zu nennen. Dazu gehören die Lungenatelektasen, die in segmentaler Form Frühsymptome eines Tumors, einer Lungenembolie, einer Pneumonie, in bandförmig-basaler Form („Plattenatelektasen") Hinweise auf eine Abdominalerkrankung sein können.

Oft handelt es sich um *Initialsymptome*, deren Ursache der weitere Verlauf enthüllt. Man kann deshalb, wenn dieser Vergleich erlaubt ist, mit der Ruhe und Aufmerksamkeit eines Jägers abwarten, bis hinter den aufgescheuchten Vögeln usw. das gesuchte Wild erscheint.

Manchmal bleibt es aber bei den *unspezifischen Symptomen:* Dann kommen die berühmten „großen Differentialdiagnosen" unklarer Fieberzustände, fortschreitenden Gewichtsverlustes, unklarer Senkungsbeschleunigung usw. in Betracht, deren ursächliche Möglichkeiten in die Hunderte gehen. Es bleibt nichts anderes übrig als — im Rahmen einer klinischen Beobachtung — Organ für Organ (in absteigender Wahrscheinlichkeit) „abzusuchen". Keinesfalls darf man sich in solchen Fällen mit vordergründigen Erklärungen zufrieden geben.

4. Eine wichtige Quelle von Irrtümern sind ferner *polytope uncharakteristische Beschwerden*. Wie schon in Kapitel 2.5 ausgeführt wurde, reisen solche Kranken (auf eigene Initiative oder auf Veranlassung ihres Hausarztes) gewöhnlich von Facharzt zu Facharzt, mit der lakonischen Antwort: „In meinem Gebiet kein krankhafter Befund". Auch hier gilt es, aus der Masse der psychosomatisch bedingten Beschwerden die Gruppe mit organischen Erkrankungen (z. B. mit chronischer Hepatitis, Pankreatitis, Hyperthyreose, Systemerkrankungen des Nervensystems) „herauszufischen". Ihre Zahl ist zwar ungleich geringer, nicht aber die Verantwortung. Die Abgrenzung psychosomatischer oder sogenannter vegetativer Störungen von organischen — besonders bei Jugendlichen oder im Klimakterium — ist zur fast täglichen Crux der Diagnostik geworden. Da Gewohnheit die Aufmerksamkeit abstuft, liegt hier immer eine Gefahr folgenschwerer Fehldeutungen. Einen gewissen Schutz bedeutet die schon vorgebrachte Forderung, den Nachweis einer psychosomatischen Genese nicht nur indirekt durch den (naturgemäß immer unvollständigen) „Ausschluß" einer organischen Erkrankung, sondern direkt zu führen (biographische Anamnese, evtl. Konsultation eines Fachvertreters). Unnötig zu betonen, daß vegetative Störungen und organische Erkrankungen sich keinesfalls ausschließen, daß ein langfristig vegetatives Syndrom eine neu hinzugetretene organische Erkrankung „cachieren" kann. Im Zeitalter der Psychopharmakologie darf auch nicht verschwiegen werden, daß diese Medikamente vorzüglich geeignet sind, Symptome einer ernsten Erkrankung zu unter-

drücken. Der mechanistisch eingestellte Arzt läuft Gefahr, den schwerwiegenden seelischen Hintergrund vor nachweisbaren oder fehlenden Symptomen zu übersehen. Der Psychosomatiker neigt dazu, die körperliche Ursache zu verkennen oder über seinem System das Besondere am Kranken zu übergehen.

5. *Zwei oder mehr Krankheiten* können sich überlagern, die Symptome verändern, verstärken oder abschwächen.

An den Mainzer Kliniken schwankte die Häufigkeit von 2 oder mehr Diagnosen bei stationär Behandelten zwischen 70% (Medizinische Kliniken) und 25% (Chirurgische Klinik, Hautklinik [349]).

Zwei Krankheiten können voneinander ganz unabhängig oder in Form von Reaktionsketten [184] miteinander verknüpft sein. Diagnostisch wichtig ist ferner, daß die Verknüpfung eine ursächliche oder eine symptomatische sein kann. Das gleichzeitige Vorkommen oder nachträgliche Auftreten zweiter Erkrankungen, die wechselnde Grade von gegenseitiger Abhängigkeit aufweisen, war schon im Kapitel 4.7 als eine der Hauptschwierigkeiten der Computer-Diagnostik aufgeführt worden.

In seinem Beitrag „Über die zweiten Krankheiten" nennt HAMPERL [299] 6 Arten von *Verknüpfungen:*

1. *Nervale* (z. B. Magengeschwüre bei Streßsituationen oder abdominalen Erkrankungen);

2. *Humorale* (z. B. Magengeschwüre durch fehlende Gastrininaktivierung bei Leberparenchymschäden);

3. *Stoffwechselstörungen* (z. B. Zweitkrankheiten bei Diabetes mellitus);

4. *Immunologische Umstimmungen* (z. B. Glomerulonephritis nach Streptokokkenangina, Immunhämolytische Anämien bei Lymphadenosen);

5. *Maligne Entartung* bei chronisch entzündlichen Organaffektionen (z. B. primäres Leberzellcarcinom bei Lebercirrhosen, Kavernencarcinom bei Tuberkulose);

6. *Iatrogene Schäden* (z. B. Ulcera durch Corticosteroide, Transfusionshämosiderosen).

In der praktischen Diagnostik hat es sich bewährt, zunächst zu versuchen, alle Erscheinungen „unter einen Hut zu bringen". Läßt sich aber nur ein eindeutiges Symptom damit nicht befriedigend erklären, so wird man sich entschließen müssen, diesem besonders nachzugehen und evtl. auch die anderen Merkmale neu zu gruppieren.

Beispiel: Leberschwellung, Ascites, Ödeme werden durch eine (nachgewiesene) dekompensierte Mitralstenose zwanglos erklärt. Sie erklärt aber nicht die mittelstark beschleunigte Blutsenkung, zumal die Senkungsgeschwindigkeit durch Herzinsuffizienz eher gebremst wird. Man wird prüfen müssen, ob nicht die Dekompensation durch einen frischen endokarditischen Schub hervorgerufen wurde, ob etwa ein Tumorleiden im Leib vorliegt, das Ascites und

Leberschwellung ebenso — wenn auch ganz anders — erklären würde, ob nicht eine ganz unabhängige Erkrankung — wie etwa eine Pyelonephritis — die Senkungsbeschleunigung ausreichend erklärt.

6. *Alterseinflüsse:* Jedem Arzt ist geläufig, daß im *Kleinkindesalter* der Diagnostik beträchtliche Schwierigkeiten entstehen. Nicht umsonst ist der Säugling der „Schrecken des Praktikers". Da die Pädiatrie diese Probleme in Lehre und Schrifttum besonders vertritt, bedarf es hier keiner Einzelheiten. Für die meisten Ärzte wichtiger, aber in ihren Besonderheiten weit weniger berücksichtigt, sind *diagnostische Probleme bei alten Menschen* (Geriatrie). Fehldiagnosen entstehen auf drei Ebenen:

a) der Übergang von physiologischen Altersprozessen zu krankhaften (vorschnellen) degenerativen Veränderungen ist fließend (z. B. Physiosklerose-Pathosklerose der Arterien).

b) Ältere Menschen haben mit ihren typischen degenerativen Erkrankungen (z. B. Emphysembronchitis, Herzinsuffizienz, Arteriosklerose, Osteoporose, Spondylosen und Arthrosen, Anacidität, Harnabflußstörungen usw.) in der Regel so viele und geläufige Beschwerden, daß eine ernste, neu hinzugetretene Erkrankung (ein Infarkt, ein Carcinom, ein Abszeß) leicht übersehen wird.

c) Schwerwiegende Erkrankungen verlaufen — der Reaktionsfähigkeit des alternden Organismus entsprechend — manchmal mitigiert, symptomarm.

Dies gilt für Erkrankungen des Kreislaufs (z. B. Abnahme nervös bedingter Tachycardien und Arrhythmien, Zunahme koronarsklerotisch bedingter ähnlicher Erscheinungen) ebenso wie für entzündliche Vorgänge (z. B. afebriler Verlauf von Pneumonien, Pyelonephritiden u. ä.) und Neoplasmen (z. B. symptomarme Magen-Darm-Carcinome). Die chronische Lymphadenose — innerhalb der Leukosen besonders bradytroph und eine ausgesprochene Erkrankung des höheren Lebensalters — pflegt auch in höheren Altersstufen symptomärmer, „gutartiger" zu verlaufen. Sie kann sich hinter einem Pruritus, gelegentlichen Petechien, einer erhöhten Infektanfälligkeit — alles der Geriatrie als solcher geläufigen Erscheinungen — verbergen.

Gerade bei alten Menschen sollte man sich aber vor allen eingreifenden diagnostischen Maßnahmen auch fragen, welche therapeutischen Konsequenzen positive Befunde hätten.

Ich lasse z. B. die Bronchoskopie für die Sicherung eines Bronchialcarcinoms nur durchführen, wenn die viel weniger eingreifenden Herz- und Lungenfunktionsprüfungen auch die Operabilität wahrscheinlich gemacht haben.

7. Wie eigene vielfache Erfahrungen zeigen und auch durch die im Abschnitt 5.2.1 aufgeführten Sektionsstatistiken erwiesen wurde, werden *Tumoren und Entzündungen* immer wieder verwechselt.

Hinter nicht beeinflußbaren Entzündungen der Gallenwege, des Pankreas, der Harnwege, der Lungen können sich Carcinome verbergen. Umgekehrt wird hinter unstillbaren Schmerzen im Beckenbereich oder im Oberbauch ein (inoperables) Carcinom vermutet, während der tatsächlich vorliegende Abszeß zu heilen gewesen wäre.

Als Ursache eines schnellen Verfalls und einer Anämie werden ein Tumorleiden oder eine maligne Systemerkrankung vermutet, während es sich tatsächlich um eine Miliartuberkulose oder um eine Sepsis handelt. Hier kann nur nochmals an den Satz erinnert werden, daß es klinisch keine Entzündungszeichen gibt, die nicht auch von einem Tumor, keine Tumorzeichen, die nicht auch von einer Entzündung hervorgerufen werden können.

Fassen wir zusammen, so sind es mehr die seltenen Verlaufsformen der geläufigen Krankheiten als die seltenen Erkrankungen selbst — die symptomarmen Verläufe einerseits, die symptomatische Komplexität andererseits — die Interferenz mit Alterseinflüssen, psychosomatischen Störungen, zweiten Krankheiten, in denen wir die objektiven Ursachen unserer Fehldiagnosen suchen sollten. „Die Gefahr zu irren, liegt immer in einer einseitigen Betrachtungsweise" [23].

5.2.4. Cavete-Diagnosen

Zwischen die richtigen und die verfehlten Diagnosen gehört noch eine Zwischengruppe, die „Cavete"-Diagnosen. Der Ausdruck wurde m. W. 1932 erstmals durch G. v. BERGMANN [13] für Diagnosen eingeführt, die „so oft Verlegenheitsdiagnosen sind und an Häufigkeit gewaltig zurückgedrängt werden müssen".

In den dreißiger Jahren zählte VON BERGMANN dazu „reine Organneurosen, Ptosen und Atonien innerer Organe, Darmspasmen, Darmgärungen, Adhäsionsbeschwerden, rheumatische Beschwerden, Intercostalneuralgien, Angina abdominis, Vagotonie, Sympathikotonie".

Wie der erfahrene Arzt erkennt, gelten einige dieser „Cavete-Diagnosen" unverändert weiter. Man wird aber die „Cavete-Diagnosen" in moderner Sicht erweitern und besser systematisieren müssen.

„Cavete-Diagnosen" betreffen keinesfalls nur seltene Erkrankungen oder Syndrome. Sie sind im Gegenteil häufig, aber gerade deshalb so eingefahren, daß sie sich vorschnell anbieten und damit zu Fehldiagnosen verleiten. Sie sind sozusagen *„breite Straßen des Irrtums"*. Zwar können sie durchaus gestellt werden, aber eben nur nach besonders sorgfältiger Prüfung.

1. In diesem Sinn sind — scheinbar ein Widerspruch in sich — *Diagnosen per exclusionem* mit Vorsicht zu benutzen, wie schon mehrfach ausgeführt wurde.

2. Doppelt gilt dies für mehr oder minder *symptomatische Diagnosen*. Sie sind ebenso zu verwerfen wie die in Kapitel 1.1 kritisierte ausschließliche Behandlung von Symptomen. Nach BÜRGER [23] sind symptomatische Diagnosen „überhaupt keine Diagnosen, sie sind nur die Hervorhebung eines wesentlichen Symptoms".

Dazu gehören neben den bereits durch VON BERGMANN charakterisierten Zuständen etwa Vitaminmangel, Frühjahrsmüdigkeit, Dysbakterie, Dyspepsie, irritables Colon, chronische Appendicitis, offene Bruchpforten, intermittierend auftretender Subileus, aberrierende Gefäße an den Ureteren, Reizblase, chronische Prostatitis, chronische Adnexitis, juvenile Hypertonie, Grippe, latente Infekte, späte Malariarecidive, Autoantikörper-Syndrome, Ischiasneuralgie, Trigeminusneuralgie, Schulter-Hand-Syndrom, normokalcämische Tetanien, Jodfehlverwertungsstörungen, Manager-Krankheit, Effort-Syndrome, synkopale Anfälle, chronische Bronchitis, Pleurodynie u. a.

3. Ähnliches gilt für die „*Zustände nach...*". Daß es sie sämtlich gibt, auch als Ursache von Beschwerden, ist — ebenso wie bei den unter [2] genannten „Krankheiten" — außer Zweifel. Über ihre praktische Häufigkeit werden die Chirurgen und die Internisten immer verschiedener Meinung sein. Die Gefahr liegt im Übersehen einer eingriffsbedürftigen Komplikation, fortschreitender nachfolgender Krankheiten, ganz unabhängiger, aus topographischen Gründen zugeordneter Störungen.

Dazu gehören u. a.: Postinfarkt-Syndrom, Postkommissurotomie-Syndrom, Postcholecystektomie-Syndrom, Zustand nach Magenresektion, Dumping-Syndrom, Zustand nach Ruhr, Zustand nach Fleckfieber, posthepatitische Hyperbilirubinämie, postnephritische Albuminurie, Verwachsungsbeschwerden, Narbenbeschwerden.

4. Vorsicht ist auch angebracht bei allen „*essentiellen*", „*habituellen*", „*endogenen*" *Syndromen*, deren Suffixe ausdrücken, daß wir (d. h. die derzeitige medizinische Wissenschaft oder wir selbst gegenüber den einzelnen Kranken) nichts über die Ursachen wissen.

Dazu gehören u. a.: habitueller Kopfschmerz, essentielle Hämaturie, endogene Fett- oder Magersucht, habituelles Erbrechen.

5. Mißtrauen verdienen schließlich *unscharf definierte Krankheiten und Syndrome*.

Dazu gehören aus dem praktischen Gebrauch vor allem: Fokaltoxikosen, Lymphatismus, allgemeine Dysplasie, pluriglanduläre Störungen, Colica mucosa, Dyskinesien der vegetativ innervierten Organe, Gastro-cardialer-Symptomenkomplex, subdepressive Zustände.

Alles in allem liegt die Gefahr der „Cavete-Diagnosen" nicht in ihrem unbestrittenen, ja zum Teil häufigen Vorkommen, sondern in der Tatsache, daß wir sie vorschnell oder mangels ausreichender Kenntnisse (der Krankheitslehre, der einzelnen Erscheinungen, der Zusammenhänge) anwenden.

5.3. Grenzen und Abstufungen der Diagnostik

„Wer sich zum Arzt berufen fühlt, der soll nicht mit der Wissenschaft flirten. Es kommt doch nichts rechtes dabei heraus. Ein guter Arzt zu sein ist viel, ja alles, wenn man ein wirklich guter Arzt ist."
(ORTEGA Y GASSET [98])

5.3.1. Möglichkeiten und Verantwortung

An vielen Stellen dieses Buches wurden sozusagen diagnostische „Idealforderungen" erhoben. Mancher Arzt wird sagen: „Wie das alles mit einem Wartezimmer von 20 oder mehr Kranken?" Im Bereich der inneren Medizin hat man für eine gründliche erste Durchuntersuchung (einschließlich eingehender Anamnese, aber ohne den Aufwand für zusätzliche, in praxi ja meist von Helfern ausgeführte Laboruntersuchungen usw.) eine halbe bis eine Stunde anzusetzen (s. a. [22, 194]).

Die volle (kausale) Diagnose wird immer wünschenswert, aber oft nicht möglich sein

1. weil sie aus der Natur der Erkrankung heraus nicht gestellt werden kann;
2. weil eine entsprechende Untersuchung den Kranken zu sehr belasten würde;
3. weil die technischen Voraussetzungen nicht gegeben sind;
4. weil die zeitlichen Voraussetzungen nicht gegeben sind;
5. weil sie für die Therapie nicht erforderlich ist.

Deshalb soll im letzten Kapitel unterschieden werden zwischen dem, was an Diagnostik möglich, und dem, was unabdingbar ist — mit anderen Worten: Einem Optimum und einem im Lichte der Fehldiagnosen und ihrer Konsequenzen vertretbaren Minimum.

Das vorausgegangene Kapitel dürfte gezeigt haben, daß die „Fehldiagnose" nur zu einem Teil auf zu geringe technische Ausstattung oder zu wenig Zeit für den Einzelfall zurückgeführt werden kann. Positiv ausgedrückt: Je weniger Zeit zur Verfügung steht, je weniger „der technische Apparat" die Diagnose absichert, um so größer ist der Anspruch an die persönliche Leistung und Verantwortung, an Empirie und Intuition.

Diagnose ist nicht Diagnose. Sie muß über alle schon genannten Relativitäten hinaus gesehen werden *im Licht der Konsequenzen:*

1. Ein großer Teil sind Bagatellfälle, deren falsche diagnostische Zuordnung dem natürlichen Ablauf wenig schadet.
2. Die Psychoneurosen und „funktionellen" Beschwerden werden für die Sprechstunde der praktischen Ärzte und Internisten auf 20 bis 70% der Konsultationen geschätzt, je nachdem, ob man zusätzliche Organbefunde leichterer Art einbezieht oder nicht. Sie sind zwar nicht minder behandlungsbedürftig, doch können hier nicht entscheidende Wochen vertan werden.
3. Bei alten Menschen hat auch die Diagnose einer lebensgefährdenden Erkrankung oft nicht mehr die Konsequenzen operativer oder anderer einschneidender Maßnahmen.
4. Bei manchen hereditären und bei einigen angeborenen Störungen hilft eine feinere Klassifizierung therapeutisch nicht weiter. Bei anderen — etwa den kongenitalen Vitien, den hämolytischen Anämien oder den lympho-retikulären Systemerkrankungen — genügt in erster Annäherung eine Gruppendiagnose. Die feinere, d. h. therapeutisch relevante Differenzierung bleibt Sache der Spezialisten.

Besonders hinter Gruppe (2) stehen aber schwerwiegend die Fälle, bei denen Leben und Arbeitsfähigkeit von der richtigen und rechtzeitigen Behandlung abhängen. Diese Diagnosen dürfen unter keinen Voraussetzungen verfehlt werden!

ARMSTRONG [151] sagte: „Es ist besser, einen kleinen Prozentsatz organischer Erkrankungen unzutreffend auf funktionelle Störungen zu beziehen als einer großen Anzahl gesunder „Patienten" die Furcht vor einer nicht vorhandenen Krankheit einzuflößen." SCHULTEN [117] meinte umgekehrt: „Ein praktizierender Arzt sieht vielleicht einmal im Jahr eine Endocarditis lenta. Aber daß er diese richtig und rechtzeitig erkennt, ist bedeutsamer als die Behandlung von Dutzenden von Fällen von Kopfschmerzen, Verstopfung oder Bronchitis." Die vielleicht in ihrer Tragweite noch bedeutsamere Frühdiagnose des Carcinoms wurde bei 1000 Carcinomen einer Aufstellung von HEGEMANN und HOFRICHTER im Durchschnitt 9 Monate durch den Kranken selbst, weitere 5 Monate durch den Arzt verzögert [304]. Ärztliche Fehler waren beim erstbehandelnden Arzt: Keine oder unzureichende Untersuchung, Behandlung ohne Diagnose oder mit falscher Diagnose, keine Überweisung zum Spezialisten — bei diesen „Verlaufsbeobachtungen" ohne histologische Untersuchung [304].

Wie in den Kapiteln 1.2 und 5.2 gezeigt wurde, gibt es sehr verschiedene Grade von *Einengung der Diagnose*. In der Praxis wird die Diagnose oft nur eine *Gruppendiagnose* bleiben. Das genügt für viele und für vieles — aber eben nicht für alles! „Kopfschmerzen", „Magenbeschwerden", „Rheumatismus" — um nur wenige geläufige Beispiele zu nennen — sind Symptome und leiten über in das Problem der Symptombehandlung (Kap. 1.1 und Abschnitt 5.2.4). Hier können keine Patentlösung angeboten werden. Jeder muß für sich und unter seinen Voraussetzungen das Optimum herausholen, für seine Kranken, vor seinem Gewissen.

5.3.2. Diagnostik in der Allgemeinpraxis

Für die große Klinik und für das Krankenhaus mit Fachabteilungen gelten die in diesem Buch niedergelegten Grundsätze — für kleinere Häuser und für Praxen, wie wir gesehen haben, eben nur im vorgegebenen Rahmen von Zeit und technischen Möglichkeiten. „Die Diagnostik in einer Allgemeinpraxis und die in größeren Krankenhäusern... sind recht verschiedene Dinge. Es ist eine völlig unhaltbare Fiktion, die z. B. manche Hochschullehrer zu haben scheinen, anzunehmen, beide Dinge wären identisch" [117]. In dieser Sicht sind einige *Praxisanalysen* zu sehen, die zu Vergleichen anregen und einige Fehlurteile korrigieren können.

Die m.W. sorgfältigste Studie ist eine Untersuchung [447] über die diagnostischen Leistungen in 88 Allgemeinpraxen im US-Staat North-Carolina 1953/1954 mit Hilfe umfangreicher Fragebogen, der ganztägigen Anwesenheit von mindestens 2 voneinander unabhängig urteilenden Internisten sowie multifaktorieller Datenverarbeitung. In einem Punktsystem gab es für die

Anamnese maximal 30, für die unmittelbare Untersuchung 34, für Umfang und Qualität der (einfachen) Laboruntersuchungen 26, für die Therapie 9, für prophylaktische Maßnahmen 6, für die Aufzeichnungen 2 Punkte. Die Erhebung war völlig auf die Diagnostik des praktischen Arztes abgestellt.

Schon die Einleitung ist aufschlußreich: „Bald nach Beginn der Hauptuntersuchung wurden enorme (,tremendous') Unterschiede in der Qualität der untersuchten Praxen erkennbar, eine weit größere Schwankungsbreite, als sie die Voruntersuchung (in 15 Allgemeinpraxen) ausgewiesen hatte. Auf der höchsten Stufe (V) entsprach das Niveau dem der Universitätskliniken. In diesen Extremen erhob der praktische Arzt umfassende Anamnesen und führte eine umfassende physikalische Untersuchung bei jedem Kranken durch. Das Praxislabor, gewöhnlich besetzt mit einer geübten technischen Hilfskraft, war in der Regel eine zuverlässige Hilfe für die Praxis. Die Methoden der anderen Extrems waren ganz entgegengesetzt: Diese Ärzte wirkten von ihrem Schreibtischstuhl aus. Aufzeichnungen existierten meist nicht und die Fragen waren oft irrelevant. Die Kranken mußten sich selten ausziehen oder zur Untersuchung hinlegen. Bauchuntersuchungen wurden an dem im Stuhl sitzenden Kranken durchgeführt. Die mangelnde Aufmerksamkeit gegenüber der Sicherheit des Kranken kam in einer unsterilen Technik bei der Blutentnahme und subcutanen Spritzen zum Ausdruck..."

Tabelle 13 zeigt die Bewertung der verschiedenen Kriterien für die Leistungsstufen V—I, jeweils bezogen auf eine maximale Punktzahl von 100%, Tabelle 14 die Häufigkeit der wichtigsten diagnostischen Kriterien.

Tabelle 13. *Vergleich von 88 praktischen Ärzten des US-Staates North Carolina 1953/54. Die Zahlen geben (in %) den Durchschnitt der jeweiligen Leistungsgruppe in den Kriterien Vorgeschichte, unmittelbare Untersuchung, einfache Laboruntersuchungen, Praxisaufzeichnungen, therapeutische Maßnahmen wieder. Die erste Spalte zeigt die Verteilung der geprüften 88 Praxen auf 5 abgestufte Qualitäten.* (Nach PETERSON u. Mitarb. [447]).

Zahl	Gesamturteil	Vorgeschichte	Unmittelb. Untersuchung	Labor	Aufzeichng.	Therapie
7	Hervorragend in jeder Hinsicht	76	62	73	80	77
15	Gut Solide Diagnosen	53	53	66	75	57
27	Durchschnittsleistung mittelmäßig	29	34	47	35	40
23	Nicht voll befriedigend	18	19	39	30	24
16	Mangelhaft und oberflächlich	16	16	28	15	12

Die Gesamtbeurteilung beruht auf dem Urteil von 2 voneinander unabhängigen Beobachtern. Die Prozentzahlen der Einzelkategorien beziehen sich auf das Mittel der Ärzte (Maximum jeweils 100%).

Tabelle 14. *Prozentuale Verteilung häufiger und wichtiger diagnostischer Maßnahmen nach der Qualität der Ausführung bei der Gesamtheit der in Tab. 13 angesprochenen praktischen Ärzte.* (Nach PETERSON u. Mitarb. [447])

Auskleiden zur Untersuchung
1 a. Unzureichend oder überhaupt nicht — 45%
1 b. Ausreichend — 55%

Untersuchung der Augen
2 a. Keine oder allenfalls Inspektion der Bindehäute — 74%
2 b. Untersuchung der Bindehäute mit gelegentl. Kontrolle des Gesichtsfeldes, Pupillenreaktionen oder Augenbewegungen — 24%
2 c. Komplette Untersuchung nach [2 b] — 2%

Augenhintergrund
3 a. Nie untersucht — 66%
3 b. Gelegentlich — 23%
3 c. So häufig untersucht, wie klinisch indiziert — 11%

Untersuchung der Ohren
4 a. Keine Untersuchung mit dem Otoskop — 14%
4 b. Nur otoskopische Untersuchung — 82%
4 c. Otoskopie mit Hörprüfung — 4%

Untersuchung der Nase
5 a. Bei gegebener Indikation nicht untersucht — 44%
5 b. Bei gegebener Indikation untersucht — 56%

Untersuchung der Mundhöhle
6 a. Nur Inspektion der Tonsillen und des Rachens — 38%
6 b. Vollständige Untersuchung der Mundhöhle — 62%

Untersuchung des Halses
7 a. Keine — 33%
7 b. Halsuntersuchung beschränkt auf submaxill. Lymphknoten — 46%
7 c. Untersuchung einschließl. Lymphknoten, Schilddrüse, Beweglichkeit — 20%

Allgemeine Untersuchung von Lymphknoten
8 a. Überhaupt nicht — 43%
8 b. Teilweise — 50%
8 c. Vollständig — 7%

Perkussion der Brustorgane
9 a. Überhaupt nicht — 60%
9 b. Orientierend — 17%
9 c. Vollständig — 22%

Prüfung des Stimmfremitus
10 a. Bei gegebener Indikation nicht untersucht — 94%
10 b. Bei gegebener Indikation untersucht — 6%

Auskultation der Brustorgane
11 a. Überhaupt nicht oder durch die Kleider — 23%
11 b. Nur einen Ausschnitt abgehorcht — 33%
11 c. Über allen Abschnitten mit ausreichender Sorgfalt — 44%

Tabelle 14. (Fortsetzung

Untersuchung des Herzens
12 a. Auskultation nur an Basis oder sonstwo — 65%
12 b. Ausreichende Auskultation an allen typischen Stellen — 30%
12 c. Komplette Untersuchung mit Perkussion, Auskultation, Palpation — 5%

Bestimmung des Blutdrucks
13 a. Nur systolisch — 5%
13 b. Systolisch-diastolische Messung — 78%
13 c. Gründliche Messung mit Beurteilung der peripheren Pulse u. evtl. doppelter Bestimmung — 17%

Untersuchung der Bauchorgane
14 a. Keine Untersuchung oder nur im Sitzen bzw. Stehen — 16%
14 b. Orientierende Untersuchung am liegenden Patienten — 60%
14 c. Gründliche Untersuchung aller Quadranten mit Genitalien, Inguinalring u. evtl. Auskultation — 24%

Neurologische Untersuchung
15 a. Keine Untersuchung — 71%
15 b. Untersuchung nur der PSR und ASR — 20%
15 c. Reflexe an allen Extremitäten, Prüfung weiterer Kriterien, wenn nötig — 9%

Untersuchung der Extremitäten
16 a. Nicht untersucht — 64%
16 b. Angemessene Inspektion, Palpation, Prüfung der Beweglichkeit — 36%

Rectale Untersuchung
17 a. Nicht üblicherweise durchgeführt — 83%
17 b. Regelmäßig — 17%

Vaginale Untersuchung
18 a. Nicht üblicherweise durchgeführt — 64%
18 b. Bimanuelle Untersuchung mit Inspektion der Cervix — 21%
18 c. Sorgfältige Untersuchung einschl. cytologischer Biopsie, wenn nötig — 14%

Untersuchung der Brüste
19 a. Nicht routinemäßig — 84%
19 b. Als Teil der physikalischen Untersuchung regelmäßig — 14%

Urinanalysen
20 a. Nicht oder selten durchgeführt — 11%
20 b. Häufig (E., Z., Sediment) — 76%
20 c. Sorgfältige Untersuchung und Zentrifugierung des Urins einschl. spez. Gewicht, Farbe etc. — 13%

Hämoglobinbestimmungen
21 a. Keine oder nur Tallqvists Methodik — 26%
21 b. Sahli oder andere einfache Kolorimetrie — 56%
21 c. Sorgfältige und regelmäßige Photometrie oder sorgfältige Sahli-Methodik — 18%

Leukocyten
22 a. Nicht bestimmt — 45%
22 b. Regelmäßig, wenn indiziert — 55%

Tabelle 14. (Fortsetzung

Differentialblutbild
23 a. Nicht gemacht	48%
23 b. Gemacht	52%

Stuhluntersuchung
24 a. Nicht gemacht	66%
24 b. Untersuchung auf Blut, Parasiten, Bakteriologie, wenn nötig	34%

Liquoruntersuchung
25 a. Niemals gemacht	15%
25 b. Ja, wenn indiziert	85%

Erythrocytenzählung
26 a. Nicht gemacht	53%
26 b. Gemacht	47%

Bakteriologische Untersuchungen
27 a. Nicht durchgeführt	58%
27 b. Gramfärbung von Exsudatausstrichen	33%
27 c. Ausstriche und Kulturen	9%

Röntgenuntersuchungen
28 a. Keine Röntgendiagnostik oder oberflächliche in eigener Regie, keine Überweisung	18%
28 b. Eigene Untersuchung oder Überweisung, wenn indiziert	82%

Blutzucker
29 a. Keine Bestimmungen	15%
29 b. Orientierende Bestimmung	7%
29 c. Standard-Test	78%

Harnstoff oder Reststickstoff
30 a. Nicht gemacht oder veranlaßt	29%
30 b. Gemacht oder veranlaßt	71%

EKG und/oder Grundumsatz
31 a. Trotz Indikation nicht oder nicht sorgfältig durchgeführt	48%
31 b. Bei gegeb. Indikation sorgfältig	52%

Lues-Serologie
32 a. Nicht oder nur bei Schwangeren gemacht	57%
32 b. Allgem. diagnostisches Verfahren	43%

Biopsie oder Cytologie auf Tumorzellen
33 a. Nicht gemacht	44%
33 b. Gemacht	56%

Aufzeichnungen
34 a. Nur über Medikamente, Rechnungen oder Einzeldaten wie RR	36%
34 b. Knappe Notizen über pathologische Befunde und Verordnungen	47%
34 c. Gute Aufzeichnungen einschl. Anamnese, o. B.-Befunde, Laborergebnisse, Verordnungen, Besuch im Krankenzimmer	17%

P. S.: Die positiven Urteile schließen die Entnahme zur Untersuchung an anderer Stelle ein. Entscheidend ist die Erlangung eines verläßlichen Ergebnisses.

In der Diskussion wird betont, daß die schlecht abschneidenden Kollegen Mangel an medizinischen Kenntnissen, vor allem aber mangelndes Interesse und mangelnde Einsicht in ihre Verantwortung erkennen ließen. Diese waren zum Teil bedingt durch Alter, Erschöpfung durch jahrelange angespannte Tätigkeit, schlechten Gesundheitszustand und Beschäftigung mit anderen Dingen. Obwohl alle über den *Mangel an Zeit* klagten, konnte dieser Faktor nicht als ausschlaggebend erwiesen werden: Die Besten hatten zum Teil den größten Durchgang! Auch einen Unterschied zwischen Stadt- und Landpraxis konnten die Untersucher nicht erkennen.

Demgegenüber errechnete BRAUN [194] in seiner eigenen Praxis für die Anamnese *im Mittel* 2 Minuten, für die Untersuchung im Mittel 4 Minuten, für die gesamte Konsultation mit Therapie 8—10 Minuten — also Zeiten, wie sie für eine solide Diagnostik kaum ausreichen, auch unter Berücksichtigung der starken Streuung der Mittelwerte.

In England, wo dem praktischen Arzt im Rahmen des staatlichen Gesundheitsdienstes Röntgenuntersuchungen oder klinisch-chemische bzw. bioptische Untersuchungen an den Krankenhäusern ohne besondere Kosten zur Verfügung stehen, machten die rd. 50% praktischen Ärzte 1960 bei den Röntgenanforderungen nur 9%, bei den klinisch-chemischen Untersuchungen (einschl. einfacher Verfahren wie Hämoglobinbestimmung oder Blutsenkung) nur 6% aus. Hier waren sozusagen die technischen und finanziellen Voraussetzungen in einem Umfang gegeben, wie er von den praktischen Ärzten bei weitem nicht ausgenutzt wurde. Die Gründe mußten somit anderer Natur sein.

Obwohl nicht unmittelbar in den Bereich der Diagnostik gehörend, seien hier einige Zahlen zur weltweiten Situation der praktischen Medizin genannt.

Eine amerikanische Untersuchung [484] kam zu dem Ergebnis, daß die Zahl der praktischen Ärzte immer mehr zurückgeht: In den USA kamen 1931 auf 100 000 Einwohner 90 Praktiker, 1957: 37. 1930 entschieden sich 70% der Examinierten für eine Allgemeinpraxis, 1962 noch 37%, in den letzten Jahren (nach einer Stichprobe) 7%. Als Ursachen werden aufgeführt [484]:

1. Die Studenten glauben, in einem so großen Gebiet nicht mehr vollwertiges leisten zu können, ferner, zu angestrengt arbeiten zu müssen, bei zugleich geringerem Einkommen und Prestige. Die „Minutenmedizin" befriedigt viele Ärzte nicht.

2. Die zunehmende Verstädterung kommt dieser Entwicklung entgegen.

3. Die Allgemeinmedizin wird während der Ausbildung nicht durch hervorragende Lehrer vertreten.

Das dritte Argument beruht nicht auf Zufall oder gar System: Nach BRAUN [193, 194] gibt es auch nur „eine einzige theoretisch untermauerte und daher auf Hochschulniveau lehrbare Diagnostik, die klinisch-wissenschaftliche"... „Es gibt keine anerkannte Theorie, die es gestatten würde, die breite wissenschaftliche Diagnostik auf eine schmälere Spur zu bringen."

Neuere eingehende Untersuchungen von HÄUSSLER [295, 296, 297] über die Verhältnisse in Nordwürttemberg wiesen allerdings günstigeres aus: HÄUSSLER fand bei der systematischen Auswertung der KVD-Leistungen im Tagesdurchschnitt 26 Sprechstunden-Beratungen und 13 Hausbesuche sowie zusätzliche Sonderleistungen in etwa gleicher Höhe. Im Schnitt kam er auf eine Tagesleistung von 9,2 Stunden (ohne Sonderleistungen) und eine mittlere Inanspruchnahme von 2 Nächten in der Woche. Dabei wurden — dem Abrechnungssystem entsprechend — mehrere Diagnosen bei einem Kranken getrennt, mehrere Besuche im Quartal wegen der gleichen Krankheit zusammen erfaßt. Nach Fachgebieten entfielen (mit kleinen Unterschieden zwischen Großstädten, mittleren Städten und Land) auf die Innere Medizin rd. 70%, auf die Chirurgie rd. 7%, auf die Gynäkologie und Geburtshilfe sowie auf die Dermatologie je rd. 5%, auf die HNO-Heilkunde rd. 2,5%, auf die Augenheilkunde 1,5%, auf Säuglingskrankheiten rd. 1% der Beratungen. Rein funktionelle Störungen ohne Organbefund wurden mit der (erstaunlich niedrigen!) Zahl von 8% angegeben. Akut lebensbedrohliche Zustände machten in diesen Zahlen bei den Landpraktikern rd. 0,9%, bei den Großstadtpraktikern rd. 0,5% aus. Etwa 11% der Kranken wurden zur weiteren Diagnostik oder Therapie überwiesen, davon 9,3% ambulant, rd. 1,6% stationär. Über die Erfolge und Ergebnisse dieser Konsultationen und Überweisungen sagt die Untersuchung nichts aus. HÄUSSLER schließt: „Den Facharzt kennzeichnet die in immer größere Tiefen reichende Analyse, den praktischen Arzt die umfassende Synthese".

Diese Funktionen können ihm weder durch Ärzteteams noch durch Maschinen abgenommen werden.

N. BRAUN [21, 193—196] und anderen kommt das Verdienst zu, die *diagnostischen Möglichkeiten in der Praxis* mit wissenschaftlichen Methoden erfaßt und einige mutige Schlußfolgerungen gezogen zu haben, die freilich noch nicht den Stein der Weisen bedeuten können. Mit seiner Ausbildung und Fortbildung, mit der verfügbaren Zeit und mit seinen technischen Möglichkeiten wird der praktische Arzt („Arzt der ersten Linie" [195] „Arzt des ersten Kontaktes" [484], „Hausarzt") diagnostisch und therapeutisch mit den Fachärzten nur schwer Schritt halten können. Es liegt in der Natur dieser Entwicklung, daß der „Hiatus scientificus" [185] immer größer werden wird. Das wird zu gewissen Umstellungen führen müssen. Nach den Vorstellungen des College of Practitioners in England wird sich der praktische Arzt der Zukunft — besonders ausgebildet in Präventivmedizin einschl. Genetik, Epidemiologie, Immunologie, Gesundheitserziehung, Psychologie usw. — vor allem mit Prophylaxe und Nachsorge einerseits, andererseits mit „verbreiteten Erkrankungen" beschäftigen. Damit wird er sich häufig nicht zufrieden geben: Die Universitätskliniken und funktionell vergleichbaren Krankenanstalten besitzen eine bescheidene Gesamtkapazität. Dazwischen liegen die zahlreichen kleineren Krankenhäuser und Fachpraxen, die zwar noch eine systematische Basisuntersuchung anstreben, aber auf einem verständlicherweise niedrigeren Niveau. Selbst diese wären hoffnungslos überlastet, wenn es nicht „Ärzte der ersten Begegnung" gäbe, die einem großen Teil der Kranken die benötigte diagnostisch-therapeutische Hilfe schon zukommen ließen, einen kleineren Teil weiterleiteten.

Die Schwierigkeit liegt, wie schon betont, darin, daß die Allgemeinpraxis zugleich die erste Filterstation der bedrohlichen und abwendbaren Erkrankungen darstellt. Die Zahl der heilbaren Kranken und damit der diagnostischen Verantwortung wird aber mit den therapeutischen Fortschritten ständig wachsen.

In seiner Diagnostik kommen dem praktischen Arzt einige Tatsachen zu *Hilfe:*

1. Einige wenige Beratungsursachen sind überragend häufig und begünstigen damit eine solide Empirie.

2. Die meisten Störungen sind nur flüchtig oder mindestens prognostisch günstig.

3. Ein großer Teil der „abwendbar gefährlichen Verläufe" [193] ist entweder leicht erkennbar (Verletzungen, Suicide usw.) oder setzt so dramatisch ein, daß — wenn nicht die Diagnose — so doch die Überweisung kaum verfehlt werden kann. Dabei stiften die „falsch negativen Diagnosen" mehr Schaden als die „falsch positiven".

4. Dem Hausarzt erschließen — vielleicht noch auf dem Land — gründliche Kenntnisse des Kranken, der Familie, des Milieus, vieles „a priori", was sonst in einer zeitraubenden Anamnese entwickelt werden muß. Es kann dabei allerdings nicht eindringlich genug betont werden, daß gewisse Aufzeichnungen unerläßlich, das Vertrauen auf das eigene Gedächtnis gefährlich (wegen der Irrtümer) und zeitraubend (wegen der späteren Bestätigung durch den Kranken bei einer neuerlichen Konsultation) ist.

Nach einer kaum noch vorstellbaren, aber noch 1966 von JAHN [324] zitierten Erhebung der Amer. med. Assoc. von 1944 entfielen in den USA 98% der Beschwerden auf nicht mehr als 200 Krankheiten, bei denen 16 Angaben zur Anamnese, 23 Befunde bei der unmittelbaren Krankenuntersuchung und 6 Labortests für die Differentialdiagnose ausreichten [235].

In einem weiteren Punkt möchte ich BRAUN zustimmen: Wie in diesem Buch immer wieder betont wurde, ist selbst die Diagnose von hohen Ansprüchen eine relative, je nach dem Grand der Einengung. In der Praxis bietet sich — als vertretbares Mittel zwischen der vollen Diagnose und der (zu verwerfenden) reinen Symptombehandlung — eine *Klassifizierung* an, die auf gewisse Stufen „typischer- und notwendigerweise abbricht" [195]. Sie kommt etwa mit Formulierungen wie „Bild wie bei Typhus" zu diagnostischen Begriffen, die durchaus mit den vorläufigen Diagnosen im Sinne der Kapitel 1.3 und 2.2 vergleichbar sind, die erforderlichen weiteren (diagnostischen und therapeutischen) Maßnahmen ermöglichen, ohne über die noch unklare Ursache etwas zu präjudizieren. Sie enthält damit im Grunde die logischen Elemente einer hochgetriebenen Diagnostik, von der sie sich nur durch den geringeren personellen und technischen Aufwand und damit durch eine begrenzte Reichweite unterscheidet.

Ich habe in diesem Abschnitt versucht, mich belehrender Hinweise zu enthalten, die mir für die besonderen Verhältnisse der Allgemeinpraxis nicht zustehen. Unsere in der Praxis tätigen Kollegen werden in den aufgeführten Zahlen die Möglichkeiten für ihre weitere Entwicklung erkennen. Wesentlich erscheint mir für sie:

1. die Besonderheit und die Andersartigkeit der Allgemeinpraxis zu erkennen;
2. die neueren Methoden der Untersuchungen und die Verfeinerungen der Diagnostik (wie etwa die Schnelltests der modernen klinischen Chemie oder vorgedruckte Erhebungsbögen mit den häufigsten Fragen und Befunden) zu benutzen;
3. sich der Grenzen ihrer diagnostischen Möglichkeiten bewußt zu sein und in dubio zu überweisen, d. h. den falsch positiven vor den falsch negativen Diagnosen den Vorzug zu geben;
4. sich immer wieder kritisch zu fragen, ob sie Krankheiten, vielleicht auch Syndrome — unter welcher Klassifizierung auch immer — behandeln oder tatsächlich Symptome.

6. Schlußwort

> „Gebt dem Menschen, was des Menschen ist, und dem Computer, was des Computers ist! .. Was wir jetzt benötigen, ist eine unabhängige Untersuchung von Systemen, die zugleich menschliche und mechanische Elemente umfassen." (N. WIENER [143])

Der Zweck dieses Buches wäre erreicht, wenn der Leser wenigstens einen Teil des Staunens empfände, das mich bei seiner Vorbereitung überkam: Das Staunen über die Dimensionen der heutigen Diagnostik. Ihre Bögen spannen sich von der „Zwiesprache zwischen der Seele des Arztes und der seines Patienten" [203] bis zu den aus automatisierten Laboratorien gefütterten Rechenmaschinen — von den aufwendigsten chemischen und radiochemischen Funktionsprüfungen bis zu den wenigen Minuten, die dem vielbeschäftigten Praktiker für die Anamnese und Untersuchung am einzelnen Kranken verbleiben — von „wissenschaftlich-dozierter Medizin" bis zur „angewandten Heilkunst" [381] — von fast spiritualistischen bis zu rein mechanistischen Vorstellungen über Kranke und Krankheiten.

Im Negativen kann man sagen: „Die traditionellen menschlichen Werte der klinischen Medizin mögen heutzutage gefährdet erscheinen, aber nicht durch die Technologie oder Wissenschaft, die den Kliniker näher an das Studium der menschlichen Existenz heranführen. Die Gefahr droht von Vorstellungen, die das Prädikat der „Wissenschaftlichkeit" geben, wenn das Protoplasma des Menschen zerlegt wird anstatt die Natur seines Schmerzes zu beschreiben — von Konzepten, nach denen Krankheit eine molekulare oder zelluläre Störung ist statt der einer Person — von Argumenten, die den Menschen als Fragmente statt als ganzes auffassen, von falschen wissenschaftlichen Dogmen und von Intoleranz..." [252].

Im Positiven gilt, daß die Zukunft der Medizin immer noch „in den Händen des einzelnen Arztes liegt, der sich seiner Aufgabe bewußt ist, auch wenn viele andere die Menschlichkeit im Straßengraben des technischen Vormarsches zurücklassen" [103].

Die fast unabsehbare Weite der Medizin — hier entwickelt für den Bereich der Diagnostik — muß uns, die Ärzte, mit Kritik und Zuversicht zugleich erfüllen: Einerseits erkennen wir, daß die Zusammenhänge keineswegs so übersichtlich, die Leistungen auch der modernsten Methoden keineswegs so überzeugend sind, wie es uns einseitige Betrachter oder Wichtigtuer immer wieder einreden wollen. Andererseits haben wir jeden — vermeintlichen oder echten — wissenschaftlichen Fortschritt vorurteilsfrei zu prüfen, ob er weiter führt, ob er die Preisgabe der Erfahrung mit den bisherigen Methoden aufwiegt. Immer neu müssen wir den unseren Pflichten gemäßen Standort wählen. Eine großartige Aufgabe! Dem Neuen aufgeschlossen, am Bewährten und Bewahrenswerten festhaltend, brauchen wir auch die seit Generationen immer wieder beschworene „Krise in der Medizin" nicht zu fürchten. Wir sollten sie nicht als Rückschritt oder Gefährdung auffassen, sondern — im echten Sinn des Wortes — als eine „Entscheidung auf etwas zu", als Wandel, den wir zugleich erfahren und bewirken.

Literatur

A. *Bücher und Broschüren*

1. ACKERKNECHT, E.: Geschichte und Geographie der wichtigsten Krankheiten. Stuttgart: Enke 1963.
2. ANSOHN, E.: Die Wahrheit am Krankenbett. München: A. Pustet 1965.
3. ASK-UPMARK, E.: Bedside medicine. Stockholm: Almquist and Witsell 1963.
4. BÄRSCHNEIDER, M.: Kleines Diagnostikon. Stuttgart: Fischer 1964.
5. BAILEY, N. T. J.: The mathematical approach to biology and medicine. London: J. Wiley 1967.
6. BAMM, P. E. (EMMERICH): Ex Ovo. Essays über die Medizin. Stuttgart: Deutsche Verlagsanstalt 1963.
7. BARIÉTY, M., et R. BONNIOT: Cours de clinique médicale: Sémiologie. Paris: Masson 1965.

8. BAUER, J.: Differential diagnosis of internal diseases. Clinical analysis and synthesis of symptoms and signs on pathophysiologic basis. New York: Grune and Stratton 1950.
9. BAVINK, B.: Das Weltbild der heutigen Naturwissenschaften und seine Beziehungen zu Philosophie und Religion. Iserlohn: Silva-Verlag 1952.
10. BECKER, O.: Die Grundlagen der Mathematik in geschichtlicher Entwicklung. Freiburg: Karl Alber 1964.
11. BELL, E. T.: Die großen Mathematiker. Düsseldorf-Wien: Econ 1967.
12. BERGHOFF, J.: Entwicklungsgeschichte des Krankheitsbegriffes. Wien: Mandrich 1947.
13. VON BERGMANN, G.: Funktionelle Pathologie. Berlin: Springer 1932.
14. BETTI, E.: Die Hermeneutik als allgemeine Methodik der Geisteswissenschaften. Tübingen: Mohr 1962.
15. BIEGANSKI, W.: Medizinische Logik, Kritik der ärztlichen Erkenntnis. Übersetzung Würzburg: Fabian 1909.
16. BLEULER, E.: Das autistisch-undisziplinierte Denken in der Medizin und seine Überwindung. Berlin-Göttingen-Heidelberg: Springer 1963.
17. BOCHEŃSKI, J. M.: Formale Logik. Freiburg: Karl Alber 1962.
18. —, u. A. MENNE: Grundriß der Logistik. Paderborn: Schönburgh 1965.
19. BOCHNIK, H. J., u. H. LEGEWIE: Multifaktorielle klinische Forschung. Statistische Methoden mit der Faktorenanalyse bei progressiver Paralyse. Stuttgart: Enke 1964.
20. BÖHM, W.: Die Naturwissenschaftler und ihre Philosophie. Wien: Herder 1961.
21. BRAUN, R. N.: Feinstruktur einer Allgemeinpraxis. Stuttgart: Schattauer 1961.
22. BRAUNSTEINER, H., u. W. WEISSEL: Untersuchungsgang bei inneren Erkrankungen. In: Lehrbuch der Inn. Medizin. Hrsg. von R. GROSS und D. JAHN. Stuttgart: Schattauer 1966.
23. BÜRGER, M.: Klinische Fehldiagnosen. Stuttgart: Thieme 1954.
24. BÜRGER-PRINZ, H., u. F. J. M. WINZENRIED (Hrsg.): Befinden und Symptome. Erlebnisfeld des Kranken und ärztlicher Befund. Stuttgart: Schattauer 1964.
25. BUNGE, M.: Intuition and science. Englewood: Prentice Hall 1962.
26. CADY, D. L., and M. M. GERTLER (Ed.): Computation for cardiovascular research. Ann. N. Y. Acad. Sci. 126, 2 (1965).
27. CANNON, W. B.: The "Wisdom" of the body. New York: Norton 1939.
28. CLAUSER, G.: Lehrbuch der biographischen Analyse. Stuttgart: Thieme 1963.
29. COURANT, R., u. H. ROBBINS: Was ist Mathematik? Berlin-Heidelberg-New York: Springer 1967.
30. CURTIUS, F.: Individuum und Krankheit. Berlin-Göttingen-Heidelberg: Springer 1959.
31. DOERFFEL, K.: Beurteilung von Analysenverfahren und -ergebnissen. Berlin-Heidelberg-New York: Springer 1965.
32. DUCUING, J.: Sémiologie clinique et paraclinique générale. Art du diagnostic. Paris: Editions Doin 1965.
33. DURHAM, R. H.: Encyclopedia of medical syndromes. New York-London: Herstler and Row 1960.
34. DYBKAER, R., and K. JORGENSEN: Quantities and units in clinical chemistry. Kobenhavn: Munksgaard 1967.

35. Essler, W. K.: Einführung in die Logik. Stuttgart: Kröner 1966.
36. Evans, D. C.: Computer logic and memory. San Francisco: W. H. Freeman & Comp. 1966.
37. Feinstein, A. R.: Clinical judgement. Baltimore: Williams & Wilkins Co. 1967.
38. Fiessinger, N.: Diagnostics practiques. Paris: Masson 1951
39. Fisher, R. A.: Statistical methods for research workers. Edinburgh: Oliver & Boyd 1950.
40. — The design of experiments. Edinburgh: Oliver & Boyd 1951.
41. Flechtner, H. J.: Grundbegriffe der Kybernetik. Stuttgart: Wissenschaftliche Verlagsgesellschaft 1967.
42. Franke, H.: Manuskript und Vortrag. Stuttgart: Thieme 1967.
43. Giese, F.: Psychologisches Wörterbuch. Halle: Marhold's Verlagsbuchhandlung 1935.
44. Gnedenko, B. W., u. A. J. Chintschin: Elementare Einführung in die Wahrscheinlichkeitsrechnung. Berlin: VEB Deutsch. Verl. Wissenschaften 1967.
45. Good, Irving J.: Phantasie in der Wissenschaft (The scientist speculates). Deutsch bei Econ-Verlag, Düsseldorf, 1965.
46. de Gowin, E. L.: Bedside diagnostic examination. New York: Macmillan 1965.
47. Gross, R., u. D. Jahn (Hrsg.): Lehrbuch der Inneren Medizin. Stuttgart: Schattauer 1966.
48. Grund, G.: Die Anamnese: Psychologie und Praxis der Krankenbefragung. Leipzig: J. A. Barth 1947.
49. Hacking, I.: Logic of statistical Inference. Cambridge: University Press 1965.
50. Hadorn, W.: Vom Symptom zur Diagnose. Basel: Karger 1960.
51. Hafter, E.: Praktische Gastroenterologie. Stuttgart: Thieme 1962.
52. Harmann, H. H.: Modern factor analysis. Chicago: University of Chicago Press 1960.
53. Hartmann, M.: Die philosophischen Grundlagen der Naturwissenschaften. Erkenntnistheorie und Methodologie. Jena: Fischer 1948.
54. Harvey, A. M., and J. Bordley: Differential diagnosis. The interpretation of clinical evidence. Philadelphia: Saunders 1963.
55. Haseloff, O. W. (Hrsg.): Grundfragen der Kybernetik, Forschung und Information. Berlin: Colloquium-Verlag 1967.
56. Haller-Wedel, E.: Messen, Zählen, Auswerten, Beurteilen. München: Carl Hauser 1967.
57. Hasenjaeger, Gisbert: Einführung in die Grundbegriffe und Probleme der modernen Logik. Freiburg: Karl Alber 1962.
58. Hegglin, R.: Differentialdiagnose innerer Krankheiten. Stuttgart: Thieme 1966.
59. Henschen, F.: Grundzüge einer historischen und geographischen Pathologie. Berlin-Heidelberg-New York: Springer 1966.
60. Hertel, G.: Ärztliche Auskunft. Stuttgart: G. Fischer 1966.
61. Hess, B.: Enzyme im Blutplasma. Stuttgart: Thieme 1962.
62. Hirsch, W., u. K. Rust: Praktische Diagnostik ohne klinische Hilfsmittel. München: J. A. Barth 1958.

63. HOFSTÄTTER, P. R.: Statistik. In: Handbuch der Neurosenlehre und Psychotherapie, Bd. I, S. 482. München: Urban und Schwarzenberg 1959.
64. HOGBEN, L.: Zahl und Zufall. München: Oldenbourg 1956.
65. HUXLEY, A.: Literatur und Wissenschaft. Deutsch bei Piper, München, 1963.
66. IBM-Seminar: Datenverarbeitung und Medizin. 25.—27. 10. 1967 Bad Liebenzell (Sammelband).
67. IMMICH, H.: Klinischer Diagnosenschlüssel. Stuttgart: Schattauer 1966.
68. —, u. E. WEIGELIN: Bericht über eine Studienreise in die USA zur Beobachtung von Möglichkeiten für den Einsatz elektronischer Rechenautomaten auf dem Gebiet der medizin. Diagnostik. Privatdruck 1963.
69. JAGLOM, A. M., u. I. M. JAGLOM: Wahrscheinlichkeit und Information. Berlin: VEB Deutsch. Verl. Wissenschaften 1965.
70. JANZEN, R.: Schmerzanalyse als Wegweiser zur Diagnose. Stuttgart: Thieme 1966.
71. JAQUEZ, J. A. (Ed.): The diagnostic process. Univ. of Michig. Press 1964.
72. JOHN, E. R.: Mechanisms of memory. New York: Academic Press 1967.
73. JORES, A.: Der Mensch und seine Krankheit. Stuttgart: Thieme 1956.
74. KAHLER, H.: Diagnostik durch Sehen und Tasten. Wien: Springer 1949.
75. KOCH, R.: Die ärztliche Diagnose. Wiesbaden: J. F. Bergmann 1917.
76. — In: Irrtümer der allgemeinen Diagnostik. Hrsg. von Z. SCHWALBE, Heft 3, S. 41 ff. Leipzig: Thieme 1923.
77. — Ärztliches Denken, Abhandlung über die philosophischen Grundlagen der Medizin. München: J. F. Bergmann 1923.
78. KRASNOFF, S. O.: Computers in medicine. Springfield: C. H. Thomas 1967.
79. KRECKE, A.: Vom Arzt und seinen Kranken. Berlin-München: Urban und Schwarzenberg 1947.
80. VON KRESS, H.: Taschenbuch der medizinisch-klinischen Diagnostik. München: J. F. Bergmann 1966.
81. KÜCHMEISTER, H., H. BARTELHEIMER u. A. JORES: Klinische Funktionsdiagnostik. Stuttgart: Thieme 1967.
82. KUTTER, D.: Schnelltests für den praktischen Arzt und das klinische Laboratorium. München-Berlin-Wien: Urban und Schwarzenberg 1967.
83. LEDLEY, R. ST. (Ed.): Use of computers in biology and medicine. New York: McGraw-Hill 1965.
84. LEIBER, B., u. G. OLBRICH: Die klinischen Syndrome. München-Berlin-Wien: Urban und Schwarzenberg 1966.
85. — — Die klinischen Eponyme. München-Wien: Urban und Schwarzenberg 1968.
86. LIENERT, G. A.: Verteilungsfreie Methoden in der Biostatistik. Meisenheim: Hain 1962.
87. LÖHR, G. W., u. H. D. WALLER: Pharmacogenetik und Präventivmedizin. Stuttgart: Thieme 1966.
88. LORENZEN, P.: Einführung in die operative Logik und Mathematik. Berlin-Göttingen-Heidelberg: Springer 1955.
89. — Die Entstehung der exakten Wissenschaften. Berlin-Göttingen-Heidelberg: Springer 1960.
90. — Formale Logik. Sammlung Göschen, Bd. 1176/1176 a. Berlin: De Gruyter 1967.
91. LUKASIEWICZ, J.: Aristoteles' Syllogistik. Oxford: Blackwell 1957.

92. McLuhan, M.: Die magischen Kanäle (Understanding media). Deutsch bei Econ, Düsseldorf, 1968.
93. Mainzer, F.: Über die logischen Prinzipien der ärztlichen Diagnose. J. Schaxels Abhandlungen zur theoretischen Biologie. Berlin: Gebrüder Bornträger 1925.
94. Martini, P.: Methodenlehre der therapeutisch-klinischen Forschung. Berlin: Springer 1953.
95. Meehl, P. E.: Clinical versus statistical prediction. Minneapolis: University of Minnesota Press 1963.
96. Neuhaus, G.: Die Diagnostik der modernen Medizin. Berliner klinische Antrittsvorlesungen. Berlin-Göttingen-Heidelberg: Springer 1962.
97. Neumann, J. von: The computer and the brain. Deutsch bei Oldenbourg, München, 1965.
98. Ortega y Gasset, J.: Schuld und Schuldigkeit der Universität. München: Oldenbourg 1952.
99. Payne, L. G.: An introduction to medical automation. London: Pitman Medical 1966.
100. Pirtkien, R.: Ein Modell der Diagnostikhilfe durch Computer bei Vergiftungen. Habil. Schrift 1968.
101. Powers, L., and R. E. Trussell (Ed.): Medical schools and teaching hospitals: Curriculum, Programming, Planning. Ann. N. Y. Acad. Sci. 128, 2 (1965).
102. Rechenberg, P.: Grundzüge digitaler Rechenautomaten. München: Oldenbourg 1964.
103. Regau, Th.: Medizin auf Abwegen. (Der Einbruch der Technik in die Heilkunst.) München: Kösel 1960.
104. Reissner, I.: Einführung in die medizinische Dokumentation. Frankfurt: Akadem. Verlagsges. 1967.
105. Richterich, R.: Klinische Chemie. Frankfurt: Akadem. Verlagsanstalt 1965.
106. Risak, E.: Der klinische Blick. Wien: Springer 1941.
107. Roberts, H. J.: Difficult diagnosis. A guide to the interpretation of obscure illness. Philadelphia: Saunders 1959.
108. Rohracher, H.: Die Arbeitsweise des Gehirns und die psychischen Vorgänge. München: J. H. Barth 1967.
109. Rothschuh, K. E.: Prinzipien der Medizin. München: Urban u. Schwarzenberg 1965.
110. Rud, F.: The eosinophil count in health and disease. Act. psych. neurol. Suppl. 40 (1947).
111. Schaefer, H.: Die Medizin heute — Theorie, Forschung, Lehre. München: Piper 1963.
112. Schmidt, H., u. G. Schischkoff: Philosophisches Wörterbuch. Stuttgart: Kröner 1965.
113. Schmidt, R.: Merksätze zur Pathogenese, Diagnostik, Therapie innerer Krankheiten. München-Wien: Urban u. Schwarzenberg 1939.
114. Schoen, R., u. H. Südhof: Biochemische Befunde in der Differentialdiagnose innerer Krankheiten. Stuttgart: Thieme 1965.
115. Scholz, H.: Abriß der Geschichte der Logik. Freiburg: Karl Alber 1959.
116. Schröder, J., u. H. Immich: Früherkennung von Krankheiten als methodisches Problem. Stuttgart: Schattauer 1967.

117. SCHULTEN, H.: Der Arzt. Stuttgart: Thieme 1966.
118. SCHWALBE, J.: Irrtümer der allgemeinen Diagnostik und Therapie. Leipzig: Thieme 1923.
119. SEGUIN, C. A.: Der Arzt und sein Patient. Bern: Hans Huber 1965.
120. SILER, W., and TH. STERLING (Ed.): Advances in biochemical computer applications. Ann. N. Y. Acad. Sci. 128, 3 (1966).
121. SNAPPER, I.: Bedside medicine. New York: Grune & Stratton 1960.
122. SNOW, C. P.: Die zwei Kulturen. Deutsch bei Klett, Stuttgart, 1967.
123. SOKAL, R. R., and P. A. H. SNEATH: Principles of numerical taxonomy. London: Freeman 1963.
124. STACY, R. W., and B. WAXMAN: Computers in biochemical research, Vol. I. and II. New York: Academic Press 1965.
125. STEINBUCH, K.: Automat und Mensch. Kybernetische Tatsachen und Hypothesen. Berlin-Heidelberg-New York: Springer 1965.
126. — Die informierte Gesellschaft. Stuttgart: Deutsche Verlagsanstalt 1966.
127. STIBITZ, G. R.: Mathematics in medicine and the life sciences. New York: Year Book Med. Publ. 1966.
128. SUNDERMAN, F., F. WAND, and F. BOERNER: Normal values in clinical medicine. Philadelphia: Saunders 1950.
129. TAYLOR, T. R.: The principles of medical computing. Oxford: Blackwell 1967.
130. Technicon-Symposium: Automation in analytical chemistry. Brighton: England 1967.
131. THIEL, CHR.: Sinn und Bedeutung in der Logik. GOTTLOB FREGES (Philosoph.-Forsch. Monograph. 43). Meisenheim: Verlag A. Hain 1967.
132. TOLLES, W. (Ed.): Computers in medicine and biology. Ann. N. Y. Acad. Sci. 115, 2 (1964).
133. — Electronics in the medical specialities. Ann. N. Y. Acad. Sci. 118, 1 (1964).
134. ÜBERLA, K.: Faktorenanalyse. Berlin-Heidelberg-New York: Springer 1968.
135. WEAVER, W.: Die Glücksgöttin. Der Zufall und die Gesetze der Wahrscheinlichkeit. Natur und Wissen, Verlag K. Desch 1964.
136. WEBER, E.: Grundriß der biologischen Statistik. Jena: VEB Fischer Verlag 1961.
137. WEIZSÄCKER, C. F. VON: Die Tragweite der Wissenschaft (I). Stuttgart: Hirzel 1964.
138. WINTROBE, M. M.: Clinical hematology. Philadelphia: Lea & Febiger 1962.
139. WITTS, L. J.: Medical surveys and clinical trials. London: Oxford University Press 1964.
140. WEITBRECHT, H. J.: Psychiatrische Fehldiagnosen in der Allgemeinpraxis. Stuttgart: Thieme 1966.
141. WEYL, H.: Philosophie der Mathematik und Naturwissenschaften. München: Oldenbourg 1966.
142. WIENER, N.: Cybernetics — or control and communication in the animal and machine (1948). Deutsch bei Econ, Düsseldorf, 1963.
143. — God and Golem Inc. Deutsch bei Econ, Düsseldorf, 1965.

B. Zeitschriftenaufsätze:

144. ABEL, H.: Maschinelle Auswertung von Elektrokardiogrammen. Vortrag bei [58].
145. ACKERMAN, E.: Computers and medical research. Proc. Mayo Clin. 39, 815 (1964).
146. ADAMS, S.: The Medlars system. Fed. Proc. 22, 1018—21 (1963).
147. ADEY, R. W.: The modelling of cerbral systems from computation of brain. Wave records. Proc. 3, IBM Symp., 507 (1961).
148. AINGER, L. E.: Digital computer analysis of the vectorcardiogram of the newborn infant. Circulation 36, 906 (1967).
149. ALVAREZ, W. C.: On disregarding findings that cannot explain the syndrome. N. Engl. J. Med. 249, 184 (1953).
150. ANGELAKOS, E. T.: Velocity of electric cardiographic potentials. I. Method using an electronic analog computer unit. Amer. J. Cardiolog. 11, 493 (1963).
151. ARMSTRONG, T. G.: The use of reaccurance. Lancet 1946 II, 480.
152. ASHER, R.: Making sense. Lancet 1959 II, 358.
153. — Talking sense. Lancet 1959 II, 417.
154. — Clinical sense. Brit. Med. J. 1960 II, 985.
155. ATAMER, M. A., B. J. DAVIS, R. L. ENGLE, M. LIPKIN, and M. A. WOODBURY: Master code in hematology. Scient. Paper No. 19 (1964), New York University.
156. BAHN, R. C., R. W. SCHMIDT, and T. D. LUTZ: Experimental and anatomic pathology. Proc. Mayo Clin. 39, 830 (1964).
157. — — and G. G. YOUNG: Research associated with postmortem examinations. Proc. Mayo Clin. 39, 835 (1964).
158. BARNES, B. A.: Use of computers in biology and medicine. Arch. of Int. Med. 118, 500 (1966).
159. BARON, D. N., and P. FRAZER: The digital computer in the classification and diagnosis of diseases. Lancet 1965/II: 1066.
160. BASSINGTHWAIGHTE, J. B.: Dispersion of indicator in the circulation. Proc. 5th IBM Medic. Symp. 1963: 57.
161. BATSCHELET, E., u. W. KLUNKER: Zur Frage der Zuverlässigkeit anamnestischer Zeitangaben. Schweiz. med. Wschr. 94, 564 (1964).
162. BAYES, T.: Essay towards a problem in the doctrine of chances. Transact. Roy. Soc. 53, 370 (1763).
163. BECKENKAMP, H., u. H. MARTIN: Computer in der ärztlichen Forschung. Med. Klin. 58, 1955 (1963).
164. BECKER, D. W.: Progress report on the New York Center for biomathematical research. Proc. 2, IBM-Symp. 287 (1960).
165. BECKER, H.: Befunddokumentation in der Pathologie: Erfahrungen mit einer Maschinenlochkartei. Method. Inform. Med. 4, 30 (1965).
166. — Aufbau und Auswertung einer pathologisch-anatomischen Diagnostikkartei durch Computer-Einsatz. Method. Inform. Med. 5, 105 (1965).
167. BEECHER, H. K.: Clinical impression and clinical investigation. J. Amer. med. Ass. 151, 44 (1953).
168. BEIER, W., K. H. BREMME u. K. GLAAS: Probleme der Computerdiagnostik. Dtsch. Gesundh.-Wes. 17, 2000 (1962).
169. BEIER, W., u. K. GLAAS: Zu einigen Aspekten der Computerdiagnostik. Med. Klin. 57, 1848 (1962).

170. BENNHOLDT-THOMSEN, C.: Integration der Psychologie, Psychiatrie und Pädiatrie. Pädiatr. Pädol. 1, 1 (1965).
171. BERNE, E.: The nature of intuition. Psychiat. Quart. 23, 203 (1949).
172. BESKE, F.: Die Auswirkung der Dokumentation auf Arzt, Krankenhaus, Patient. Vortrag 12, Jahrestag. Dtsch. Ges. Med. Dok. Stat. Kiel 1967, im Druck.
173. BEST, W. R.: Use of digital electronic computer for evaluation of serial clinical observation in patients with acute leucemia. Method. Inform. Med. 1, 56 (1962).
174. BICKFORD, R. G., and C. E. MCCARTHY: Mayo IBM Program for the analysis of electroencephalograms. Proc. 3. IBM Symp. 491 (1961).
175. —, E. W. POOLE, and C. E. MCCARTHY: Some applications in EEG analysis. Fed. Proc. 21, 103—108 (1962).
176. BIÖRCK, G.: The doctors job, looking ahead to the computer. Brit. J. med. Educ. 1, 47 (1966).
177. BLACKWITH, R. E.: Multivariate statistical methods in human biology. Med. Dokum. 5, 26 (1961).
178. BLEICHERT, A.: Physiologie von Regelmechanismen. Vortrag 70. Tg. Nordwestdeutsch. Ges. Inn. Med. Hamburg 26. 1. 1968.
179. BLOCH, K.: Medizin und Naturwissenschaft. Med. Welt 1957, 1757.
180. BOCHNIK, H. J.: Multifaktorielle statistische Analysen, Verbundforschung und Kliniksorganisation. Nervenarzt 34, 430 (1963).
181. —, F. AKSOY, P. BARRIOS, G. BEHNISCH u. a.: Ein Analysenmodell für klinische Verbundforschung. Multifaktorielle Untersuchung bei Pyrithioxinwirkung nach Schlafentzug bei gesunden Studenten. Fortschr. Neurol. Psychiat. 32, 400 (1964).
182. — Psychiatrische Früherkennung von Krankheiten. Vortrag bei [116].
183. BOCK, H. E.: Gesundheit und Krankheit. Int. J. prophylakt. Med. Sozialhyg. 2, 117 (1958).
184. — Krankheit und Beruf in der Sicht des Internisten. Dtsch. med. Wschr. 88, 2121 (1963).
185. — Über den Hiatus scientificus, ein Berufsleiden des praktischen Arztes. Dtsch. med. Wschr. 89, 817 (1964).
186. — Eröffnungsansprache 74. Tg. Dtsch. Ges. Inn. Med. 1968 (im Druck).
187. —, M. EGGSTEIN, W. KNODEL u. R. ALLNER: Automation im klinisch-chemischen Laboratorium. Schweiz. med. Wschr. 97, 35 (1967).
188. BÖTTGER, W.: Über die Entwicklung, Aufbau, Leistung und Nutzen einer zentralen Lochkartenorganisation für Krankenanstalten in den USA. Med. Dokum. 5, 38 (1961).
189. BOHN, H. E.: Medizinische Diagnose mit Datenverarbeitungssystemen. Computer diagnosis. Elektron. Rechenanl. 6, 27 (1964).
190. BONNER, R. E., C. J. EVANGELISTI, H. D. STEINBECK, and L. COHEN: A diagnostic assistance program. Method. Inform. Med. 5, 114 (1966).
191. BOROVICZENY, G. DE: On the documentation of laboratory findings. Hematol. Latina 9, 261 (1966).
192. BORUN, E. R., J. M. CHAPMAN, and F. J. MASSEY: Computer analysis of Frank lead electrocardiographic data recorded in an epidemiologic study. Amer. J. Cardiol. 18, 664 (1966).
193. BRAUN, R. N.: Eine Methode zur prinzipiellen Verbesserung der Diagnostik in der Allgemeinpraxis. Münch. med. Wschr. 102, 1782 (1960).

194. Braun, R. N.: Die Allgemeinpraxis und der Zeitfaktor. Dtsch. med. Wschr. 88, 2084 (1963).
195. — Versuch der Entwicklung einer lehrbaren Diagnostik für die Allgemeinpraxis. I. Mitteilung: Situation und Ausblick. Med. Welt 1964, 915.
196. — Methoden der klinischen Medizin und ihre Bedeutung für die Allgemeinpraxis. Münch. med. Wschr. 110, 772 (1968).
197. Brodman, K., and A. J. van Woerkom: Computer aided diagnostic screening for 100 common diseases. J. Amer. med. Ass. 197, 179 (1966).
198. — —, A. J. Erdmann, and L. S. Goldstein: Interpretation of symptoms with a data-progressing machine. Arch. intern. Med. 103, 776 (1959).
199. Brody, D. A.: Application of computer techniques to the detection and analysis of spontaneous P-wave variations. Circulation 36, 359 (1967).
200. Bruce, R. A.: Computer diagnosis of heart disease. Proc. 5. IBM-Symp. 1963: 377.
201. Bünte, P.: Elektronische Datenverarbeitung in der Medizin, Möglichkeiten und Voraussetzungen. Dtsch. Rentenversich. 2 (1967) (ohne Seitenangabe).
202. — Entscheidungshilfe für Diagnostik und Therapie. Vortrag bei [66].
203. Bürger, M.: Die Anamnese als wichtigste Grundlage der Diagnose. Hippokrates 27, 206 (1956).
204. Büttner, H.: Über die Zuverlässigkeit der Befunde des Praxislaboratoriums. Med. Welt 17, 1808 (1966).
205. — Datengewinnung und Datenauswertung im klin. Laboratorium. Vortrag bei 12. Jahrestag. Dtsch. Ges. Med. Dok. Stat., Kiel 1967 (im Druck).
206. Cady, L. D. jr., E. Simonson, H. Blackburn, and R. L. Taylor: Computed cardiographic pattern diagnosis. Method. Inform. Med. 4, 92 (1965).
207. Caceres, C. A.: Integration of data in diagnosis. Circul. Res. 11, 563 (1962).
208. — Electrocardiographic analysis by a computer system. Arch. intern. Med. 111, 196 (1963).
209. — Elektronische EKG-Auswertung in naher Zukunft routinemäßig. Bericht Med. Tribune Nr. 32 (11. 8. 1967).
210. —, and A. E. Rikli: The digital computer as an aid in the diagnosis of cardiovascular disease. Trans. N. Y. Acad. Sci. 23, 240 (1961).
211. —, C. A. Steinberg, S. Abraham, W. J. Carberry, J. M. McBride, W. E. Tolles, and A. E. Rikli: Computer extraction of electrocardiographic parameters. Circulation 25, 356 (1962).
212. Cady, L. D., E. Simonson, H. Blackburn, and H. L. Taylor: Computed electrocardiographic diagnosis. Method. Inform. Med. 4, 92 (1965).
213. Campbell, C. M.: Automatic data progressing in hospitals: Information system for a short term hospital. Hospitals 38, 71 (1964).
214. Chavez, I.: Grandeur and poverty of medical specialization. Aspiration torward a new humanism. III. World Congr. Cardiol. 1958.
215. Chance, B., J. J. Higgins, and D. Garfinkel: Analog and digital computer representations of biochemical processes. Fed. Proc. 21, 75 (1962).

216. CHUNG, C. S.: Genetic analysis of human family and population data with use of digital computer. Proc. 3, IBM Symp. 51 (1961).
217. COHEN, H.: The nature methods and purpose of diagnosis. Lancet 1943 I, 24.
218. COLLEN, M. F.: Multiphasic screening as a diagnostic method in preventive medicine. Method. Inform. Med. 4, 71 (1965).
219. — Computer analyses in preventive health research. Method. Inform. Med. 6, 8 (1967).
220. CREECH, O.: Ärztliche Versorgung im Jahre 1990. Bericht in Med. Tribune Nr. 33 (1966).
221. CROOKS, J., I. P. C. MURRAY, and E. J. WAGNER: Statistical methods applied to the clinical diagnosis of thyreotoxicosis. Quart. J. Med. 28, 211 (1959).
222. CURSCHMANN, H.: Über unnötige Diagnostik. Med. Klin. 43, 148 (1948).
223. CURTIUS, F.: Allgemeine Medizin und Spezialistentum. Praxis 48, 505 (1959).
224. — Statistik und klinische Medizin. Med. Klin. 54, 1073 (1959).
225. DAUDECK, J., u. H. v. EGIDY: Ein Computerprogramm zur Frequenzanalyse von Elektrokardiogrammen. Verh. dtsch. Ges. inn. Med. 73, 125 (1967).
226. DALE, P. W.: Preliminaries to programming a computer for psychiatric diagnosis. Method. Inform. Med. 3, 33 (1964).
227. DAWBER, T. R., and W. B. KAMEL: Computers in epidemiologic research. Use in the Framingham study. Circ. Res. 11, 587 (1962).
228. — —, and G. D. FRIEDMANN: The use of computers in cardiovascular epidemiology. Progr. cardiovasc. Dis. 5, 406 (1963).
229. DECKER, P., u. K. DIRR: Logische und mathematische Fassung des diagnostischen Schlusses. Naturwissenschaften 41, 33 (1965).
230. DEUTSCH, E.: Moderne Forschung und Einheit der Medizin. Wien. klin. Wschr. 77, 109 (1965).
231. DICKSON, J. F., and L. STARK: Remote real-time computer system for medical research and diagnosis. J. Amer. med. Ass. 196, 967 (1966).
232. DÖHRN, W.: Grundsätzliches über Systematik, Statistik und Dokumentation der angewandten Medizin und ihre Anwendung in der Praxis. Fortschr. Med. 82, 747 (1964).
235. Editorial Announcement: Streamline health examinations. J. Amer. med. Ass. 137, 244 (1944).
236. Editorial: The role of computers in modern medicine. J. Amer. med. Ass. 196, 196 (1966).
237. EGGSTEIN, M., R. ALLNER, W. KNODEL u. H. U. SEIBERT: Elektronische Verarbeitung von Laboratoriumsdaten. Verhandl. Dtsch. Ges. Dok. Stat. Kiel 1967 (im Druck).
238. —, E. KENZELMANN, W. KNODEL u. R. ALLNER: Organisatorische Konsequenzen von Automation und Datenverarbeitung im klinisch-chemischen Laboratorium. Ärztl. Labor 13, 64 (1967).
239. EHLERS, C. TH., u. D. P. WICK: Datenverarbeitung im Krankenhauswesen, Erfassung und Bewertung medizinischer Daten mit dem Markierungsleser. IBM-Nachrichten 17, 533 (1967).
240. EIMERLS, T. S.: Direct accesses of diagnostic facilities in general practice. Lancet 1962 I, 851.

241. ENGLE, R. L., and B. J. DAVIS: Medical diagnosis: present, past and future. I. Present concepts of the meaning and limitations of medical diagnosis. Arch. intern. Med. 112, 512 (1963).
242. — Medical diagnosis: present, past and future. III. Diagnosis in the future including a critique on the use of electronic computer and diagnostic aids to the physician. Arch. intern. Med. 112, 530 (1964).
243. — Medical diagnosis. Vortrag bei [63].
244. ERDMANN, A. J.: Data progressing and the interpretation of symptoms. I. Results. Vortrag bei [63].
245. FARR, L. E.: Computers and Iatrocomplexities. Method. Inform. Med. 5, 167 (1966).
246. FEHLER, J., u. N. HOLLBERG: Datenverarbeitung im Krankenhaus. Arch. Krk.-Forschg.-Krk.-Praxis 3, 1 (1965).
247. FEINSTEIN, A. R. (Ed.): The basic elements of clinical science. J. chron. Dis. 16, 1125 (1963).
248. — Scientific methodology in clinical medicine. I. Introduction, principles, and concepts. Ann. intern. Med. 61, 564 (1964).
249. — Scientific methodology in clinical medicine. II. Classification of human disease by clinical behavior. Ann. intern. Med. 61, 757 (1964).
250. — Scientific methodology in clinical medicine. III. The evaluation of therapeutic response. Ann. intern. Med. 61, 944 (1964).
251. — Scientific methodology in clinical medicine. IV. Acquisition of clinical data. Ann. intern. Med. 61, 1162 (1964).
252. — Compassion, computers and the regulation of clinical technology. Ann. intern. Med. 66, 789 (1967).
253. FEISSLY, S., G. FORSTER, G. LANDAHN, E. SCHMIDT u. F. W. SCHMIDT: Normalwerte und Alterung von Hauptkettenenzymen im Serum. Klin. Wschr. 44, 390 (1966).
254. FITZGERALD, L. T.: Modified program for computer diagnosis of thyroid diasease. Radiology 82, 334 (1964).
255. —, u. W. MAUDERLI: Digitale Rechenmaschinen in der Medizin. Ther. Gegenw. 105, 1564 (1966).
256. FLACK, H. L., G. E. DOWNS, and L. E. LANNING: Electronic data processing and the hospital formulary. Amer. J. Hosp. Pharm. 24, 5 (1967).
257. FROMMHOLD, W.: Persönl. Mittlg. 1968.
258. FUCHS, G.: Das Problem der klinischen Befunddokumentation in der Sicht der mathematischen Logik. Method. Inform. Med. 4, 130 (1965).
259. — Theorie und Praxis stochastischer Modelle für die Entwicklung von in vitro isolierten Knochenmarkpopulationen. Method. Inform. Med. 5, 86 (1966).
260. FUHR, H.: Discuss. Bemerkung. 12. Jahrestg. Dtsch. Ges. Med. Dokum. Stat. Kiel 1967 (im Druck).
261. GABRIELI, E. R., and V. PESSIN: The computer's contribution to information content of laboratory data. J. Amer. med. Ass. 198, 63 (1966).
262. — —, J. THORPE, and R. R. C. PALMER: Initial experience with and potential of data processing and computer technics in a hospital clinical laboratory. Amer. J. clin. Pathol. 47, 60 (1967).
263. GALLOWAY, T. M.: The use of an electronic computer in a health department. Canad. J. publ. Health 57, 331 (1966).

264. GANZHORN, H.: Historische Entwicklung der Informationsverarbeitung. IBM-Nachrichten 14, 2152 (1964).
265. GARLAND, L. H.: Studies on the accuracy of diagnostic procedures. Amer. J. Roentg. 82, 25 (1959).
266. GASTINEAU, C. F.: The internist and the Minnesota multiphasic personality inventory. Proc. 4. IBM-Symp. 347 (1962).
267. GEIGER, F.: Charakteristika einer wissenschaftlichen Allgemeinpraxis. Landarzt 40, 634 (1964).
268. GERBARG, D. S., C. E. BADING, and J. J. HOFLER: Analysis of phonocardiograms by a digital computer. Proc. 3. IBM-Symp. 263 (1961).
269. —, F. W. HOLCOMB, J. J. HOFLER, C. E. BADING, G. J. SCHULTZ, and R. E. SEARS: Analysis of phonocardiogram by a digital computer. Circ. Res. 11/2, 569 (1962).
270. —, A. TARANTA, M. SPAGNUOLO, and J. J. HOFLER: Computer analysis of phonocardiograms. Progr. cardiovasc. Dis. 5, 393 (1963).
271. GIERE, W.: Persönl. Mittlg. 1968.
272. GILBERT, C. W.: A computer program for the analysis of human chromosomes. Nature 212, 1437 (1966).
273. GILLMANN, H.: Elektrokardiographische Analysen bei verschiedenen Graden und Formen der Druck- und Volumenbelastung des rechten Ventrikels mittels Vektorkardiographie. Arch. Kreisl.-Forsch. 28, 79 (1958).
274. GLEES, P.: Wie arbeitet unser Gehirn? Universitas 21, 23 (1966).
275. GODER, R. D., D. R. SWEARINGEN, J. E. SCHENTHAL, J. W. SWEENEY, and W. J. NETTLETOU: An automated clinical information system. Method. Inform. Med. 3, 57 (1964).
276. GOLDSTEIN, L. S.: Data processing and the interpretation of symptoms. II. Processing of data. Vortrag bei [63].
277. GOODY, W.: Syndromes. Lancet 1961 II, 1.
278. GORDON, B. L., and H. P. LUHN: Evolution of medical terminology through computer techniques. Proc. 4. IBM-Symp. 433 (1962).
279. GORDON, T. L., and O. HELMER: Report on a long-range forecasting study. Rand Corpor., Santa Monica, USA, 1964.
280. GREEN, B. F.: Intelligence and computer simulation. Trans. N. Y. Acad. Sci. 27, 55 (1964).
281. GRIESSER, G.: Ärztliche Aspekte der elektronischen Datenverarbeitung in der Medizin. Elektromedizin 9, 189 (1964).
282. — Heilkunde und Statistik. Mensch und Zahl. Method. Inform. Med. 4, 114 (1965).
283. — Symptomenstatistik. Method. Inform. Med. 4, 79 (1965).
284. — Forderungen der Medizin an die Datenverarbeitung. Vortrag bei [58].
286. GROSS, R.: Von der Intuition zum Computer. Med. Welt 1965, 873.
287. — Der Tumorkranke in der ärztlichen Praxis. Podiumsgespräche. Verh. dtsch. Ges. Inn. Med. 73, 555 (1967).
288. — Was darf der Internist vom Laboratorium erwarten und was nicht? Aus der Sicht des Klinikers. Internist 8, 417 (1967).
289. —, R. WILDHACK u. H. STEINER: Klinisch-statistische Übersicht über 900 Leukosen. Dtsch. med. Wschr. 83, 1974 (1958).
290. GROTE, L. R.: Die Bereicherung der klinischen Therapie durch die Verfahren der Naturheilkunde. Erg. inn. Med. 50, 73 (1936).
291. GRUVER, R. H., and E. D. FREIS: A study of diagnostic errors. Ann. intern. Med. 47, 108 (1957).

292. GSELL, O.: Epidemiologie der Infektionskrankheiten seit der Anwendung der Chemotherapeutica und Antibiotica. Antibiot. et Chemother. 14, 1 (1968).
293. GÜNTHER, S.: Der Mythos vom objektiven Befund. Ärztl. Mittlg. 65, 210 (1968).
294. GUSTAFSON, J. E.: The computer for use in private practice. Proc. 5, IBM-Symp. 99 (1963).
295. HÄUSSLER, S.: Die Tätigkeit des praktischen Arztes. Ärztl. Mittlg. 63, 135 (1966).
296. — Die Beratungsursachen in der Allgemeinpraxis. Ärztl. Mittlg. 64, 241 (1967).
297. — Praktischer Arzt — Facharzt — Klinik. Ärztl. Mittlg. 64, 1856 (1967).
298. HALL, P.: Computers and clinical practice. Vortr. 12. Jahrestg. Dtsch. Ges. Med. Dok. Stat. Kiel 1967 (im Druck).
299. HAMPERL, H.: Über die „zweite Krankheit". Münch. med. Wschr. 109, 213 (1967).
300. HARTMANN, F.: Die Anamnese (Teil I). Klin. Gegenw. 10, 691 (1965).
301. HASSENSTEIN, B.: Was ist „Information"? Naturwiss. u. Medizin 3, 38 (1966).
302. HEALEY, A.: Mathematics, computers and the doctor. Brit. Med. J. 1968, I: 243.
303. HEGEMANN, G., u. J. HOFRICHTER: Diagnostik und Operationsindikation des Bronchialkarzinoms. Dtsch. med. Wschr. 85, 1361 (1960).
304. — — Die Verschleppung der Krebsdiagnose. Ursachen und Bedeutung. Münch. med. Wschr. 110, 377 (1968).
305. HEGGLIN, R.: Moderne Verfahren in der Differentialdiagnostik. Praxis 8, 247 (1968).
306. HEILMEYER, L.: Präsidentenansprache. Verh. dtsch. Ges. inn. Med. 70, 1 (1964).
307. —, u. L. BICK: Zit. nach L. HEILMEYER u. H. BEGEMANN: Handbuch der Inn. Mediz. Bd. 2. Berlin-Göttingen-Heidelberg: Springer 1952.
308. HEYL, U.: Methodische Probleme in der Erfassung der Berufe von Patienten. Method. Inform. Med. 5, 167 (1966).
309. HICK, G. P., M. M. GIESCHEN, V. S. WARNER, and F. L. LARSON: Routine use of a small digital computer in the clinical laboratory. J. Amer. med. Ass. 196, 973 (1966).
310. HINDERER, K.: Was kann die Kybernetik von der Mathematik erwarten? Vortrag 70. Tg. Nordwestdeutsch. Ges. Inn. Med. Hamburg 26. 1. 1968.
311. HITTMAIR, A.: Versäumte Diagnostik? Möglichkeiten und Grenzen der unmittelbaren Krankenuntersuchung, dargestellt und diskutiert an erlebten Beispielen. Med. Welt 1961: 2268.
312. HOFMANN, W.: Die Krise der Universität. Frankf. Allg. Zeitg. 15. 7. 1967.
313. HOFFMANN, P. J.: The paramorphic representation of clinical judgement. Psycholog. Bull. 57, 116 (1960).
314. HOLLENBECK, Z. J. R.: Beyond the punch card — a patient. Amer. J. Obstet. Gynec. 89, 1 (1964).

315. HUNTINGTON, E. V.: New sets of independent postulates for the algebra of logic, with special reference to Whitehead and Russel's principia mathematica. Transact. Amer. Mathem. Soc. 35, 274 (1939).
316. HYNNIMAN, C. E., and P. P. LAMY: Outpatient pharmacy automation. Amer. J. Hosp. Pharm. 24, 19 (1967).
317. IMMICH, H.: Probleme und Prinzipien der Diagnosen-Klassifikation. Method. Inform. Med. 4, 68 (1965).
318. — Bemerkungen zum „Kritischen Diagnosenschlüssel". Method. Inform. Med. 5, 140 (1966).
319. — Zur Diagnostik der Coronarsklerose mit dem Bayesschen Ansatz. Verh. Dtsch. Ges. Inn. Med. 73, 110 (1967).
320. —, W. KÜBLER, K, OETTE u. K. SCHUMACHER (Berichterst.): Probleme der modernen Diagnostik. Bericht über ein internationales Klausurgespräch am 28./29. Okt. 1966 in Titisee. Method. Inform. Med. 6, 32 (1967).
321. JACOB, W.: Zur Methode der maschinellen Dokumentation histologischer Befunde in der Pathologie. Method. Inform. Med. 4, 179 (1965).
322. — Basis-Dokumentation in der Pathologie. Method. Inform. Med. 6, 166 (1967).
323. — Erfahrungen mit modernen Dokumentationsmethoden im Routinebetrieb eines pathol. Institutes. Vortrag 12. Tg. Dtsch. Ges. Med. Dok. Stat., Kiel 1967 (im Druck).
324. JAHN, E.: Früherkennung chronischer Krankheiten als sozialmedizinische Aufgabe. Bundesgesundheitsblatt 9, 217 (1966).
325. JANES, R. G., and J. O. OSBURN: The analysis of glucose measurements by computer simulation. J. Physiol. 181, 59 (1965).
326. JANZEN, R.: Über die Notwendigkeit, mehr als nur Modelle zu schaffen. Ulmer Forum 3, 28 (1967).
327. JAQUEZ, J. A.: The diagnostic process: Problems and perspectives. Vortrag bei [63].
328. JASPERS, K.: Die Idee des Arztes. Ärztl. Mitt. 38, 476 (1953).
329. JÖRGENSEN, K.: Vortrag 12. Jahrestg. Dtsch. Ges. Med. Dok. u. Stat., Kiel 1967 (im Druck).
330. JUERGENS, J. L., and J. W. ROSEVEAR: Clinical and laboratory data. Proc. Mayo Clin. 39, 818 (1964).
331. KARNOFSKY, D. A.: Chemotherapy (Hodgkin's disease). J. Amer. med. Ass. 191, 30 (1965).
332. KAWERAU, E.: Die Bedeutung der Automation im klin.-chem. Laboratorium für den Internisten. Internist 8, 438 (1967).
333. KEIDEL, W. D.: Kybernetische Leistungen des menschlichen Organismus. Festvortrag 53. Hauptversammlg. des VDE, Nürnberg, 1964.
334. — Mensch und Maschinenmensch. SRW-Nachr. Heft 28, I—XII (1966).
335. — Kybernetisches Denken in der Medizin. Ärztl. Forsch. 21, 443 (1967).
336. —, u. M. SPRENG: Informationsphysiologische Aspekte der Sinnesmodalitäten, in: Fortschritte der Kybernetik, Beiheft zur Zeitschrift „Autom. Rechenanlagen", München: Oldenbourg, 387 (1966).
337. — — Information und Energie in der Physiologie. Helgoländer wiss. Meeresunters. 14, 36 (1966).
338. — Kybernetisches Denken in der Medizin. Ärztl. Forsch. 21, 443 (1968).

339. KELLER, H.: Probleme der Rationalisierung des Laborbetriebes. Vortrag 12. Jahrestg. Dtsch. Ges. Med. Dok. Stat., Kiel, 1967 (im Druck).
340. KENNEY, E. C.: The challenge to medical practice. Proc. 4, IBM-Symp. 5 (1962).
341. KENT, A.: Computers and biomedical information storage and retrieval. J. Amer. med. Ass. 196, 927 (1966).
342. KENZELMANN, E.: Elektronische Datenverarbeitung für die medizinische Diagnose. Klausurgespräche über moderne Diagnostik, Titisee 1966.
343. — Datenverarbeitung im klin.-chem. Labor. Vortrag bei [58].
344. KLINGMÜLLER, V.: Die Automation im klinisch-chemischen Laboratorium. Technicon Frankfurt, Sonderdruck 246.
345. KNICK, B.: Definitionen und Klassifikation des Diabetes mellitus. Schweiz. med. Wschr. 96, 1007 (1966).
346. — Diabetesformen und diabetologische Nomenklaturen. Ärztl. Mittlg. 64, 2331 (1967).
347. KÖHLER, C.: International advanced symposium on data processing in medicine, Elsinore. Method. Inform. Med. 5, 148 (1966).
348. KOLLER, S.: Problems in defining normal values. Bibl. haemat. 21, 125 (1965).
349. — Mathematisch-statistische Grundlagen der Diagnostik. Klin. Wschr. 45, 1065 (1967).
350. — Problematik der Normalwerte in der Medizin. Vortrag 12. Jahrestg. Dtsch. Ges. Med. Dok. Statistik, Kiel, 1967 (im Druck).
351. —, u. K. ÜBERLA: Die Verwendung elektronischer Rechenanlagen in der Medizin. Fortschr. Med. 84, 209 und 279 (1966).
352. KOREIN, J., A. L. GOODGOLD, and C. T. RANDT: II. Progress and application to narrative documents computer processing of medical date by variable-field-length format. J. Amer. med. Ass. 196, 950 (1966).
353. —, A. L. BENDER, D. ROTHENBERG, and L. J. TICK: Computer processing of medical data by variable-field-length format. III. Statistical analysis of narrative content. J. Amer. med. Ass. 196, 957 (1966).
354. KORNFELD, H.: Maschinendiagnose: Europäische Erfahrung. Dtsch. med. J. 12, 642 (1961).
355. KOSSAK, C. F.: Discernment analysis. Vortrag bei [63].
356. KREUTZ, F. H.: Enzymaktivitätsbestimmungen. Internist 8, 425 (1967).
357. KURTZKE, J. F.: Caveat computator. Method. Inform. Med. 6, 127 (1967).
358. KUTTER, D.: Diagnostische Leistungsfähigkeit des Schnelltests. Internist 8, 420 (1967).
359. LANDES, G., u. E. ZÖTL: Sektionsstatistik einer medizinischen Abteilung. Münch. med. Wschr. 108, 1732 (1966).
360. LANGE, H. J.: Syntropie von Krankheiten. Method. Inform. Med. 4, 141 (1965).
361. —, u. TH. VOGEL: Statistische Analyse von Symptomenkorrelationen bei Syndromen. Method. Inform. Med. 4, 83 (1965).
362. LAUDA, E.: Die interne Diagnostik in ihrer geschichtlichen Entwicklung aus ihren Anfängen bis in die Gegenwart. Med. Klin. 53, 1157 (1958).
363. LEDLEY, R. S.: The role of computers in medical diagnosis. Med. Dokum. 5, 70 (1961).

364. LEDLEY, R. S.: Computer aids to medical diagnosis. J. Amer. med. Ass. **196**, 933 (1966).
365. —, and L. B. LUSTED: Reasoning foundations of medical diagnosis. Science **130**, 9 (1959).
366. LEFFKOWITZ, M.: The eternal anamnesis. Folia Medica (Israel) **25**, 12 (1966).
367. LEHMANN, F. M.: Denkrichtung in der Krebsforschung. Med. Klin. **59**, 668 (1964).
368. LEIBER, B.: Syndrom und Syndromatologie in der ärztlichen Diagnose. Method. Inform. Med. **4**, 75 (1965).
369. — Die Pädiatrie im „Jahrhundert der Automation und Kybernetik". Arch. Kinderheilk. **172**, 231 (1965).
370. — Möglichkeiten und Grenzen der Computer-Diagnostik. Med. Klin. **63**, 388 (1968).
371. LEMLICK, H., and H. ZIFFER: Design of a computer supported clinical study. Method. Inform. Med. **3**, 57 (1964).
372. LEWIS, S. M. (Ed.): Automation in Hämatologie. Brit. J. Haem. Suppl. **13**, 1967.
373. LIENERT, G. A.: Die statistische Analyse medizinisch-klinischer Laboratoriumsuntersuchungen. Ärztl. Forschg. **10**, 398 (1956).
374. — Prinzip und Methode der multiplen Faktorenanalyse. Biometr. Z. **1**, 1958.
375. LINDBERG, D. A. B.: Collection, evaluation and transmission of hospital laboratorium data. Method. Inform. Med. **6**, 97 (1967).
376. LIPKIN, M.: Digital and analog computer methods combined to aid in differential diagnosis of haematological disease. Circ. Res. **11**, 607 (1962).
377. — Der Wahrscheinlichkeitsbegriff in der Differentialdiagnose. Verh. dtsch. Ges. Dokum. **9** (1964).
378. — The role of data processing in the diagnostic process. Vortrag bei [63].
379. —, and J. D. HARDY: Mechanical correlation of data in differential diagnosis. J. amer. med. Ass. **166**, 113 (1958).
380. —, R. ENGLE, B. J. DAVIS, V. K. ZWORYKIN, R. EBALD, M. SANDROW, and C. BERKLEY: Digital computer as aid to differential diagnosis. Arch. intern. Med. **108**, 56 (1961).
381. LÖFFLER, W.: Die Stellung der inneren Medizin in der Gegenwart. Verh. dtsch. Ges. inn. Med. **60**, 176 (1954).
382. — Abstraktion und Einfühlung in der Heilkunde. Über die Beziehungen der wissenschaftlichen Medizin zur ärztlichen Praxis. Triangel **6**, 40 (1963).
383. LONG, J. M., W. J. FLANIGAN, H. MASAUKI, and G. C. LEVY: Planning and managing new and complex medical and surgical procedures. J. Amer. med. Ass. **196**, 979 (1966).
384. LÜTH, P.: Wissenschaft und Allgemeinpraxis. Dtsch. med. Wschr. **93**, 530 (1968).
385. LUKOWSKY, A.: Kausale und finale Betrachtungsweise in Naturwissenschaft und Medizin. Wien. med. Wschr. **108**, 293 (1958).
386. — Wissenschaft und Kunst im Arzttum. Medizinische 1580 (1959).
387. — Über das Unbestimmte in der ärztlichen Beurteilung. Münch. med. Wschr. **104**, 1942 (1962).

388. LUKOWSKY, A.: Gedanken zur Ganzheitsmedizin als Wissenschaft. Ärztl. Mittlg. 59, 297 (1962).
389. — Der unbestimmte Begriff im Denken des Logikers, des Juristen und des Arztes. Ärztl. Mittlg. 60, 722 (1963).
390. LUSTED, L. B.: Logical analysis in roentgen diagnosis. Radiology 74, 178 (1960).
391. — Summary of discussions on medical data centers. Proc. 3, IBM-Symp. 203 (1961).
392. — Application of computers in diagnosis. Circ. Res. 11, 599 (1962).
393. — Logic of the diagnostic process. Method. Inform. Med. 4, 63 (1965).
394. —, and W. R. STALL: Conceptual models of diagnosis. Vortrag bei [63].
395. MANNING, R. T., and L. WATSON: Signs, symptoms and systematics. J. Amer. med. Ass. 198, 1180 (1966).
396. MARCH, H.: Die ärztliche Diagnose und ihre menschlichen Bestimmtheiten. Med. Welt 2372 (1963).
397. MATTINGLY, T. W.: Changing concepts of myocardial diseases. J. Amer. med. Ass. 191, 33 (1965).
398. McKUSICK, V., and S. A. TALBOT: Analysis of genetic linkage in man with assistance of digital computers. Proc. 1, IBM-Symp. 217 (1959).
399. — Some computer applications to problems in human genetics. Method. Inform. Med. 4, 183 (1965).
400. MEHRING, H.: Pers. Mittlg. 1967.
401. Medical News: Small computer aids physician in immediate patient evaluation. J. Amer. med. Ass. 200, 36 (1967).
402. MENDELSOHN, M. L., W. A. KOLMAN, B. PERRY, and J. M. S. PREWITT: Morphological analysis of cells and chromosomes. Method. Inform. Med. 4, 163 (1965).
403. MENNE, A.: Gestalten der Logik. Stud. generale 160 (1966).
404. MEYERS, PH. H., H. C. BECKER, J. W. SWEENY, CH. M. NICE jr., and W. J. NETTLETON jr.: Evaluation of a computer retrieved radiographic image. Radiology 81, 201 (1963).
405. — — — — Evaluation of computer-reconstructed radiographic images in an experimental approach to computer analysis of radiographic images. Radiology 82, 303 (1964).
406. MILLER, J. G.: L'homme machine. Kybernetik auf dem Moskauer Psychologen-Kongreß. Ref. Selecta 41, 2324 (1966).
407. MINCKLER, T. M., R. K. AUSMAN, T. GRAHAM, G. R. NEWELL, and P. H. LEVINE: Humaris- an automated medical data management system. Method. Inform. Med. 6, 65 (1967).
408. MITCHELL, B. A., and L. D. CADY: Hybrid computing techniques applied to EKG analysis. Ann. N. Y. Acad. Med. 128, 850 (1966).
409. MOORE, F. J.: Concept of a clinical decision support system. IBM Rep. 17, 203 (1966).
410. MORIYAMA, I. M.: The classification of disease — a fundamental problem. J. chron. Dis. 11, 462 (1960).
411. MORSE, R. L.: A data processing system for the ballistocardiogram. US Naval Aviat. Med. 1 (1965).
412. MÜHLBÄCHER, W.: Warum nicht „Facharzt für Allgemeinmedizin"? Ärztl. Mittlg. 64, 1911 (1967).

413. Müller, F., O. Günther, J. Paul u. H. Poser: Die Anzahl verschlüsselter Diagnosen in einem dokumentationsgerechten Krankenblatt für internistische Patienten. Method. Inform. Med. 5, 178 (1966).
414. Müller, F. von: Spekulation und Mystik in der Heilkunde. Beilage zu Heft 40/1958 der Münch. Med. Wschr.
415. Müller, F., O. Günther, J. Paul u. H. Poser: Die Anzahl verschlüsselter Diagnosen in einem dokumentationsgerechten Krankenblatt für internistische Patienten. Method. Inform. Med. 5, 178 (1966).
416. Munck, W.: Autopsy findings and clinical diagnosis. A comparative study of 1000 cases. Acta med. scand. Suppl. 266 (zu [142]), 775 (1952).
417. Murphy, E. A., and J. Schultze: A program for estimation of genetic linkage in man. Proc. 3, IBM-Symp. 105 (1961).
418. Mustakallio, K. K., A. Lassus, and T. Putkonen: Factor analysis in the evaluation of criteria and variants of systemic lupus erythematosus. Method. Inform. Med. 5, 184 (1966).
419. Myers, R. S.: Why automation can't replace the doctor. Mod. Hosp. 97, 120 (1961).
420. N. N.: Bericht in „Kölnische Rundschau" vom 29. 10. 1967.
421. — Deutsche Ärzte entscheiden sich für Diagnose-Computer. Puls 8, Nr. 11 (1967).
422. — Hausarzt Dr. med. Computer. Stern 3, 86 (1963).
423. — Elektronische Sprache. Med. Klin. 62, 1611 (1967).
424. Nash, F. A.: Differential Diagnosis. An apparatus to assist the logical faculties. Lancet 1954 I, 874.
425. — Diagnostic reasoning and the logoscope. Lancet 1960 II: 1442.
426. Naylor, T. H., and D. T. Gianturco: Computer simulation in psychiatry. Arch. gen. Psychiat. 15. 293 (1966).
427. Neyman, J.: Outline of statistical treatment of the problem of diagnosis. Publ. Health Rep. 62, 1449 (1947).
428. Noeller, H. G.: Die Heidelberger Kapsel. Med. Welt 1964, 1203.
429. Nomura, Y. et al.: A method for computer diagnosis of the electrocardiogram. Jap. Circ. J. 30, 499 (1966).
430. Oberdisse, K., K. A. Hüter u. H. Blank: Die Erfassung prädiabetischer Zustände. Klin. Wschr. 40, 447 (1962).
431. Oberhoffer, G.: Formen und Vorgänge der ärztlichen Diagnosenbildung. Nachr. Dok. 15, 168 (1964).
432. — Elektronische Datenverarbeitung im Krankenhaus, heute und morgen. Referat bei [116].
433. Oldershausen, H. F. von: Diabetes mellitus, in: Lehrbuch d. Inn. Mediz., herausgeg. von R. Gross u. D. Jahn, Stuttgart: Schattauer 1966.
434. Ornstein, L.: Computer learning and the scientific method: A proposed solution for the information theoretical problem of meaning. J. Mt. Sin. Hospit. 32, 437 (1965).
435. O'Toole, R., M. R. Cammarn, R. P. Levy, and L. H. Rydell: Computer handling of ambulatory clinic records. J. Amer. med. Ass. 197, 705 (1966).
436. Overall, J. E., and C. M. Williams: Models for medical diagnosis: Factor analysis part I: Theoretical. Med. Dok. 5, 51 (1961).

437. OVERALL, J. E.: Models for medical diagnosis: Factor analysis, part II: Experimental. Med. Dokum. 5, 78 (1961).
438. —, and C. M. WILLIAMS: Conditional probability program for diagnosis of thyroid function. J. Amer. med. Ass. 183, 95 (1963).
439. —, and L. E. HOLLISTER: Computer procedures for psychiatric classification. J. Amer. med. Ass. 187, 583 (1964).
440. PAYCHA, M. F.: Mémoire de diagnostic. Montpellier méd. 47, 588 (1955).
441. — Critique scientifique des démarches intellectuelles du diagnostic. Presse méd. 63, 1753 (1955).
442. PEACOCK, A. C., et al.: Data processing in clinical chemistry. Clin. Chem. 11, 595 (1965).
443. PEARSON, J. S., W. M. SWENSON, H. P. ROME, P. MYTAYA, and T. L. BRANNICK: Automated personalitiy inventory. Proc. Mayo Clin. 39, 823 (1964).
444. PETERS, M. VERA: Radiation therapy (Hodgkin's disease). J. Amer. med. Ass. 191, 28 (1965).
445. PETERSDORF, R. G., and P. B. BEESON: Fever of unexplained origin: report on 100 cases. Medicine 40, 1 (1961).
446. PETERSON, L. H.: Introduction to the principles of digital and analog computers. Fed. Proc. 21, 69 (1962).
447. PETERSON, O. L., L. P. ANDREWS, R. S. SPAIN, and B. G. GREENBERG: An analytical study of North Carolina general practice 1953—1954. J. med. Education 31, Part 2 (1956).
448. PIPBERGER, H. V.: Die Bedeutung der orthogonalen Elektrokardiographie und Vektorkardiographie für die klinische Kardiologie. Arch. Kreisl.-Forsch. 29, 58 (1958).
449. — Automatische Methoden zur Analyse des Elektrokardiogramms mittels elektronischer Rechenmaschinen. Z. Kreisl.-Forschung 49, 574 (1960).
450. — Advantages of three lead cardiographic recordings. Ann. N.Y. Acad. Sci. 126, 873 (1965).
451. —, u. E. D. FREIS: Automatische Analyse kardiologischer Analog-Daten mittels elektronischer Rechenmaschinen. Med. Dokum. 4, 58 (1960).
452. —, J. D. KLINGEMANN, and J. COSMA: Computer evaluation of statistical properties of clinical information in the differential diagnosis of chest pain. Method. Inform. 7, 79 (1968).
453. —, F. W. STALLMANN, and A. S. BARSON: Automatic analysis of the P-QRS-T complex of the electrocardiogram by digital computer. Ann. intern. Med. 57, 776 (1962).
454. — —, K. KANO, and H. W. DRAPER: Digital computer analysis of the normal and abnormal electrocardiogram. Progr. Cardiov. Dis. 5, 378 (1963).
455. —, L. TOBACK, and H. L. MASON: Preparation of electrocardiographic data for analysis by digital electronic computer. Circulation 21, 413 (1960).
456. PIRTKIEN, R.: Ein Programm zur Identifizierung von Arznei- und Giftstoffen nach Symptomen. Method. Inform. Med. 5, 31 (1966).
457. — Die Differentialdiagnose von Vergiftungen mit Hilfe eines Elektronenrechners als Modell der Diagnose von Krankheiten. Verh. dtsch. Ges. inn. Med. 72, 428 (1967).
458. — Fehldiagnosen in der Klinik. Therapiewoche 6, 226 (1968).

459. PROPPE, A.: Vortrag 12. Jahrestg. Dtsch. Ges. Med. Dokum. Statistik, Kiel, 1967.
460. — Datenverarbeitung und Medizin. Vortrag bei [58].
461. PROSENC, F., H. BRANDT, R. N. BRAUN, D. CROBIE, K. MARTIN, H. F. REICHENFELD u. B. P. WEGENAST: Über den diagnostischen Wert spontaner Angaben des Kranken bei seiner Erstberatung durch den praktischen Arzt. Med. Klin. 59, 964 (1964).
462. PROSENC, F.: Die diagnostischen Beratungsergebnisse in einer ländlichen Allgemeinpraxis. Hippokrates 37, 429 (1966).
463. PÜLLMANN, A.: Der blinde Zufall in der Natur. Von der Mathematisierung der Biologie. Ther. Gegenw. 105, 427 (1966).
464. RAPOPORT, S. M.: Vortrag Dtsch. Laborärztetag. Bad Kissingen 1966.
465. RAUTAHARJA, P. M.: Hybrid and small special — purpose computers in electrocardiographic, ballistocardiographic and pulse wave research. Ann. N. Y. Acad. Sci. 126, 882 (1965).
466. — Deterministic type waveform analysis in electrocardiography. Ann. N. Y. Acad. Sci. 128, 939 (1966).
467. REALE, A., et al.: The clinician and the computer. Lancet 1967 II, 1203.
468. REETSMA, K., R. D. YODER, and E. S. LINDSEY: Automated data processing and computer analysis in renal transplantation. J. Amer. med. Ass. 196, 983 (1966).
469. REICHERTZ, P.: Diagnostik und Automation. Med. Wschr. 19, 344 (1965).
470. — Elektronische Arzthelfer. Ärztl. Mittlg. 64, 478 (1966).
471. — Computer-Diagnostik. Zschr. ärztl. Fortbildg. 55 (1966).
472. — Elektronenrechnerische formale und vektorielle Auswertung und Darstellung von Elektrokardiogrammen. Verh. Dtsch. Ges. Kreisl. Forsch. 32, 195 (1966).
473. — Diskussionsbemerkung. Verh. Dtsch. Ges. Inn. Med. 73, 115 (1967).
474. —, C. WINKLER u. G. KLOSS: Computer in der ärztlichen Diagnostik. Erfahrungen bei Schilddrüsenerkrankungen. Verh. Dtsch. Ges. Inn. Med. 72, 417 (1966).
475. REINWEIN, H.: Die Beobachtung und Erfahrung als Grundlage der Heilkunde und der Medizin. Materia Med. Nordmark 18, 737 (1966).
476. REISSNER, I.: Klinische Befunddokumentation in der Medizinischen Universitätsklinik Freiburg. Method. Inform. Med. 4, 26 (1965).
477. RENNER-MADA, F. H.: Contribution to the statistical evaluation of the electrocardiogram with the aid of punched cards. Arzneimittelforsch. 14, 235 (1964).
478. RENSCHLER, H. E., H. WEICKER u. H. V. BAYER: Die obere Normgrenze der Glucosekonzentration im Urin Gesunder. Dtsch. med. Wschr. 90, 2349 (1965).
479. PICH, R. P.: Information Handling. Method. Inform. Med. 4, 159 (1965).
480. RICHMAN, A.: Computer Processing of Routine Psychiatric Records. Method. Inform. Med. 5, 25 (1966).
481. RIKLI, A. E., and C. A. CACERES: The use of computers by physicians as a diagnostic aid. Trans. N.Y. Acad. Sci. 23, 237 (1961).
482. RINALDO, J. A.: Testing and Analysis of Diagnostic Skills. Vortrag bei [63].
483. —, P. SCHEINOK, and C. E. RUPE: Symptom diagnosis. A mathematical analysis of epigastric pain. Ann. intern. Med. 59, 45 (1963).

484. Rising, J. D.: The general practitioner in a Changing world. Canad. med. Ass. J. 91, 1101 (1964).
485. Robichaux, E. J.: Biochemical uses of computers, with some content on their use in a regional primate research center. J. Amer. vet. med. Ass. 147, 1527 (1965).
486. Rootselaar, B. van: Institution und Konstruktion. Studium Generale 19, 175 (1966).
487. Rubin, P.: Localized Hodgkin's disease. J. Amer. med. Ass. 191, 25 (1965.
488. — Comment — current concepts in cancer. J. Amer. med. Ass. 191, 32 (1965).
489. Rudzinski, K.: Grenzen naturwissenschaftlicher Erkenntnis. Frankf. Allgem. Zeitung 20. 4. 1968.
490. Rueff, F. L.: Fehldiagnosen bei Appendicitis. Münch. med. Wschr. 110, 149 (1968).
491. Sattes. H.: Psychiatrische Gesichtspunkte bei Fehldiagnosen. Wissen und Praxis 40 (1965). Berlin: Lüttke-Verlag.
492. Sauerbruch, F.: Die Intuition am Krankenbertt. Zit. nach [23].
493. Scadding, J. G.: Diagnosis: the clinician and the computer. Lancet 1967, II, 877.
494. Schaefer, H.: Was heißt: „Nach dem neuesten Stande der Wissenschaft?" Ther. Gegenw. 102, 373 (1963).
495. — Die Wiederherstellung der Beziehung von Arzt und Patient als Forderung der Sozialmedizin. Ärztl. Mittlg. 44, 2350 (1967).
496. Schinz, H. R., u. J. Wellauer: Das TNM-System bei den wichtigsten Krebslokalisationen. Fortschr. Röntgenstrahl. Nuklearmed. 91, 89 u. 550 (1959).
497. Schlesinger, H. in: Irrtümer der allgem. Diagnostik, herausgeg. v. J. Schwalbe Heft 3, 89 (1923) Thieme Leipzig.
498. Schlensker, K. H.: Untersuchungen über den Einsatz einer Großrechenanlage in der Differentialdiagnose seltener Syndrome. Inaug. Diss., Köln 1968.
499. Schlüssel, H., H. Spechtmeyer, L. Priebe u. G. Friedrich: Die photoelektrischen Messungen im Mittelpunkt der Organisationsfragen des klinischen Routinelaboratoriums. Elektro med. 9, 57 (1964).
500. Schneider, B.: Pläne für ein computergesteuertes automatisches Labor. Dtsch. med. J. 19, 31 (1968).
501. — Das kybernetische Prinzip in der Biometrie. Method. Inform. 7, 73 (1968).
502. Schmid, J.: Computer in der Praxis. Z. ärztl. Fortbild. 544 (1967).
503. —, u. G. Campbell: Der Computer in der ärztlichen Privatpraxis. Impuls 3, 207 (1967).
504. —, u. B. Campbell: Mathematik der medizinischen Diagnose. Impuls 5, 381 (1967).
505. Schmidt, F. W.: Funktionsdiagnostik von Lebererkrankungen. Internist 8, 431 (1967).
506. Schölmerich, P.: Der Arzt im technischen Zeitalter. Österr. Ärztezeitg. 20, 1 (1965).
507. — Computerdiagnostik in der Kardiologie. Verh. dtsch. Ges. inn. Med. 73, 98 (1967).
508. Schoen, R.: Einführung in die medizinische Diagnostik. Hippokrates 34, 265 (1963).

509. Schreiner, F.: Über die Verwendung von Elektronengehirnen in der medizinischen Diagnostik. Med. Klin. 58, 678 (1963).
510. Schröder, J.: Die Frage nach dem Zustandekommen unserer Diagnosen als Voraussetzung einer allgemeinen Morbiditäts-Statistik. Med. Dokum. 4, 3 (1960).
511. —, u. S. Wuttke: Arzt und Diagnose. Münch. med. Wschr. 103, 2075 (1961).
512. Schumacher, J.: Zum Wesen der Medizin. Med. Mschr. 12, 663 (1958).
513. Schull, W. H.: Certain multivariate problems arising in human genetics. Proced. 3, IBM-Symp. 79 (1961).
514. Schweisheimer, W.: Roboterdiagnostik: Amerikanische Erfahrungen. Dtsch. med. J. 12, 639 (1961).
515. Sherrington, A. M.: An annotated bibliography of studies on the flow of medical information to practitioners. Method. Inform. Med. 4, 45 (1965).
516. Siegel, J. H., M. Greenspan, J. Cohn, and L. R. M. DelGuercio: Small computers aid physician in immediate patient evaluation. J. Amer. med. Ass. 200, 36 (1967).
517. Simmons, E. M., H. Leadr, S. A. Friedman, B. Davis, D. Lee, T. Winsor, and C. A. Caceres: A computer program for the peripheral pulse wave. Amer. J. Cardiol. 19, 827 (1967).
518. Singman, D., C. A. Catassi, C. R. Smiley, W. H. Wattenburg, and E. L. Peterson: J. Amer. med. Ass. 194, 583 (1965).
519. Slack, W. V., B. M. Peckham, L. J. van Cura, and W. F. Carr: A computer-based physical examination system. J. Amer. med. Ass. 200, 224 (1967).
520. Slaughter, D. P.: Radical surgery (Hodgkin's disease). J. Amer. med. Ass. 191, 26 (1965).
521. Sodeman, W. A.: The history and physical examination. Vortrag bei [63].
522. Sokal, R. R.: Numerical taxonomy and classification. Vortag bei [63].
523. Spreng, M., u. W. D. Keidel: Neue Möglichkeiten der Untersuchung menschlicher Informationsverarbeitung. Kybernetik 1, 243 (1963).
524. — Medizin und Kybernetik. Med. Monatsspiegel 4, 75 (1965).
525. „St. E. A." Ist die Medizin automatisierbar? Rhein. Ärzteblatt 19, 468 (1965).
526. Stacy, R. W.: Computers in arterial research. Circ. Res. 11, 535 (1962).
527. Stallmann, F. W.: Digital computer analysis of electrocardiographic data. Proc. 3, IBM-Symp. 253 (1961).
528. — A computer program for automatic analysis of electrocardiograms. Amer. Heart J. 67, 136 (1964).
529. Staples, L. F., J. E. Gustafson, G. J. Balm, and W. A. Tate: Computer interpretation of electrocardiograms. Amer. Heart J. 72, 351 (1966).
530. Stark, L., J. F. Drakson, G. H. Whipple, and H. Horibe: Remote real-time diagnosis of clinical electrocardiograms by a digital computer system. Amer. N.Y. Acad. Sci. 126, 851 (1965).
531. Starkweather, A., M. Kamp, and A. Monto: Psychiatric interview simulation by computer. Method. Inform. Med. 6, 15 (1967).
532. Steinbach, K.: Informationstechnik und Erkennen. Vortrag. 49. Tg. Dtsch. Röntgenkongreß, Hamburg 1968.

533. STERLING, T. D., J. NICKSON, and S. V. POLLAK: Is medical diagnosis a general computer problem? J. Amer. med. Ass. 198, 281 (1966).
534. STOCKHAUSEN, J.: Warum nicht „Facharzt für Allgemeinmedizin"? Ärztl. Mittlg. 64, 1911 (1967).
535. STRAUMFJORD, J. V., M. N. SPRABERRY, H. G. BIGGS, and T. A. NOTO: Electronic data processing system for clinical laboratories. Amer. J. clin. Pathol. 47, 661 (1967).
536. SUSIC, D.: Einführung der Automation im klinisch-chemischen Laboratorium. Hippokrates 38, 665 (1967).
537. TALBOT, S. A.: Engineering Education in Processing Medical Data. Proc. 2, IBM-Symp. 347 (1960).
538. — Status of ballistocardiography. Proc. 3, IBM-Symp. 233 (1961).
539. TALBOTT, G. D.: Hot line to the heart. J. Amer. med. Ass. 196, 964 (1966).
540. TANIMOTO, T., B. J. DAVIS, and R. G. LOOMIS: The application of computer to clinical medical data. Proc. 1, IBM-Symp. 93 (1959).
541. TARANTA, A., M. SPAGNUOTO, R. SNYDER, D. S. GERBARG, and J. HOFLER: Automatic analysis of phonocardiograms. Ann. N.Y. Acad. Sci. 115, 1062 (1964).
542. TAYLOR, S. H., H. R. MACDONALD, M. C. ROBINSON, and P. R. SARU: Computer in cardiovascular investigation. Brit. Heart J. 29, 352 (1967).
543. TEMPLETON, A. W., J. L. LEHR, and C. SIMMONS: The computer evaluation and diagnosis of congenital heart disease, using roentgenographic findings. Radiology 87, 658 (1966).
544. THIMM, W.: Prinzipien der Klassifikation. Method. Inform. Med. 3, 22 (1964).
545. TITLE, I., and CH. A. RICHARDSON: Preparation of an inventory deck and a drug locator list by electronic data processing. Amer. J. Hosp. Pharm. 24, 26 (1967).
546. ÜBERLA, K.: Zur Verwendung der Faktorenanalyse in der medizinischen Diagnostik. Method. Inform. Med. 4, 89 (1965).
547. VALENTIN, H.: Die Silikose. In Knipping H. W., Rück, H. (Herausgeb.): Klinik der Lungenkrankheiten. Stuttgart, Schattauer 1964.
548. VALLBONA, C.: Processing medical information at the bedside. Proc. 4, IBM-Symp. 403 (1962).
549. WAGGONER, C. L.: Pharmacy automated data processing system by mail. Amer. J. Hosp. Pharm. 24, 25 (1967).
550. WAGNER, G.: Über das Testen der Zuverlässigkeit von Laboratoriumsmethoden und -befunden. Med. Dokum. 5, 22 (1961).
551. — Computer, Hilfsmittel der modernen Medizin. IBM Nachr. 16, 304 (1966).
552. — Bedeutung und Verläßlichkeit des Null-Befundes in der Medizin. Method. Inform. Med. 5, 40 (1966).
553. WALKER, W. J.: A small portable digital-analogue device for electrocardiographic screening. J. Amer. med. Ass. 200, 137 (1967).
554. WANNER, J.: Spital und Dokumentation. Schweiz. med. Wschr. 98, 587 (1968).
555. WARNER, H. R.: A mathematical approach to medical diagnosis. J. Amer. med. Ass. 177, 177 (1961).

556. WASCHEWSKY, J.: Automation of laboratory tests. Symp. Med. Data Proc. 1963, La Tour de Peilz, Schweiz.
557. WARNER, H. R.: The role of computers in medical research. J. Amer. med. Ass. 196, 944 (1966).
558. — Computer and biomedical research. Index Medicus 8, 102 (1967).
559. —, A. F. TORONTO, L. G. VEASEY, and R. STEPHENSON: A mathematical approach to medical diagnosis. J. Amer. med. Ass. 177, 75 (1966).
560. WAXMAN, BR.: Selection and utilization of data processing equipment. Amer. J. Publ. Health 53, 1960 (1963).
561. WEIDTMANN, V., u. K. H. SCHLENSKER: Diagnosehilfe durch elektronische Rechenanlage. Fortschr. Med. 86, 145 (1968).
562. —, u. K. H. SCHLENSKER: Anwendung eines Elektronenrechners bei der Differentialdiagnose seltener Syndrome. Med. Klin. 63, 392 (1968).
563. WEIS, P., u. P. SCHMIDLIN: Elektronisches Analyse-System zur Testung, Erfassung und Selektion von Therapeutika. Method. Inform. Med. 3, 50 (1964).
564. WEIZSÄCKER, C. F. VON: Über das philosophische Problem der Kybernetik. Vortrag 70. Tg. Nordwestdeutsch. Ges. Inn. Med. Hamburg 26. 1. 1968.
565. WELT, I. D.: Computerized medical diagnosis. Milit. Med. 129, 818 (1964).
566. WERTZ, F. E.: Automatic data processing in hospitals: planning and installing large scale systems. Hospitals 38, 59 (1964).
567. WEYER, E. M.: Advances in biomedical computer applications. Ann. N. Y. Acad. Sci. 128, 721 (1966).
568. WHIPPLE, H. E.: Computers in medicine and biology. Ann. N. Y. Acad. Sci. 115, 543 (1964).
569. — Electronics in the medical specialties. Ann. N. Y. Acad. Sci. 118, 1 (1964).
570. — Computation for cardiovascular research. Ann. N. Y. Acad. Sci. 126, 681 (1965).
571. — Medical schools and teaching hospitals: Curriculum, programming, and planning. Ann. N. Y. Acad. Sci. 128, 457 (1965).
572. WILCOX, B. R.: Computer im Kreislauf. Ref. in Selecta 47, 3526 (1967).
573. WILLIAMS, G. Z.: The use of data processing and automation in clinical pathology. Milit. Med. 129, 502 (1964).
574. WILSON, V. E.: Hazardous opportunity. Medical Opin. Rev. 3, 102 (1967).
575. WINKLER, C., P. REICHERTZ, and G. KLOSS: Computer diagnosis of thyroid diseases. Comparison of incidence data and considerations on the problem of data-collection. Amer. J. med. Sci. 253, 27 (1967).
576. WOERKOM, A. J. VAN: Data processing and the interpretation of symptoms. III. Statistical Aspects. (Bei [71].)
577. —, and K. BRODMAN: Statistics for a diagnostic model. Biometrics 17, 299 (1961).
578. WOLFF-TERROINE, M.: Data processing in oncology. Attempts at mechanization and automation. Method. Inform. Med. 5, 61 (1966).
579. WOOD, E. H., R. E. STURM, and J. J. SANDERS: Cardiovascular roentgen videodensitometry. Proc. Mayo Clin. 39, 849 (1964).
580. WOODBURY, M. A.: Time series factor analysis. Proc. 2. IBM-Symp. 385 (1960).

581. WORTZMANN, D., B. GILMORE, and H. D. SCHWETMAN: A hybrid computer system for the measurement and interpretation of electrocardiograms. Ann. N. Y. Acad. Sci. **128**, 876 (1966).
582. WURM, K.: Rückblick und Probleme der Sarkoidoseforschung. In W. Kleiderling (Herausgeb.): Beiträge zur Inneren Medizin. Stuttgart, Schattauer, 1964.
583. YODER, R. D., M. R. EVANS, and J. W. SWEENEY: Processing Pictures with computers. J. Amer. med. Ass. **200**, 1171 (1967).
584. —, R. SWEARINGEN, J. E. SCHENTAL, J. W. SWEENEY, and W. J. NETTLETON: An automated clinical information system. Method. Inform. Med. **3**, 45 (1964).
585. ZINSSER, H. H., and R. E. BONNER: Pyelonephritis: A study of disease in depth. Proc. 4, IBM-Symp. 371 (1962).
586. ZITNIK, R. S. et al.: Design of a centralized electrocardiographic and vectorcardiographic system. Amer. J. Card. **19**, 818 (1967).
587. ZUBROD, G. C.: Some problems of acute leukemia research. Proc. **4**, IBM-Symp. 253 (1962).
588. ZWENNER, R. L.: Approaches to keeping up with the literature. Fed. Proc. **22**, 984 (1963).
589. Zweites Dtsch. Fernsehen: Betriebe und Automation. Kommentar vom 5. 3. 1968.

C. Nachtrag:

590. FELLINGER, K. (Hrsg.): Computer in der Medizin. Probleme, Erfahrungen, Projekte. Wien: Brüder Hollinek 1968.
591. VOORHORST, R.: Basic facts of allergy. Leyden: Stenfert-Kroese 1924.
592. MERTEN, R.: Zuverlässigkeitskontrolle im ärztl. Laboratorium und Normierung klin.-chemischer Methoden. Ärztl. Lab. **13**, 438, 442, 451 (1967).
593. — Praxis der Zuverlässigkeitskontrolle im ärztlichen Laboratorium. GIT Fachz. f. d. Labor **IV**, 1 (1968).
594. LINDEMANN, P.: Aufbau und Arbeitsweise der elektronischen Datenverarbeitung. Oberursel: Agenor 1967.
595. LUKES, R. I., and I. I. BUTLER: The pathology and nomenclature of Hodgkin's disease. Canc. Res. **26** (I), 1063 (1966).
596. OEFF, K.: Neue Methoden der Medizin. Dokumentation und Information. Vortrag Med. Ges. Univ. Köln, 1. 7. 1968.
597. SPENCE, J.: The methodology of clinical science, bei [602].
598. BECHER, E.: Nierenkrankheiten. Jena: Gustav Fischer 1944.
599. LICHTENBERG, G. CHR.: Werke. Hamburg: Hoffmann u. Campe 1967.
600. GANZHORN, W., u. W. WALTER: Die geschichtliche Entwicklung der Datenverarbeitung. Jahrbuch f. d. elektr. Fernmeldewesen. Bad Windsheim: Heidecker 1966.
601. BLÄTTEL, W.: Einführung in die elektronische Datenverarbeitung. IBM Schrift 1968 (Form Nr. 70063).
602. RYLE, J. A.: The meaning of normal. In: B. LUSH (Ed.): Concepts of medicine. Oxford: Pergamon 1961.
603. COHEN, H.: The evolution of the concept of disease. In: B. LUSH, bei [602].
604. LEMMERZ, A. H.: Vortrag IBM-Seminar. Bad Reinhartshausen 7. 10. 1968.

605. SCHOEN, R.: Die medizinische Klinik von heute und morgen. Münch. med. Wschr. **106**, 1944 (1964).
606. CHRISTIAN, W.: Die Internationale Klassifikation der Krankheiten, Verletzungen, Todesursachen 1968. Fortschr. Med. **86**, 931 (1968).
607. BOYLE, J. A., and J. A. ANDERSON: Computer diagnosis: Clinical aspects. Brit. med. Bull. **24**, 224 (1968).
608. RUNFELDT, zit. n. G. GRIESSER: persönliche Mitteilung. 1968.
609. MOSS, N. H.: The pursuit of knowledge. Synthesis or fragmentation. Trans. N.Y. Acad. Sci. **30**, 393 (1968).
610. HENNING, N.: Zur Ätiopathogenese, Diagnose und Indikation. Zur chirurg. Therapie des gastroduodenalen Geschwürs. Langenbeck's Arch. **308**, 323 (1964).
611. GOFMAN, J. W.: Coronary heart disease. Springfield: Ch. C. Thomas 1959.
612. STOCKS, P.: Sickness in the population of England and Wales 1944 to 1947. Studies on Medical and Popul. Subject. H.M.S.O. Rep. Nr. 2 (1949).
613. MERTEN, R.: Praxis der Zuverlässigkeitskontrolle im ärztl. Laboratorium. GIT Fachzeitschr. Laborator., Sonderheft April 1966, 1.
614. GERSTENBERG, E.: Die Wachstumsrate maligner Tumoren. Münch. med. Wschr. **106**, 670 (1964).
615. KLEZL-NORBERG, F.: Allgemeine Methodenlehre der Statistik. Wien: Springer 1946.
616. LIPKIN, M., R. L. ENGLE jr., B. J. FLEHINGER, L. J. GERSTMANN, and M. A. ATAMER: Computer-aided differential diagnoses of hematological diseases. N. Y. Acad. Sci. Bull. 1968 (in press).
617. BOCK, H. E., u. M. EGGSTEIN: Automationsprobleme in der Medizin. Dtsch. Med. Wschr. **93**, 985 (1968).

Sachverzeichnis

Die *kursiv* gesetzten Seitenzahlen weisen auf die Stellen hin, an denen das betreffende Stichwort ausführlich besprochen wird.

Abdomen, akutes 94
Abschlußberichte 150
Abstraktion 9, 97, 142, 149
Achlorhydrie 108
Adhäsionsbeschwerden 168
Adjunktion, logische 98
Adnexitis, chronische 169
Ähnlichkeitskoeffizienten 111, 112
Ätiologie, Definition 16, 18
Äquivalenz, logische 98
Aggravation 28
Agonie 157
AITKEN 126
Akkumulation von Befunden 10, 11
Akkumulatoren 129
Aktivitätsdiagnose 59
Albuminurie 24
—, postnephritische 169
Algebra, Boole'sche *98* ff., 125
ALGOL 130
Allergene 74
Allgemeinbildung 96
Allgemeinmedizin *92* ff.
Alterseinflüsse 21, 167
Altertum 25
Anacidität 167
Anämie, hämolytische 74, 166, 170
—, Klärung einer 6
—, perniciöse 18, 108
Analog-Computer *127* ff.
— -Digital-Umwandler 127
Analogieschlüsse 50
—, diagnostische 10
Analyse, erkenntnistheor. Begriff 10, 103
Anamnese, allgemeines *27* ff., 144, 160, 172
—, Bedeutung *27* ff.
—, biographische 30, 160, 165
— auf Lochkarten 33, 144
—, Methodik *29* ff.

Anamnese, Niederschrift 33
—, Pseudogenauigkeit 34, 144
Andropozoonosen 24
Aneuploidie von Tumorzellen 61
Aneurysma 160
— dissecans 113
Anfälle, synkopale 169
Angina abdominis 168
Angiographie 61
Antistreptokinase 74
Antistreptolysin 74
Aortenbogensyndrom 116
Aorteninsuffizienz 55
Aortenisthmusstenose 116
Appendicitis, akute 4
—, chronische 168
Archivierung von Krankenblättern 150
Arrhythmie 24, 167
Arteriosklerose 167
Arthrose 167
Arzneimittelüberempfindlichkeit 31, 162
Arzt für Allgemeinmedizin 92
Arztbrief *150* ff.
Assoziationen, Geläufigkeit 141
Asthma bronchiale 18
Atemgrenzwert 64
Atemschleifen 64
Atemzeitvolumen 64
AUENBRUGGER 26
Auer-Stäbchen 108
Aufnahmen, feinfokussierte 61
Aufzeichnungen, ärztliche *37* ff., 149, 175
Augenheilkunde, Anteil an der Allgemeinpraxis 177
Ausbildung, ärztliche *93* ff.
Ausgabeeinheit von Computern 129
Auskünfte, ärztlich, rechtlich *155* ff.
Auskultation 26, 35

Aussagelogik 97 ff.
Aussagen, deterministische 105
—, diagnostische *148* ff.
—, stochastische 105
Ausstattung des Laboratoriums 72
Autoaggressionskrankheiten 74, 166, 169
Autoanalyzer 69, 134
Autoantikörper 74
— -Syndrome s. Autoaggressionskrankheiten
Automation, klin.-chemische 69
Autoradiographie 62
Axiome, mathematisch-logische 53

BABBAGE 126
BACON, F. 121
Ballistokardiographie 63
Base-Exceß 64
Basisuntersuchung *10* ff., *35* ff., 178
BAYES, TH. 121
Bayes'sches Theorem 121 ff.
— —, Auflösung 123
— —, Formel 122
— —, Kritik 123
— —, Trennschärfe 124
Bedeutungsdiagnose 8
Bedside Diagnostics 35
Bedürfnis, exogenes 32
—, morphologisches 58
Befund, unerwartet pathologischer 72
Befunde, grenzwertige 86, 150
—, Koordination, diagnostische 11, 44, 116, 146, 147
—, krankhafte *41* ff., *85* ff.
—, normale *41* ff., *76* ff., 145, 153
—, zweifelhafte 40, 86, 89, 90, 161
Begriffe, diagnostische *12* ff.
—, nosologische 9, 15, 16, 149
Begutachtung 29, 71, 100
Behandlung ohne Diagnose 1
—, vordringliche 2
Beichte 28
Belastungstests 2, 59, 69
Belegleser 126
Beobachtung des Verlaufs *48* ff., 162
BERGSON 52
BERKLEY, G. 51
BERNARD, CLAUDE 103

BERNOULLI *104* ff.
Beruf 21, 31
Berufsgeheimnis, ärztliches 147, 151, 153, 155
Berufskrebse 21
Beschwerden, polytope 30, 165
—, subjektive *10* ff., 29, 160, 172
Besonderheiten, diagnostische 149
Bestimmungsfehler *88* ff., 161
Bijunktion, logische 98
Bildwandler-Technik 61
Binary Code Decimal 127
Biophysik, klinische 58
Biopsien *58* ff.
— in der Präventivmedizin 59
bit, Definition 129
— -Dichte 129
— -Geschwindigkeit 129
Blick-Diagnosen 7, 160
„Blood Chemistry" 70
Blutausstriche 21, 55, 88, 175
Blutbild 21, 50, 72, 174, 175
Blutdruck 116, 174
Blutentnahmen 67, 71, 89, 172
Blutgerinnung 66, 69
Blutkörperchensenkung 21, 68, 72, 135
Blutkrankheiten 119, 135, 167
Blutmenge, Bestimmung der 62
Blut-pH 64
Blutungen 24
BOECK, M. 8, 17
BOOLE, G. 53, 97
Briefe, ärztliche *149* ff.
Briefformulare 150
Bronchialcarcinom 167
Bronchialwiderstand 64
Bronchitis, chronische 169, 171
Bronchoskopie 167
Bruchpforten, offene 168
Brustschmerz 27
Byte 129

Calciumausscheidung im Urin 77
Carcinom, Frühdiagnose 3, 68, 171
Cavete-Diagnosen *168* ff.
Chemie, klinische *58* ff.
Chemische Bestimmungen *65* ff.
— —, Bedside Methoden 70
— —, Zuwachsrate 65

Chirurgie, Anteil an der Allgemeinpraxis 177
Chromosomenanalyse 61, 137
Clinical Decision Support System 4
Cluster 15, 112
COBOL 130
Colica mucosa 169
Colitis ulcerosa 162
Colon, irritables 168
Coloncarcinome 4, 162
COMIT 130
Computer, allgemeines *126* ff.
— als allgemeine Hilfsmittel *132* ff.
— in der Anamnese *33* ff., 138
— -Diagnostik 98, *117* ff.
— —, Fehlerquellen *143* ff.
—, digitale 127
—, Einteilung *127* ff.
— und Gehirn, experimentelle Vergleiche 142
—, Generationen 127
—, Hybride *128* ff.
— am Krankenbett 137
— und menschliches Gehirn *138* ff.
—, Möglichkeiten in der medizinischen Diagnostik *132* ff., 147
— und personale Diagnostik 147
— -Sprache *128* ff.
—, vergleichende Charakterisierung 128
—, Vorteile gegenüber Gehirn 141
Coronarsklerose, Epidemiologie 137
Corticosteroide, Ulcera durch 166
Cydac 137
Cytochemie 59, 137
Cytologie, Computer in der 137
Cytopenien des Blutes 74

Darmspasmen 168
Datei 130
Daten, randscharfe 130
—, randunscharfe 130, 144
Datenreduktion 55, 124
Datenverarbeitung *125* ff.
Datenverarbeitungsanlagen *126* ff.
Death rate 23
Deduktion, erkenntnistheor. Definition 103
Dermatologie, Anteil an der Allgemeinpraxis 177
Dermatomyositis 74

Dermatosen 14, 167
DESCARTES 51
Deutsche Amtliche Systematik 131
Deutungen, ärztliche 11, 32, 40, 41, 54, *159* ff., 161
—, subjektive durch Kranke 32
Diabetes mellitus 8, 166
Diagnose, abstrakte *9* ff., 149, 159
—, Abstufungen 8, 156, *169* ff.
—, autoptische *58* ff., 157
—, begriffliche Unbestimmtheit 7, 148
—, Definition der *6* ff.
—, Einengung und Sicherheit 7, 156
—, Grade der Sicherheit 14
—, kasuistische 9, 54, 159
—, kausale *17* ff.
—, mechanistische 159, 180
—, Objektivität *12* ff., 49
—, ontologische 159
— per exclusionem 17, 168
—, praktische 8
—, Relativität der 7 ff., *148* ff.
— seltener Krankheiten 94, 145, 162
—, spiritualistische 159, 179
—, symptomatische 3, 144, 168, 179
—, theoretische 8, 159
—, Trennschärfe 108, 114, 124, 143, 156
—, unklar gebliebene 154
—, vorläufige 7, 40, 153, 156
—, Wahrscheinlichkeit 12, *107* ff., *113* ff., 116, *119* ff., 125, 145
—, Zeitpunkt der 6
Diagnosen, intuitive *52* ff., 160
—, schwierige 94, 164
—, Verzeichnis 131
Diagnosenschlüssel *131* ff.
Diagnosis e nocentibus 1
— ex juvantibus 1
Diagnostik, Abstufungen der 156, *169* ff.
—, allergologische 74
— in der Allgemeinpraxis *171* ff.
—, Beginn der modernen 25
—, Dimensionen *6* ff., 179
—, Entwicklung der *25* ff.
—, halbautomatische 125
—, logische Grundlagen *97* ff.
—, Parameter *20* ff.
—, praktische 93, *171* ff.

Diagnostik, Rechenmethoden *117* ff.
— und Therapie *1* ff.
—, versäumte 156
—, wahrscheinlichkeitstheoretische Grundlagen *104* ff.
Diagramme, Vennsche 98
Diathesen, hämorrhagische 164
Differentialdiagnose *16* ff., 108, *113* ff.
—, große 13
— per exclusionem 17, 168
Differentialdiagnostik *16* ff.
—, nosologische 16
—, semiologische 16
Diffusionsstörungen 64
Digital-Analog-Umwandler 127
— -Computer *127* ff.
Dignität von Laborbefunden 66, 89, 161
Dimension Zeit *6* ff., 13, *40* ff., *48* ff., 148
Diminuition von Symptomen 28
Diphtherie 4, 23, 157
Disjunktion, logische 98
Diskriminanzanalyse 118, 124
Dissimulation von Symptomen 28
Dogmatismus 25, 163, 179
Doppelbestimmungen 89
Druckempfindlichkeit 36
Druckmessung über Katheter 63
Drüsentuberkulose 108
Dualismus von Kranken und Krankheiten 9, 25, 129, 179
— zwischen Tiefe und Breite 91, 96
Dumping-Syndrom 169
Duplizität der Fälle 106
Dysbakterie 168
Dyskinesien 169
Dyskrasie der Körpersäfte 25
Dyspepsie 168
Dysplasie, allgemeine 169
Dystonien, vegetative 1, 17, 19, 143, 165, 177
Dystropie 20

Echo-Verfahren 61
Effort-Syndrom 169
Eingabe-Einheit von Computern 129
Einheiten, nosologische 14, 15, 103, 149

Einweisungsdiagnose 7, 150, 163
Eisen im Serum 68
Elektrencephalographie 63
Elektrokardiographie 3, 63, 135, 136, 162, 175
—, Ableittechnik von FRANK 136
—, orthogonale Ableitungssysteme 136
Elektromyographie 63
Elektronenröhren in Computern 126
Elektrophorese 21, 68, 72
Elemente der Diagnostik *1* ff.
Empfindlichkeit von Tests 65, 87
Emphysembronchitis 167
Empireme 50, 55
Empirie 25, *50* ff.
Endokarditis lenta 6, 171
Entlassung, vorzeitige 154
Entlassungsdiagnose 7, 150
Entzündungs-Konstellationen 21
Entzündungskriterien 21, 68, 167, 168
Enzyme, Quotienten 67
Enzymaktivitäten *66* ff.
Enzymdiagnostik, grundsätzliche Schwierigkeiten *66* ff.
Enzym-Entgleisungen 66
Enzymologie, diagnostische *66* ff.
Eosinophilie 85, 116
Epikrise 150
Equalization of results 63
Erbrechen, habituelles 169
Erfahrung *50* ff., 54, 100
Ergospirometrie 64
Erhebungsbogen 40, 179
Erkältungskrankheiten 156
Erkenntnisdiagnose 159
Erkenntnistheorie, naturwissenschaftliche 103
Erkrankungen, ansteckende 23, 156
—, degenerative 167
—, psychiatrische 7, 17, 137, 169, 177
—, psychosomatische 17, 137, 143, 165, 177
—, rheumatische 21, 74, 167, 169
—, seltene 94, *145* ff., 164
Ernährung 21
Eröffnungen gegenüber Angehörigen *152* ff.
Erreger, Züchtung von 75

209

Erwartungen, Bedeutung für
  Anamnese 28 ff.
Erysipel 74
Erythema nodosum 74
Erythrocytenvolumen 62
Exclusion, logische 98
Exfoliativcytologie 60
Exogenes Bedürfnis 19, 32
Extrapolation von Meßwerten 106
Extrasystolen 24
Extravaganz, diagnostische 162
Extremvarianten 81
Extremwerte 89

Fachspezialisten 95
Fächer, labordiagnostischer 65, 66, 71
Faktoren, konditionierende 20 ff.
—, pathogenetische 19
Faktorenanalyse 118, 124 ff.
Familienanamnese 31, 160
Farbstoffverdünnungskurven 137
Favismus 19, 66
Fehldiagnosen 155 ff.
—, ärztliche Ursachen von 159 ff.
—, krankheitsbedingte Ursachen von
  163 ff.
—, Statistiken über 156 ff.
—, Zahl 157
Fehlen von Symptomen 103, 154
Fehler, systematische 78, 88
—, zufällige 88
FERMAT 104
Fieber, rheumatisches 74
Fleckfieber 169
Fließbandmedizin, computer-
  gesteuerte 148
Fluor 24
Flußdiagramme 129
Fokaltoxikosen 74, 169
Forschung, klinische 58
—, Spezialisierung in der 93
FORTRAN 130
Fragmentierung der Spezialitäten 92
FREGE, G. 97
Frischzellentherapie 24
Frühdiagnose, Bedeutung der 7, 92,
  177, 178
Frühjahrsmüdigkeit 168
Funktionen, Boole'sche
  s. Boole'sche Algebra
Funktionsprüfungen 2, 59, 69

Ganzheitsmedizin 92
Ganzkörperplethysmographie 64
Ganzkörperszintigraphie 62
Gastrokardialer Symptomenkomplex
  169
Gasvolumen, intrathorakales 64
Gauss-Verteilung 83
Gedächtnis, menschliches 139
Gefäße, aberrierende 168
Gehirn, menschliches, Leistungen
  139 ff.
—, —, Vorteile gegenüber Computern
  142
—, technologisch 141
Gelenkschmerzen 164
Generalaussprache 153
Generationscyclus von Zellen 62
Geriatrie 167
Geschlecht als diagnostischer Para-
  meter 21
Gesetz der Serie 106
Gespräch, diagnostisches 153
Gesundheit, Definition 42
—, kybernetische Deutung 43
Gewebezüchtung 61
Gewichtung, pathognomonische 119
—, objektive 109, 118
—, subjektive 109, 118
Gewohnheiten, sexuelle 31
Gicht 164
Glucose im Harn 70
Glomerulonephritis 21, 111, 166
GOETHE 51
Gordon-Helmer-Report 148
Grippe 23, 169
Grundlagenforschung, naturwissen-
  schaftliche 57
Grundumsatz 175
Gruppendiagnose 7, 170, 171
Gynäkologie und Geburtshilfe, An-
  teil an der Allgemeinpraxis 177

Hämatemesis 2
Hämatologie, biochemische 66
—, Computer-Diagnostik 135 ff.
Hämaturie, essentielle 169
Haptene 74
hard ware 129
Harmonoklise 43
Harnabflußstörungen 167
Harvard Mark I 126

HARVEY 56
Häufigkeit, relative 107
Hauptdiagnosen 149
Hauptspeicher 129
Hauptvorlesung, internistische 93
Hausarzt 92, 160, *171* ff., 177
—, Funktionen 92, 177, 178
Hazen-Gerade 84
Heilkunde, angewandte 9, 179
VAN HELMONT 57
Hepatitis 66, 88, 113, 164, 165
—, chronische 131
Herdnephritis, Löhleinsche 21
Herzfehler, angeborene 135, 142
Herzinfarkt 66, 113, 135
—, Risiko 106
Herzinsuffizienz 63, 64, 167
Hiatus scientificus 3, 91
Histochemie 59
Histologie, Computeranwendung 137
HNO-Heilkunde, Anteil an der Allgemeinpraxis 177
HOLLERITH 126
Homoiostase 20, 43, 69
Humangenetik 61, 160
Humaris 137
Hyperbilirubinämie, posthepatitische 169
Hyperthyreose 8, 55, 137, 162, 165
Hypertonie 14, 116
—, juvenile 169

Immich-Schlüssel 131
Immunglobuline 21, 74
Immunologie 58, *73* ff.
Immunologische Untersuchungen *73* ff.
Immunreaktionen 21
Implikation, logische 98
Inanspruchnahme, mittlere in der Allgemeinpraxis 177
Individualdiagnose 9, 159
Individualisierung 9
Individualwerte, laborchemische 71
Induktion 10, 53, *103* ff.
Infektanfälligkeit 167
Infekte, latente 169
Infektionskrankheiten 14, 22, 23, 157, 158, 165
—, Fehldiagnosen 157
—, jahreszeitliche Häufungen 23

Infiltration des Lungengewebes 26, 37, 156, 173
Information, Begriff 101
Informationen, unvollständige 104
Informationsbegriff, kybernetischer 105
Informationskrise 86, 95
Infrarotspektrographie 63
Ingenieure, diagnostische 148
Initialsymptome 13, 165
Innere Medizin, Anteil an der Allgemeinpraxis 177
Inspektion 35, 173
Institute, diagnostische 90
Instrumentierung, klin.-chemische 69
Insulinbelastung 2
Integration medizin. Spezialitäten 95
Intercostalneuralgie 168
Interferenz-Mikroskopie 59
Interkorrelation von Symptomen 105, *115* ff., 117, 123
—, Ursachen 115
Intuition *51* ff., 56
—, ärztlicher Begriff 52
—, philosophischer Begriff 51
Intuitionismus 99
Intuitionisten, mathematische 53
Ionen 66
Ischiasneuralgie 169
Isoantikörper 74
Isoenzyme 67
Isohydrie 64
Isoionie 64
Isotonie 64
Isotopen *61* ff., 179
Items 13
Iterations-Schleifen 129

Jodfehlverwertungsstörung 169

Kardiologie, Computer-Einsatz *135* ff.
Kardiophysiologie, angewandte 58
Kasuistik 54
Kavernencarcinom 166
Kavernensymptome 55
Keimzahl im Urin 75
Kenntnisse, Zuwachs der medizin. 91
Keyword-In-Context 132
Klarschriftleser 126

Klassifikation, Internationale, der Krankheiten 131
Klinikaufnahmen 163
Klinisch-chemisches Laboratorium, Computer-Einsatz 133
— — —, Datenanfall 134
Knidos, Schule von 25
Knochenmark 21, 60, 102, 116
Kohlensäurepartialdruck 64
Kollagenosen 14, 17, 74, 137, 164
Kollegialität bei Überweisungen 47, 151, 163
Komplementation, logische 98
Kongruenz, Definition 117
Konjunktion, logische 98
Konsanguinität 31
Konstitution 7, 21, 160
Konsultationen *44* ff.
Kontrastmittel 61
Kontrolle, autoptische *58* ff., 157, 158
Kopfschmerz 171
—, habitueller 169
Körpergewicht 82
Körpertemperatur 56
Korrelationsforschung, medizinische 20, *109* ff.
Korrelationskoeffizienten 111, 112, 124
Kos, Schule von 25
Krankenblätter 33, 40, 149
Krankenhaus-Jargon 33
Krankheit, Definition 14, 43
Krankheiten, Fehlinterpretation 144
—, multiple *166* ff.
—, primäre 17
—, sekundäre 17
—, seltene 94, 108, 142, 145, 164
—, —, praktisches Vorgehen 146
—, —, Problematik *145* ff.
Krankheitslehre 1, 9
Krankheitsursache, Definition 19
Krankheitswechsel 23
Krankheitswert 8, 160
Kreatin-Phosphokinase 67
Krebs, Frühdiagnose *68* ff.
Kriminalistik und Diagnostik 17
„Krise in der Medizin" 180
Kurvenvisite 49
Kurzbericht 151
Kybernetik 138
Kymographie 61

Laboratoriumsdiagnostik, Fehlerquellen *88* ff.
Laboratoriums-Gläubigkeit 161
Laboratoriumsmedizin 58
Labordaten 150
Laborfehler 90
Laboruntersuchungen, *in vivo* 69, 70
Lagegesetz der Mittelwerte 80
LAMATTRIE, J. V. DE 138
LAPLACE 104
Lebensgewohnheiten 23
Lebercirrhose 14, 162
Lebererkrankungen 66
Leberfunktionsprüfungen 59, 65, 88
Leberzellcarcinom 162, 166
LEIBNIZ, G. W. 52, 97, 126
Leitfähigkeitsmessungen 63
Leitsymptome 10, 114, 161
Letalität, Definition 23
Leukämie 61, 108, 131, 164
Leukocyten, Normalbereich 87
—, Verteilung der eosinophilen 85
Leukocytenzahl 135, 174
„L'homme machine" 138
Likelihood 119
— Ratio 119
— -Verfahren, Nachteile 119
— —, Vorteile 119
Linksverschiebung der Granulocyten 50
LINNÉ 109
Lochkarten *125* ff.
—, Nachteile 126
—, Vorteile 126
Lochstreifen 126
Lochstreifenkarten 126
LOCKE, J. 51
Logik, Definition 97
—, formale 97
—, mathematische 97
—, mehrwertige 99
—, symbolische 97
Logistik 97
Lues 72, 108
LULLUS, RAIMUNDUS 51
Lungenatelektasen 165
Lungenembolie 113, 116, 165
Lungenfunktionsprüfungen *64* ff.
Lungentuberkulose 21, 23, 158, 162
Lungentumoren 6, 112, 116
Lupus erythematodes dissem. 74

Lymphadenose 166, 167
Lymphangiographie 61
Lymphatismus 169
Lymphknoten 60, 173
Lymphogranulomatose 8

Magenbeschwerden 171
Magencarcinom 162
Magen-Darm-Blutung 2
Magengeschwür 4, 14, 166
Magenresektion 169
Magensaft, Acidität 63
Magersucht, endogene 169
Magnetbänder 127
Magnetkerne 127
Magnetplatten 127
Maladie des petits papiers 30
Malariarezidive 169
Manager-Krankheit 169
Mangel an Zeit 176
Manifestationen, seltener Erkrankungen 164
Markierungen, elektromagnetische 126
Markierungsleser 126
Maschinenlochkarten 126
Maschinenschriftleser 126
Master Code in Haematologie 119, 135
Maximum Likelihood 119
Mechanisierung, klin.-chemische 69
Median 80
Medikamentenanamnese 31
Medizin, dozierte 9, 179
— als Wissenschaft 9, 10
MEDLARS 132
MEDOL 130
Megaloblastose, symptomatische 18
Mehrfachbewertung, Gefahren der 63
Meinungsverschiedenheiten, diagnostische 151
Melaena 2
Memories 127
Mengenlehre 105
Meningitis 4
Merkmale, anthropologische 7
—, Auslesefreiheit 145
—, pathognomonische *113* ff.
Meßwerte, Prüfung *85* ff.
Metaboliten 66

Mikroanalytik, klin.-chemische 69
Milchsäuredehydrogenase 67, 68
Miliartuberkulose 168
Milieu, soziales 21
Milz 160
Mimik 28
„Minutenmedizin" 176
Mißbildungen 14
Mitagglutination bei einer anderen Erkrankung 75
Mitralöffnungston 136
Mitralstenose 166
Mitteilungen an Angehörige 152
— an Kranke 152
Mittel, arithmetisches 79
—, geometrisches 79
—, harmonisches 79
Mittelalter 25
Mittelwerte *79* ff.
Modelle, logistische 98
Modus 80
Möglichkeiten, diagnostische, in der Praxis *177* ff.
Morbidität, Definition 23
MORGAN 57
Mortalität, Definition 23
Mortalitätsstatistik der Bundesrepublik 22
Multiprogrammierung 128, 130
Münchhausen-Syndrom 28
Mutmaßlichkeit 119
Mutungsgröße 119
Myelose, chronische 61
Myokinase 67

Nadellochkarten 125
Narbenbeschwerden 169
Naturalisten 25
Naturwissenschaftliche Methoden, Geschichte 56
— — und Medizin 9, 57
Nebendiagnosen 149
Negation, logische 98
Nervensystem, Erkrankungen des 165
Neuronen 139
NEWTON, J. 57
Neymansche Quotienten 120
— —, Nachteile 121
— —, Vorteile 120
Nierentransplantation 137

Norm, Schwankungsbreite der *41* ff., *76* ff.
Normalbereich *76* ff., 81
—, Einfluß von Alter und Geschlecht 77
—, örtliche, zeitliche Unterschiede 77
Normalverteilung 80, 83, 84
Nosographische Einheiten 9, *109* ff.
Nosologie, Definition 15

Objektivität in der klin. Chemie 77
Ochronose 164
Office Diagnostics 35
Off-line-Systeme 129
On-line-Systeme 129
Operational Taxonomic Unit (OTU) 111
Operationen, logisch-mathematische 53, 129
Operationsindikationen, chirurgische 2
Optimierungsverfahren 4, 118, 147
Organbiopsien 58, 60
—, Risiko 60
Organe, Einfluß auf Krankheitsverlauf 24
Organneurosen 168
Osteomyelosklerose 61
Osteopathien 66
Osteoporose 167
Oszillographie 63
Output in Computern 129

Palpation 35
Panarteriitis nodosa 74
Pankreasdiagnostik 66
Pankreatitis 113, 165
PARACELSUS 51
Parameter, diagnostische *20* ff.
Paraproteinosen 72, 164
PASCAL, B. *104* ff., 126
Pathogenese, Definition der 18
„Pathologica", Beschränkung auf 37
Pathologie, geographische 23
Pathosklerose 167
PCO_2 64
Penicillinallergien 23
Perfusionsstörungen 64
Perkussion 35
—, Einführung der 26
Perkussionskurse 35

Petechien 167
Phaenone 112
Phasenkontrast 59
Philadelphia-Chromosom 61
Phonokardiographie 63, 135, 136
Phosphatasen 67
Photometer, selbstregistrierende 69
Physikalismus 61
Physiosklerose 167
Plasmavolumen 62
PLATON 25
Plättchenfunktion 69
Plattenatelektasen 165
Plausibilitäts-Kontrollen 73, 88, 135
Pleuritis 4, 15
Pleurodynie 169
Pneumonie 113, 165, 167
Polarisationsmikroskopie 59
Polyarthritis, primär chronische 74
Polynome 124
Polypen 4
Postcholecystektomie-Syndrom 169
Postcommissurotomie-Syndrom 169
Postinfarkt-Syndrom 169
Potential, diagnostisches 94
Präponderanz 114
Präventivmedizin 43, 44, 59, 71, 72, 92, 177
—, Computeranwendung 138
Präzision in der klin. Chemie 78
Praxisanalysen 171
Probeexcision 58
—, Fehlerquellen 59
Proben, Verwechslung von 89
Probenbewahrung 90
Probenfehler 77 ff.
Probennahme 90
Probethorakotomie, Indikation zur 5
Problemspezialisten 58, 95
Prodromi 14, 165
Prognose *1* ff.
Programme, Definition 129
Programmiersprachen 128, *130* ff.
Programmierung 109
Prospensitäten 99
Prostatitis, chronische 169
Proteine 66
Prüfungen im medizinischen Unterricht 93
Pruritus 167
Pseudogenauigkeit *88* ff., 144

Psychologie des Vergessens 30
Psychopharmakologie 165
Psychosomatik 7, 43, 143, 153, 165
Ptose von Organen 168
Pulse, Registrierung peripherer 137
Purpura, Schönlein-Henoch 164
Pyelonephritis 137, 162, 167

Rash, initialer 165
Rasseneinflüsse 21
Reaktionen, agglutinierende 75
—, komplementbindende 75
Real-Time-Programme 129
Rechenhilfen 126
Rechenmaschinen, mechanische 126
Rechenoperationen, parallele 127
—, sequentielle 127
Rechenverfahren, diagnostische 117 ff.
Redundanz 140
Register in Computern 129
Regulationsstörungen 43 ff., 154
Reizblase 168, 169
Resistenzbestimmung von Blutzellen 3
Restsymptome 13
Reticulo-endotheliales System 21
— -Histiocytäres System 21
Retrieval 145
Rheumafaktoren 74
Rheumaserologie 74
Rheumatismus 74, 171
Richtigkeit in der klin. Chemie 78
Richtungsänderung der Diagnostik 96
de Ritis-Quotient 67
Röntgendiagnostik 61 ff.
—, Bildauswertung 137, 161
ROKITANSKY 26
Rückkopplungsschleifen 101
Ruhespirometrie 64
Ruhr 158, 169
Rundherde der Lunge 5

Satz vom ausgeschlossenen Dritten 99
Säuglingskrankheiten, Anteil an der Allgemeinpraxis 177
Säurebasenhaushalt 64
Sauerstoffpartialdruck 64
Sauerstoffsättigung 64

Schäden, Iatrogene 44, 148, 166
Schaltungen, elektrotechnische 100
SCHICKHARDT 126
Schilddrüsenerkrankungen 3, 61, 137
Schlagvolumen 137
Schleifen 129
Schuldiagnose 9
Schulter-Hand-Syndrom 169
Schwankungen, periodische 23
„Screening"-Programme 72
Selbsteinschätzung, diagnostische 50
Selektion, diagnostische 142
Semantik 105, 128
Semiologie 13
Semiotik 13
Sensualisten 25
Sepsis 21, 168
Sequenzen, logische 97
Serologie 73 ff.
Serumharnstoff 77
Serumkreatinin 77
Set 15
SHANNON 101
Sichtlochkarten 125
Significance Scores 119
Significanztests 120
Signs 12
Simulation (Täuschung) 28
— (Krankheitsmodelle) 133
Sjögren-Syndrom 74
Sklerodermie 74
SKODA 26
Soft ware 129
Sorbitdehydrogenase 67
Spätsymptome 13
Spannung der Extremwerte 81
Speicher 129
— von Daten 129
Sperrsymptome 108
Spezialisierung 91 ff.
Spezifität 13, 107
—, allgemeine Definition 13
—, Definition durch Korrelationskoeffizienten 112
— von Tests 66
Spondylosen 167
Spontanschmerz 36
Sprachen, maschinengerechte 130
Stammbaum 31
Standard Nomenclature of Diseases and Operations 131

Standardabweichung 81
Standardbicarbonat 64
Standardproben 89
„Statistik des Alltags" 106
Status primus 37
Staublungenerkrankungen 8
Sterbefälle in der Deutschen Bundesrepublik 22
Stoffwechselkrankheiten 157
Störungen, Abstufung, quantitative 42
—, pluriglanduläre 169
Streptokokken 21, 74
Streuung, relative 78, 82
Streuungen *80* ff.
Streuungsmaße *81* ff.
Struktur und Funktion 59
Subileus, intermittierend auftretender 168
Subjunktion, logische 98
Subpopulation 116, 124
Suggestivfragen 28
Summenprozentkurve zur Gauss-Verteilung 84
Swamping-Effekt 106
SYDENHAM 25
Syllogistik 97
Sympathikotonie 168
Symptom-Behandlung 3, 179
— -Krankheits-Matrices *109* ff.
Symptomata anamnestica 13
— nosologica 13
Symptome, Definition *12* ff.
—, Dignität 161
—, einengende 125
—, gewichtete *117* ff.
—, Gewichtung von *109* ff.
—, Identität von 115
—, initiale 13
—, Interkorrelation von *115* ff.
—, obligate 108, 125
—, prämonitorische 13, 165
—, spezifische 13
—, unspezifische 13, 165
—, wechselseitige Unabhängigkeit 115
Symptomen, Fehlen von 103
Symptomenlisten 118
Symptomenstatistik 55, 56
Synapsen 139
Syndrome, Definition 15
—, Kritik 15

Syndrome, Zahlen 16
Synthese, erkenntnistheoretische Definition 103
Syntropie von Krankheiten 20
Systemerkrankungen 94
—, Lympho-retikuläre 170
—, oligosymptomatische 164
Systemprogrammierungen 130
Szintigraphie 62

Tabellen, differentialdiagnostische 103
Tabes 113
Tachykardie 167
Tagesmittelwerte 89
Tag-zu-Tag-Schwankungen 89
Taxa 112
Taxonomie 15, *109* ff.
—, empirische 110
—, medizinische 110
—, numerische 109
Technik, diagnostische *10* ff.
Temperaturen, subfebrile 162
Tests, Grundforderungen 65
—, Prüfung neuer 65
Testsubstanzen, markierte 62
Tetanie, normokalcämische 169
Theorem, Definition 53
Therapie und Diagnostik *1* ff.
—, Gewicht der 4
—, Risiko der 4
Thermosonden 63
Thorakographie 62
Thrombocytopenie, primäre idiopathische 74
Thromboembolische Erkrankungen, Diagnostik *69* ff.
Thrombosen 162
Time Sharing 130
Titeranstieg in der serologischen Diagnostik 75
Todesursachen, allgemeines 157
— in der Bundesrepublik 22
Tomographie 61
Transaminasen 67
Transfusionshämosiderosen 166
Transistoren in Computern 126
Traumen 14
Trendberechnungen 89
Trennverfahren 118
Trigeminusneuralgie 169

Tuberkulinreaktion 108
Tuberkulose 15, 21, 166
Tumoren, endokrin abhängige 66
—, und Entzündungen 21, 60, 68, 167
—, exponentielles Wachstum 68
—, TNM-Klassifikation 8
Tumorzellen, Unterschiede zu normalen Geweben 60, 68
Typhus abdominalis 108, 113
Typisierung in der Diagnostik 9

Überschneidungsbereich von Meßwerten 86
Überweisungen zum Facharzt, Statistik 177
Ulcus ventriculi od. duodeni 24, 162
Ultrastruktur 59
unspezifisch, Definitionen 13
Unterrichtsprobleme *93* ff.
Untersuchung, kathartische Funktionen 37
—, physikalische 35
—, unmittelbare *35* ff., 160
Untersuchungen, bakteriologische *75* ff.
—, chemische *65* ff.
—, diskriminierte 70
—, immunologische *73* ff.
—, morphologische *58* ff.
—, mykologische 75
—, nicht diskriminierte 70
—, parasitäre 75, 76
—, physikalische *61* ff.
—, virologische *75* ff.
Untersuchungsgang *10* ff., 36
Unvoreingenommenheit, diagnostische 46, 63
Urinstatus 72
Urteil, diagnostisches *149* ff.
U.V.-Mikroskopie 59, 60

Vagotonie 168
Variabilitätskoeffizient 82
Variationsbreite *80* ff.
Vasculitiden, allergische 164
VENN, J. 98
Ventilationsstörungen 64
Veränderungen, postmortale 157
Vergiftungen 132, 137
Verlauf *48* ff., 161
—, Aufzeichnung 49
—, symptomarmer 167

Verläufe, abwendbar gefährliche 2, 156
Verlegung aus diagnostischen Gründen 47
Verschiebung der Wertskalen ärztlicher Tätigkeit 92
Versendungen von Proben nach auswärts 73
Verteilungen, asymmetrische 83
—, logarithmische 83
—, statistische *83* ff.
Verteilungskurven 87
Verteilungsstörungen (Lunge) 64
Vertrauensbereich von Meßwerten 81, 83
Verwachsungsbeschwerden 169
VESAL 56
VIRCHOW, R. 26
Virchow'sche Trias 69
Viruspneumonien 2, 116
Vitalkapazität 64
Vita-maxima-Bedingungen 59
Vitaminmangel 168
Vitien, kongenitale 61, 63, 137, 142, 170
Volumenkollaps 62
Vorsorgeuntersuchungen (siehe Praeventivmedizin)
Vorsortierung, maschinelle, von cytologischen Präparaten 60
Vorstellungen, nosologische 162

Wärmeabstrahlung 63
Wahrhaftigkeit der Diagnose 152
Wahrnehmungen, Niederschrift 37
Wahrscheinlichkeit *99* ff.
—, bedingte 114
—, diagnostische *107* ff., 113
Wahrscheinlichkeitsansätze 118
Wahrscheinlichkeitsgrade 100
Wahrscheinlichkeitsnetz 85
Wahrscheinlichkeitsquotienten *120* ff.
Wahrscheinlichkeitstheorie 100, *104* ff.
Wertigkeit von Symptomen *107* ff.
WIENER 101

χ^2-Methodik 120

Zahlensystem, duales 99
Zentralbibliothek 132
Zentraleinheit von Computern 129

Zentralkataster 132
Zentralwert 80
Zufall, Definition *105* ff.
Zufallsbefunde 72
Zufallsbereich, statistischer 81
Zufallsfehler 78
Zumutbarkeit der Diagnose 152
Zusatzuntersuchungen 11, 48, *58* ff., 91, 108, 116, 146, 161

Zuse 101, 126
Zustände, subdepressive 169
Zustandsdiagnose 8
Zuverlässigkeit in der klin. Chemie 78
— von Tests 66
Zweckdiagnose 159
Zweites Parenchym 20
Zwischenberichte 150

Erschienene Bände der Heidelberger Taschenbücher

1 Max Born: Die Relativitätstheorie Einsteins. DM 10,80
2 K. H. Hellwege: Einführung in die Physik der Atome
  2. erweiterte Auflage. DM 8,80
3 Wolfhard Weidel: Virus und Molekularbiologie
  2. erweiterte Auflage. DM 5,80
4 L. S. Penrose: Einführung in die Humangenetik. DM 8,80
5 Hans Zähner: Biologie der Antibiotica. DM 8,80
6 Siegfried Flügge: Rechenmethoden der Quantentheorie.
  3. Auflage. DM 10,80
7/8 G. Falk: Theoretische Physik I und Ia auf der Grundlage einer
  allgemeinen Dynamik
  Band 7: Elementare Punktmechanik (I). DM 8,80
  Band 8: Aufgaben und Ergänzungen zur Punktmechanik (Ia). DM 8,80
9 Kenneth W. Ford: Die Welt der Elementarteilchen. DM 10,80
10 Richard Becker: Theorie der Wärme. DM 10,80
11 P. Stoll: Experimentelle Methoden der Kernphysik. DM 10,80
12 B. L. van der Waerden: Algebra I
  7. neubearbeitete Auflage der Modernen Algebra. DM 10,80
13 H. S. Green: Quantenmechanik in algebraischer Darstellung. DM 8,80
14 Alfred Stobbe: Volkswirtschaftliches Rechnungswesen. DM 10,80
15 Lothar Collatz/Wolfgang Wetterling: Optimierungsaufgaben.
  DM 10,80
16/17 Albrecht Unsöld: Der neue Kosmos. DM 18,—
18 Fred Lembeck/Karl-Friedrich Sewing: Pharmakologie-Fibel
  Tafeln zur Pharmakologie-Vorlesung. DM 5,80
19 A. Sommerfeld/H. Bethe: Elektronentheorie der Metalle. DM 10,80
20 K. Marguerre: Technische Mechanik. I. Teil: Statik. DM 10
21 K. Marguerre: Technische Mechanik. II. Teil: Elastostatik. DM 10,80
22 K. Marguerre: Technische Mechanik. III. Teil: Kinetik VIII. DM 12,80
23 B. L. van der Waerden: Algebra II
  5. Auflage der Modernen Algebra. DM 14,80
24 Manfred Körner: Der plötzliche Herzstillstand
  Akuter Herz- und Kreislaufstillstand. DM 8,80
25 W. Reinhard: Massage und physikalische Behandlungsmethoden.
  DM 8,80
26 H. Grauert/I. Lieb: Differential- und Integralrechnung I. DM 12,80
27/28 G. Falk: Theoretische Physik II und IIa
  Band 27: Allgemeine Dynamik und Thermodynamik (II). DM 14,80
  Band 28: Aufgaben und Ergänzungen zur Allgemeinen Dynamik
  und Thermodynamik (IIa). DM 12,80

29 P. D. Samman: Nagelerkrankungen. DM 14,80

30 R. Courant/D. Hilbert: Methoden der mathematischen Physik I
3. Auflage. DM 16,80

31 R. Courant/D. Hilbert: Methoden der mathematischen Physik II
2. Auflage. DM 16,80

32 F. W. Ahnefeld: Sekunden entscheiden — Lebensrettende Sofortmaßnahmen. DM 6,80

33 K. H. Hellwege: Einführung in die Festkörperphysik I. DM 9,80

36 H. Grauert/W. Fischer: Differential- und Integralrechnung II
DM 12,80

37 V. Aschoff: Einführung in die Nachrichtenübertragungstechnik
DM 11,80

38 R. Henn/H. P. Künzi: Einführung in die Unternehmensforschung I
DM 10,80

39 R. Henn/H. P. Künzi: Einführung in die Unternehmensforschung II
DM 12,80

40 M. Neumann: Kapitalbildung, Wettbewerb und ökonomisches Wachstum. DM 9,80

41 G. Martz: Die hormonale Therapie maligner Tumoren. DM 8,80

42 W. Fuhrmann/F. Vogel: Genetische Familienberatung. DM 8,80

43 H. Grauert/I. Lieb: Differential- und Integralrechnung III. DM 12,80

44 J. H. Wilkinson: Rundungsfehler. DM 14,80

45 G. H. Valentine: Die Chromosomenstörungen. DM 14,80

46 Robert D. Eastham: Klinische Hämatologie. DM 8,80

48 R. Gross: Medizinische Diagnostik — Grundlagen und Praxis.
DM 9,80

49 K. Jacobs: Selecta Mathematica I. DM 10,80

50 H. Rademacher/O. Toeplitz: Von Zahlen und Figuren. DM 8,80

51 E. B. Dynkin / A. A. Juschkewitsch: Sätze und Aufgaben über Markoffsche Prozesse. DM 14,80

Bitte Gesamtverzeichnis der Reihe anfordern!

MIX
Papier aus verantwortungsvollen Quellen
Paper from responsible sources
FSC® C105338

If you have any concerns about our products,
you can contact us on
ProductSafety@springernature.com

In case Publisher is established outside the EU,
the EU authorized representative is:
**Springer Nature Customer Service Center GmbH
Europaplatz 3, 69115 Heidelberg, Germany**

Printed by Libri Plureos GmbH
in Hamburg, Germany